ジェイ・イングラム 著　桐谷知未 訳

記憶が消えるとき

老いとアルツハイマー病の過去、現在、未来

国書刊行会

記憶が消えるとき

——老いとアルツハイマー病の過去、現在、未来

目次

本文中の（　）の用い方は著者および原著の表現に準じ、〔　〕内は訳者によるものです。また、原著の注記は ＊ で示し、参考文献には章ごとに番号を付し巻末にまとめました。

編集部

認知症になった母を何年ものあいだ
威厳と忍耐と愛を持って介護した
父、ラルフ・イングラムに。

はじめに

米国神経学会の機関誌《ニューロロジー》で、「母とわたし」というタイトルの記事を見つけたとき、わたしは捜し物をすっかり忘れて読みふけった。そこには、とても興味深い研究結果が引用されていた。母親がアルツハイマー病になった人は、まだ認知機能が低下していなくても、アルツハイマー病患者と同様、脳代謝に異常が見られることがあるという。つまり、たとえ何も症状がなくても、その人たちの脳はアルツハイマー病へと進んでいるらしい。一方で、父親がアルツハイマー病になった人の脳は、なんの問題もなく機能していた。そこで研究者たちは、ミトコンドリア

（いわゆる細胞の動力装置）が母性遺伝することから考えて、アルツハイマー病はミトコンドリアの病であると結論づけた。優れた科学研究だ。しかし、それだけではなかった。

このデータは、わたしの胸を突き刺した。わたしの母は、晩年、認知機能を失って寝たきりになっていたからだ。アルツハイマー病と見なされていたが、解剖をしなかったので、推測というほうが近い。可能性の高い推測なのは確かだけれど、診断ではない。しかし、それはどちらでもよかった。一年ほど進行を遅らせるいくつかの薬を除けば、認知機能の低下を抑える方法はないのだから。それが認知症だ。そしてわたしには、同じ病気になる危険があるらしい。

これまでのアルツハイマー病との接点は、ごく一般的だと思う。ほとんどは、大好きな伯母が徐々に衰えていくあいだ、世話を手伝ったときに学んだ。母の姉である伯母は、よく耳にする症状のチェックポイントをすべて通過した。食べるのを忘れるようになり、きょうが火曜日だとわからないので週間薬管理ケースが使えなくなり、初めて療養施設に入ったときには徘徊した。伯母を施設に入れるのに、ずいぶん長い時間がかかった。しかし、もっと早く入れようとすれば、きっと大声で抗議――いや、拒絶したに違いない。最後には、持ち前の明るさもなくしてしまった。義父は、もう少し短い期間で衰えたが、ほぼ同じ道をたどった。

しかしわたしは、認知症（おそらくアルツハイマー病）で亡くなった家族がいるからこの本を書いたわけではない。たいていの人は、この病気になんらかの経験を持っている――そして多くの人は、その経験について雄弁になる。それが実際どういうものなのかを一人称で話す人もいれば、介護者や家族の視点から語る人もいる。わたしはアルツハイマー病について深く考えるにつれ、この病気の仕組み、体系と歴史を知りたくなった。介護やお勧めの食事についての助言や、詳しく描写された個人の経験が知りたいのではない。科学的な説明が欲しいのだ。どうしてその病気になるのか？　原因は？　それは年を取れば誰にでも起こることなのか？　どう闘えばいいのか？

アルツハイマー病研究は複雑で、きわめて多くの課題を抱えている。どんな医学の謎にも負けないくらい興味深いうえに、他に類を見ない特徴がある。世界じゅうでアルツハイマー病患者が増えるにつれ、感情的に疲弊させられる病とのつき合いと、医療保険制度への深刻な脅威が相まって、アルツハイマー病研究には、一日も早い治療法開発を求める恐ろしい圧力がかかっている。なにしろ、アルツハイマー病は〝二十一世紀の疫病〟なのだ。

しかしもちろん、二十一世紀に限ったことではない。アロイス・アルツハイマーの名前がその病気につけられるずっと前から、医学界は認知症に気づいていて、わたしたちにも耳慣れた言葉でそれを表現していた。最初に〝アルツハイマー病〟と呼ばれたのは約百年前で、その新語は当時、一時的な興味を呼び起こした。しかし、それが老人にありがちなことではなく病気として認識されるようになったのは、一九七〇年代半ばに入ってからだった。それ以来わたしたちは、ただひとつの病気に意識を傾けるほとんど先例のない時代を生きてきた。いや、少なくとも統計資料を見るまで、わたしにとってはそんなふうに感じられた。アメリカ国立衛生研究所は、がん研究に年間六十億ドル超、心臓病に四十億ドル、ＨＩＶ／ＡＩＤＳに三十億ドル費やしている。アルツハイマー病には？　たった四億八千万ドルだ——とどまることなく上昇している介護費用の比ではない(1)。

では、どこから始めればいいのか？　敵はいったいどんな性質を持っているのか？　これは、そういうことが書かれた本だ。

第1章では、少し時代をさかのぼって、昔の人が年を取ることや死ぬことをどう考えていたのかを探る。繰り返し現れるのは、罪を犯すというテーマだ。認知症は懲罰だった。逆に、真摯に救いを求めて努力すれば、長く活気に満ちた人生が送れ、確実に天国へ行けると言われていた。現代のわたしたちはアルツハイマー病を恐れているが、過去には年を重ねるうえでの自然なことと見なす人も多かった。第2章と第3章では、アルツハイマー病の出発点について語る。第一の患者アウグステ・データーから、一九七〇年代に至る静かな数十年を経て、ようやくアルツハイマー病は世界的な脅威として認識された。

第4章では、認知症を外側と内側の両方から、かなり突飛な方法で観察してみる。どちらの場合も、〝患者〟はジョナサン・スウィフトだ。第5章では、たぶん読者が初対面であるはずのアブラハム・トランブレーを紹介しよう。この天才科学者は、〝不死の〟ヒドラを発見して人々の注目を集め、老化の生物学研究に弾みをつけた。そして、第6章では、ひとつの驚くべき現象をじっくり調べる。過去百七十五年にわたる平均寿命の疑いようのない延びと、〝罹患率の圧縮〟というジェームズ・フリーズの理論だ。

第7章と第8章は対になっている。まずは、脳が自然に年を取るとどうなるか——認知症なしで健康的に年を取った場合を（ふたつの過程に違いがあると想定して）――検討してみる。次に、アルツハイマーの研究室に戻って、彼がアウグステ・データーの脳に何を見つけたのかをのぞいてみる――そこには、健康的に年を取った脳とははっきり区別される重大な違いがあった。その違いは現在も、アルツハイマー病の診断の基準となっている（〝老人斑《プラーク》〟と〝神経原線維変化《タングル》〟と呼ばれるもの）。それらは、アルツハイマーがスライド上に見つけたものをどう説明するかを方向づけ、今日その病をどう考えるかを方向づけた。

第9章では、修道女を対象にした研究を紹介する。ひとつには、気に入っている（長期研究として着想が優れている）からであり、ひとつには、その結果を見ればアルツハイマー病が複雑な病気であることがはっきりするからだ。一見単純だと（脳にプラークがあればアルツハイマー病だと）思えたものが、そうでないことがわかる（多くの、まったく健康で頭の切れる高齢者の脳が、すっかりプラークに覆われている）。修道女の研究で最も驚くべき結果は、見習いの修道女が二十代前半で書いた作文が、六十年後に誰がアルツハイマー病になるかを驚くほど正確に予言していたことだ。修道女の研究は、この病気を理解するうえで大いに役立ってきた。

修道女の研究の重要性がよく理解できるよう、第10章では、一見すると脳でアルツハイマー病が容赦なく広がっている状態と、〝脳予備力〟と呼ばれる損傷への抵抗（第11章で説明する）を比べている。脳のどこでニューロンが壊れ始めるのか、その最初の部位からどのようにプラークとタングルがあらゆる方向へ広がろうとするかはよく知られている。しかし、修道女の研究の一環として行われた脳の解剖では、認知機能の正常な多くの修道女たちの脳に、死亡時、プラークとタングルが見られた。この所見と、別のさまざまな研究の所見を考え合わせると、脳予備力という考えに行き着く――一部の人々を認知症から守っている謎めいた何かがあるのだ。脳予備力に関わっているらしき要素が、かなりたくさんあることがわかっている。時がたつにつれて、そのリストはますます長くなっていくようだ。教育は、最も重要な要素のひとつに数えられる。最近行われ始めたいくつかの研究では、教育が大きな役割を果たし、特にヨーロッパなど、いくつかの地域では認知症の発生が減少しているらしいことがわかってきた。これが第12章の主題だ。まだ初期の段階ではあるが、注目に値する驚くべき重要な傾向といえる。

あらゆる人の上にアルツハイマー病の影が忍び寄る今日、その病気になる可能性と、なってしまったらどんな治療が受けられるのかが知りたくなるだろう。それが第13章の主題だ。ある意味、アルツハイマー病の遺伝学研究は始まったばかりだが、ある種の遺伝子が早期発症型と遅発型両方のアルツハイマー病の鍵を握ることがすでに明らかになっていて、さらに多くの遺伝子の重要性も次々と公にされている。長い目で見れば、それらのいくつかが予防的治療につながることが期待できる。残念ながら、現時点では、そういう治療法は存在しない。第14章で説明するように、現在いくつもの臨床試験が進行中だが、そのほとんどは――今のところ――望ましい結果を出していない。しかし楽天的に考えるなら、失敗したどの試験も、これまで得られなかった情報を与えてくれたことだけは確かだ。研究とはそういうものだろう。

第15章から第18章では、少しばかり主流から離れて、この病にまつわる四つの逸話を取り上げ、ひとつずつ探っていく。女性のアルツハイマー患者の数は、男性患者の二倍に当たる。女性のほうが長生きであることが原因の大半を占めているとはいえ、あまりはっきりしない別の作用も関わっていて、おそらくそれは男女の脳の違いに関係がある。そのひとつは、女性ホルモンのエストロゲンかもしれない。しかし、その役割もまだあまりはっきりしていない。かつては更年期以降の認知機能の健康を維持するのにエストロゲンの投与が役立つと考えられていたが、最近の専門家たちはおおむね、その効果はかなり限定的と見ている。

多くの人は、アルミニウムの恐怖を憶えているだろう。一九八〇年代から九〇年代にかけて世間に広まった考えで、アルミニウムがアルツハイマー病の原因となるので、アルミニウム製の台所用品はすぐさまぜんぶ捨てなくてはならないと言われた。科学界の大半が、当初のアルミニウムに対する不安をあおる側にいたわけだが、一貫しない研究結果が続いたあと、ついにほとんどの科学者はそれを退けた。とはいえ、この流れはひとつの科学的な見解がどのようにして注目を浴び——そのあと捨てられるのかを示すみごとな例だ。

アルツハイマー病は、決して認知症の唯一の形態ではないが、おそらく全体の七五パーセントほどを占めている。大多数は基本形の微妙な異形であり、あくどいタンパク質（狂牛病の感染性プリオンに不気味なほど似ている）が、脳のさまざまな部位に蓄積し、その部位の多くで重大な役割を果たすことで起こる。しかしいちばん不可解なのは——それゆえいちばん科学的に興味深いのは――グアム島で見られる謎めいた認知症だ。それは食事に含まれる毒素が原因なのか？　コウモリを食べるせいで、その毒素が大量に体に取り込まれるのか？　これについても研究が進行中だ。

第18章では、あなたがどこに住み、何を食べているかに焦点を当てる。〝認知症を防ぐ〟食べ物についての主張をひとつひとつ調べるのは不可能だし、ひどく冗長になるだろう。あまりにもたくさんあるうえに、証拠は乏しくあちこちに散らばっている。しかし、二例は検証に値する。ひとつは、ウコンが、インドでアルツハイマー病の発生率が極端に低いことに関係しているという主張だ。もうひとつは、大量の糖をとる食生活はよくないという明白な証拠だ。今日、この証拠はアルツハイマー病の問題の中心と考えられていて、この病気を三型糖尿病と呼ぶ人までいる。

本書では、アルツハイマー病について現在ある知識をできるだけ幅広く公平に伝えようと努めた。とはいえ、研究者の中には、わたしが重きを置いたあれこれや、この病気への自分たちの取り組みが扱われていないことを不愉快に思う人もいるだろう。また、特定のビタミン剤や食事指針を提唱する人々は、わたしがそれらを省いたことをけしからんと考えるに違いない。わたしの願いは、本書を読んだ人が、多くの人の心をひどく悩ませているこの病気について、これまでよりずっと幅広く深い知識を身につけてくれることだ。多くを知れば、何よりもむずかしい務めを果たすときに役立つかもしれない。病の苦痛と闘う人たちを介護するときに。

ところで、「母とわたし」を読んだすぐあと、幸運なことに別の記事を見つけた。それは「アルツハイマー病および記憶力低下の危険性の低さと、親の例外的な長命との関連性(2)」というタイトルの記事だった。よし、これで元気が出た！　母は認知症になったが九十四歳まで生き、父は九十七歳十一カ月まで生きた。その研究では、八十五歳以上なら例外的な長命と見なされていたので、わたしはいくぶんか安全な領域に入れたようだ。しかし、母のせいで認知症になる危険性が少し高くなり、母と父のせいで少し低くなると考えるのは、あまりにも単純だろう。これらは、何百ではないにしても何十もの危険因子のうちの、たったふたつにすぎないのだ。わたしの経験は、よい点を突いている。二十一世紀を迎えた今、わたしたちはある意味、これまでにない形で年を取ることになる――片方の目を時計に据え、もう片方の目をアルツハイマー病に据えて。

第1章　老いを受け止めるか、恐れるか

今日、老いることを考えるとき、忍び寄るアルツハイマー病の影を感じずにはいられない。多くの人――ほとんどの人――はそれを恐れている。DNA構造の共同発見者ジェームズ・ワトソンは、自分がその病気になりやすいかどうかを知りたくなかったので、自分のゲノム解析から、アルツハイマー病に関わる遺伝子がある部位を外した。ワトソンは当時七十九歳だった。

この病気との闘いや患者の介護に費やされた金額はすでに莫大だが、将来はもっと大幅な増加が見込まれている。世界じゅうで幅広い研究が行われてはいるが、アルツハイマー病は依然として謎

めいた複雑な病気だ。つまり、治癒はおろか、信頼に足る治療法の確立さえまだ遠いかもしれない。

ここまでの事実は、すでに知られている。おもに西側の国々では、二十一世紀に老いるとはそういうことだ。しかし〝アルツハイマー病以前の時代〟――認知症がわたしたち全員の問題になる前――人々が老いをどうとらえていたのかは、まったく別の話になる。何百年も昔から、罪、生命力、神の意志、人生の段階についての思想や主張はすべて、競うように世間の注目を集めてきた。それらは複雑に混じり合っているが、当時と今のおもな違いは、何世紀も昔の人々が老いと死の避けがたさにとらわれたときには、宗教を頼みにしていたことだ。宗教が現代の人々に及ぼす力は弱まってはいるが、わたしたちは今も、医学に信頼を、あるいは少なくとも期待を託している。長く幸せな人生を楽しめるようにしてくれる研究を望んでいる。

しかし、昔からずっとこうだったわけではない。何世紀も前、老いという経験が今とどれほど異なっていたかを垣間見れば、距離を置いて、アルツハイマー病がどのくらい圧倒的な力を持つのか判断しやすくなる。この病気は、外からの客観的な視点を必要とする。奇妙なことに、その見かたを教えてくれるのはわたしたちの先祖なのだ。

十四世紀から十五世紀ごろ、たいていの人は正確には自分が何歳なのかさえ知らず、人生の長さを測る場合には、時代あるいは段階という形で測っていた。それは四つ（幼年、青年、壮年、老年で、四つの季節に結びつけられることもある）、あるいは七つに分かれていたらしく、シェイクスピアの『お気に召すまま』の台詞で有名になった。

この世のすべては舞台にすぎぬ
男も女も単なる役者
出たり入ったりと忙しく
いくつもの役を演じ分け
七幕からなる七つの時代

七つの時代は、さらに何世紀も前に天文学者プトレマイオスが占星術の著作『四つの書』の中で基本とした、太陽と月と既知の五つの惑星の影響がもとになっている。(1) プトレマイオスが唱えた影響は、きっちり定められていた。月は人生の最初の四年を導く役を果たし、水星は次の十年、金星は次の八年、太陽は〝若い成人〟としての十九年、火星と木星、最後に土星がその後の年を導く。惑星の特質は、その影響にはっきり表れていた。地球から見ると変化の激しい月は、頭と体が劇的に発達する最初の四年をつかさどる。しかし晩年に近づくと、動きの遅い土星が、ゆるやかになった人生を取り仕切る。〝心と体両方の動きが、衝動や楽しみや欲望や俊敏さにおいて静まり、妨げられる。それは、人生に自然な衰えが生じるからである。人生は時代とともに摩耗してゆき……〟(2)

人生の段階という概念は、何世紀ものあいだ、老いについての思想の中心を占めてきた。段階の数は、もともとの四あるいは七からさらに広がっていった。一五〇〇年代から一八〇〇年代のあいだに、とりわけ入念につくられ、さまざまな形で長く使われたものは、人をピラミッド形の階段に配置した図だった。赤ん坊が左の一段め、五十歳がてっぺん、その先は年を取るごとに右の階段を下りていく。いくつかの版では、百歳以上の人たちは段すら与えられず、右側の最後にある九十歳の段のわきに横たわっていた。アメリカの印刷会社カリアー・アンド・アイヴズは、一八〇〇年代半ばまで、そういう図をたくさん作成していた。

基本の変形版はあり余るほどあった。久しく、ピラミッドは男性だけを扱っていた。女性が初めて登場したのは貞淑な妻としてであり、十九世紀になってようやく女性だけの版が出た。ピラミッドのそれぞれの段階には、ふさわしい象徴が添えられていた。砂時計を握る死神、左側には苗木、右側には枯れ木、火のそばでうたた寝する老いた猫。それらは、一般向けに描かれた十九世紀版の人間の進化と言ってもよかった。左側にいるヒト科の祖先が、徐々に右側にいる直立歩行のホモ・サピエンスに変わっていくあの図と同じだ。

一連の段階から成る人生という考えに基づいて遊ぶボードゲームさえあった。一八六〇年、アメリカの起業家ミルトン・ブラッドリー（彼の名を付した会社は一九八四年ハスブロ社に買収された）は〝人生ゲーム〟を発売した。それは〝幼児期〟から〝幸せな老後〟までをたどるゲームだった。よほど幸運でないかぎり〝破産〟や〝貧乏〟を逃れることはできないが、〝死〟と書かれたます目はなかった――けれども、特筆すべきことに、〝自殺〟の危険はあった。ブラッドリーはこのゲームを何万セットも売った。

わたしは戸棚を探って、ブラッドリーの発明品の二〇〇二年版を見つけた。オリジナルとはまったく異なり、一八六〇年につくられたゲームの暗さはどこにもない。どのます目にも〝犯罪〟とか〝怠惰〟、〝不名誉〟、〝貧乏〟とは書かれていない。代わりにあるのは、〝ヘルスクラブに通う〟、〝スポーツ汎用車(SUV)を買う〟、〝美容整形を受ける〟。これが今日の〝人生ゲーム〟だ。

芸術作品にも、人生の段階を主題にしたものがたくさんある。中でもいちばん重要なのは、アメリカの画家トマス・コールが描いた『人生の航路』というタイトルの巨大な四枚の油絵だ。

何年も前、ワシントンDCのナショナルギャラリーで、初めてその作品を見た。まだその主題に興味を持つずっと前のことだったが、数分のあいだ、わたしは魅了されていた。四枚の絵は、川を下る旅を描いている。小舟に乗った幼児が洞窟から出てくる場面から始まり、まだ小舟に乗っている老人が広い海に出ていく場面で終わる。とても宗教的な作品だ。守護天使が、旅人の人生を通じてそばに付き添っている(たいていは、旅人が気づかないようにだが)。空には、光り輝く白い城が浮かんでいる。お供の天使たちがあちらこちらを飛んでいる。いかにも、信心深い十九世紀半ばの芸術家が〝航路としての人生〟を表現したという作品だ(3)。

もちろん、コールだけではなかった。何世紀にもわたって、宗教は、人生の経路についての思想に影響を及ぼす唯一のものだった。確かに、人々は年を取ることをひと続きの階段、あるいは段階と考えていたが、それは単に予測と期待の部分にすぎなかった。宗教は、動機を与えた。たとえば、老いはただ人を徐々に役立たなくしていき、刻一刻と死に近づけていくだけという見かたに反論するため、ピューリタンたちは、老年にはじつのところ重要な目的があると主張した。それは人を救済へと、四十歳の者には経験できない何かへと導く。だからこそ、人生の最後の一日まで正しく生きることへの強い意欲が生まれた。

実際、早めにそういう品行方正な生きかたを始めるのはよい考えに思われた。多くの人が持つ信条のひとつに、最期まで健康で楽しく満ち足りた人生を送るには、常に心を清らかにして、神に忠実でいなければならないというものがあった。寿命より早く死んだり、なお悪いことに晩年苦しんだりした者は、自身の不品行な生活の報いを受けていると見なされた。責めを負うのは自分だけで、神の摂理ではないのだ。つまりあなたが罪人なら、惨めな老後を送らざるをえないだろう。残念ながら、たとえ罪人ではなくても、何かが保証されるわけではなかった。

つまり、コールの絵で天使と天国が際立っているのも、当然のことだった。しかし、四枚の絵にはそれ以上の何かがある。小舟は、すばらしく幻想的な風景の中を流れていく。屈託のない若者が穏やかな川をすべるように進む絵は、不安そうな中年の男が波にもてあそばれながら一心に祈る絵に代わる。最後には間違いなく自然が男を屈服させるのだが、それでも老いた旅人が流され向かっていく空は神々しく明るい。

前半の二枚と後半の二枚のあいだで、突然の変化が起こる。一枚めと二枚めの絵はおおむね、若者の夢と希望を表現している（とはいえ二枚めの絵の中でさえ、若者が行く手の空に浮かぶ輝く城へ向かって自信たっぷりに穏やかな川を進む一方、絵の右端を見ると、先の湾曲部では川が波立ち、これまでよりつらい旅になることが示唆されている）。後半の二枚は、すっかりきびしく暗い絵になる。人生の秋と冬、困難がつきものとコール自身が描写した時期だ。

『人生の航路』には、選択の可能性さえ認められていない。たとえ天使に見守られていても、川はただ海へと流れていくほかにない一本道だ。天使に約束されていようといまいと、遠くで天国が手招きしているからには、旅はうまくいくらしい。

『人生の航路』をひと目見て心を奪われたほかの人の話もいくつか読んだが、なぜそうなるのか、今もわたしにははっきりわからない。もしかすると、あの四枚の絵が老いることから目を背けるのを許さず、〝脅威〟に立ち向かうことを強いるからかもしれない。あるいはもっとありふれた理由で、単に絵画の大きさが、それぞれ縦一・五メートル、横二メートルあるせいかもしれない。ともかく、一八四〇年に『人生の航路』の四枚から成る絵が初めて公開されて以来、それはおおぜいの人の目を引きつけてきた。その十年後には、昔〝人生の階段〟が家々に飾られていたように、印刷された複製画が飾られるようになった。今日でさえ、数え切れないほどの人が『人生の航路』を鑑賞する。約百七十五年前にこの絵が制作されたあと、二十一世紀を迎えて、老いることへの心構えがすっかり宗教から切り離されてはいても。

注目すべきことに、人生の段階を視覚的に表したこういうさまざまなものは、年月がたつあいだに人に何が起こるか（そして自分の運命にどこまで責任を負うか）に対する解釈が大きく異なってはいても、すべて同じ行き止まりにぶつかっていた。誰も、必ず訪れる運命からは逃れられない。

ピラミッドを上り、一歩一歩下りていく。コールの『人生の航路』では、人間の存在になど影響されない風景の中を通り抜けていく旅人は、流れに進まされ、天気に翻弄される。ただ小舟にしがみついて救済を祈るほかにどうしようもない。〝人生ゲーム〟の中で駒を進めるときでさえ、参加者は常に受け身だ。最悪の事態を逃れられるかもしれないし、逃れられないかもしれないが、それを制御することはできない。

避けようのない老いと死を目の前にした無力感（そして宗教の優れた役割）を最高の形で表現したのは、神学者で牧師のナサニエル・エモンズだった。エモンズはニューイングランドで六十年以上にわたって説教をし、一八四〇年に九十五歳という堂々たる年齢で亡くなった。彼の神学理論によれば、人は天国へ行けるかどうかをある程度まで自分の力で決められるが、何よりもまず神に依存していて、誰がいつ死ぬかについては神が絶対的権限を持っている。死の時機については、人間の品行が神の意志を左右することはないとされた。

エモンズによると、神は、完全に制御しているという事実を強調するために故意に人の命を絶つ場合さえあった――復讐する神だ。驚くべきことに、エモンズはこの信念に基づいて、神は自然の法則さえ支配しているのだから、人間の〝自然な〟寿命を知るのは不可能だと論じるようになった。その考えは、もし神が人間の命に干渉する気にならなければ、未知の領域まで長生きできる可能性に余地を残した。

わたしたちは自然の法則に完璧に通じているわけではないので、死んだ者たちが自然な命の限界に達していたのかどうか正確に見定めることはできない。しかし、この問題については、百二十歳、あるいは百三十歳、百四十歳、百五十歳まで生きたごくまれな例を挙げることによって、いくらか推測できるかもしれない。(中略)つまり、神がしばしば人間から残りの年月を奪ってきたと結論づけるだけのじゅうぶんな理由がある。そして人類のうち千人にひとり、いや百万人にひとりにさえ、自然がもうけた命の限界に達することを許された者はいない。(4)

もっと長生きできるかもしれないというエモンズの主張はあっても、神が寿命を支配している以上、そこまでの長寿を手に入れることはあまり期待できなかった。どちらにしろ、百五十歳の人が話題になったことはほとんどなかった。永遠の命はエデンの園で失われた。百歳以上の人が描写されるとしても、その姿はほとんど昏睡状態だ。人間の命に限界があることは、あまりにも明らかだった。

しかし一八〇〇年代半ばまでには、老いと死をめぐる思想への宗教の支配力は、少なくとも地域によってはゆるんできた。いわゆる〝健康改革〟の実践者の主張によれば、確かに神は依然として力を行使しているが、人間が寿命を最大限に延ばすためにきちんとした健康的な生きかたをするのは完全に理にかなったことだった。じつのところ、並外れた長寿は、真偽はともかく聖書に記録された空想的な寿命(たとえば九百六十九歳まで生きたとされるメトシェラのように)へと回帰しただけなので、長生きを望むことは決して神の拒絶ではない。人々は煙草や酒、コーヒー、茶を避けるよう（あるいは、せめて嗜好品にふけるのはほどほどにするよう）忠告され、度を超えた性行為を控えるように言われた。一方で、もっと頻繁に風呂に入って服を着替え、野菜をたくさん食べるよう勧められた。

健康改革運動による推奨の多くは、今日でも不適切には聞こえないが、とりわけ熱心な推進派の一部は、節度というものを知らなかった。彼らは、これまた聖書の主張に基づいて、二百年から三百年、あるいはそれ以上の寿命を見込んでいた。実際、宗教はその支配力をなかなか完全にはゆるめようとしなかった。一八五七年、ウィリアム・オールコットは著書『健康の法則（*Laws of Health*）』でこう書いた。〝老年は、必然的に惨めなものと考えられている。しかし老年が惨めなのは、罪のせいでそうなるからである。苦難が必ずしも老年と結びつかないのは、青年や壮年の場合と同じだ[5]〟

十九世紀を特徴づける死についての思想や感情表現、合理的解釈、説教などの寄せ集めの中に、一八〇〇年代後半に現れた、笑うべきか泣くべきかよくわからない一風変わった奇妙な思想があった。誰あろう、カナダ生まれの偉大な医師ウィリアム・オスラーが公の場で述べたその思想は、アンソニー・トロロープの一八八二年の小説『定められた期限（*The Fixed Period*）』に端を発していた。至るところから〝ディストピア小説〟と評された『定められた期限』では、〝ブリタニュラ〟という、命の期限を六十七歳に定めた国が描かれる。その時点になると、人は死の街《ネクロポリス》にある

〝施設《カレッジ》〟と呼ばれる場所に送られ、一年以内に安楽死させられ、火葬される。著者のトロロープは、十七世紀の演劇『老人法（*The Old Law*）』の脚本から着想を得たといわれる。どうやら、小説を書く直前にそれを読んだらしい。しかしその際、もっと近い過去に激しい議論の的になった同じ発想を見逃していた。ジョージ・ミラー・ビアードが一八七四年に発表した著作『老年の法的責任（*Legal Responsibility in Old Age*）』だ[6]。

トロロープは、風刺として書いた。ビアードは、そうではない。医師だったビアードの本は、一八七三年三月に開催されたニューヨーク市の法医学会会議での演説に基づいていた。演説の最初にビアードは、これから〝知的能力〟に対する老いの影響について話し、法制度が黙認できないほど、その影響が高齢者を損なっている可能性を示すつもりだと述べた。〝わたしは、年齢と仕事のあいだにある法則を知るため、あらゆる年齢の際立って優れた男女の経歴を詳細に調べた[7]〟

〝歴史上最も偉大な人物すべて〟が分析対象に含められた。ビアードは、偉人たちがそれぞれに最も重要な仕事をした年齢を拾い出した。政治家なら法律制定、建築家なら記念建造物、哲学者なら哲学体系。ビアードのおもな結論は、次のとおりだ。

・〝世界的な仕事〟の八〇パーセントは、五十歳までに成し遂げられている。
・最も生産的な十五年間は、三十歳から四十五歳である。
・対象の多くは七十歳を超えるまで生きていたが、平均するとほぼ最後の二十年は非生産的だった。

自分のメッセージが強い印象を与えるよう、ビアードは各十年間に貴金属などの物質の名をつけた。二十歳から三十歳は真鍮、三十歳から四十歳は金、次は銀、鉄、錫《すず》と続く。最後の十年間（七十歳から八十歳）は〝木〟だ。＊調査に重みを与えるために、この原則はすべての生き物に当てはまるとビアードは指摘した。それによると、馬の全盛期は八歳から十四歳、猟犬が最も有能なのは二歳から六歳、雌鶏は三歳で産卵のピークに達するが、その後さらに数年卵を産むこともある。

またビアードは、いくつかの批評に答えた。たとえば、かつて知能は四十歳から八十歳のあいだが最も活発だと考えられていた。なぜそういう考えがこれまで正されず一般に広まっていたのかと尋ねられると、ビアードは、昔から高齢者が極端なほど崇められてきたことに加え、名声を確立するには時間がかかるので、最高の仕事を成し遂げた人が尊敬を集めるのは何十年もあとになるからだと主張した。さらに、芸術家を責めるような発言もした。絵画や彫刻を通じて有名になった男たちは不朽の名声を与えられているが、とうの昔に彼らの最盛期は過ぎている、と。

最後にビアードは約束どおり、老化の知能への影響を法制度が考慮に入れるべきかどうかという問題を検討した。結論はこうだ。裁判所は、極端な老齢によるさまざまな損傷のせいで証言に悪影

＊　じつのところ、ビアードのデータをグラフにすると、人生の段階のピラミッドに似ていなくもない形が現れる。ただし、頂上にたどり着くのが早い分、下りはゆったりしている。

響が及ぶ可能性を考え、〝脳病理学〟の専門家を置くべきである。

ジョージ・ミラー・ビアードは、『老年の法的責任』を書いたとき三十四歳だった。だから、少しばかり近視眼的なのも許されるかもしれない。結局のところ、恐ろしく過激な提案をしたわけでもなかった。しかし、調査結果の正確さには疑問が投げかけられた。標本の規模がはっきりせず、引用のたびに数が変わり、結論につながるデータや計算は発表されなかった。それにもかかわらず、ビアードは多くの注目を集めた。彼の研究が定年制への道を開いたと論じる人もいた。

同じころ、トロロープがそのＳＦ版を書いた。優れた医師ウィリアム・オスラーが、一九〇五年にジョンズ・ホプキンス大学医学部での最後の演説のタイトルに〝定められた期限〟を選ばなかったなら、そういう考えは無視されていたかもしれない(8)。ジョンズ・ホプキンス大学を離れてオックスフォード大学へ行くことになったオスラーは、医学部には若い教職員が望ましく、実際、たいていの人は四十歳以降あまり貢献していないので、六十歳になったら強制的に大学を辞職させられるべきかもしれないと主張した。〝それが維持されれば、あらゆるすばらしい進歩が、四十歳未満の人々からもたらされる〟とオスラーは述べた。〝世界の歴史は、害悪の大部分をたどると六十代の人間に行き着くことを示している――政治的、社会的な大失敗の九割がた、最悪な詩のすべて、不出来な絵画のほとんど、まずい小説の大半、つまらない説教や演説のたいていがそれに該当する(9)〟

どうやらオスラーは、少しばかり調子づいていたようで、数分後にこう言った。〝教員の寿命は三期にすべきだ――二十五歳まで学び、四十歳まで研究し、六十歳まで専門職に就く。その年齢になった教員は、大学が二倍の報酬を払って退職させる。アンソニー・トロロープが勧める施設とクロロフォルムを使うべきかどうかについては、少し迷っている。わたし自身に残された時間もだいぶ短くなっているからだ[10]〟

今日なら、ソーシャルメディアがこの発言に猛然と襲いかかっただろう。わたしたちは、ほぼ毎日のように、（思慮の足りない）人々が場違いな、あるいは軽率な発言をすることに慣れている。百年以上前、オスラーのクロロフォルムについての冗談に対する一般の反応は、現代と同じくらいの大騒ぎだった。派手な新聞の見出しや公式の意見表明が、巷を賑わした。六十歳以上で、少なくとも本人の判断では、自身の能力を低く見られたと考える人の意見がとりわけ多かった。オスラーの発言との関連が疑われた自殺も三件あった。そのうちのある男性は、オスラーの演説について知人と話した数日後、どうやらクロロフォルムを使って自らの命を絶ち、自分に関するかぎり、その理論が実践されるべきだということをはっきりさせた。

皮肉なことに、オスラーの発言をその場で聴いた人は、誰も本気で受け止めはしなかったらしい。激しい攻撃が始まったのは、翌日の新聞報道からだ。しかし、もはや手遅れだった。新しい動詞〝安楽死させる《オスラライズ》〟が少しのあいだ流行した。

オスラーが引き起こした騒動は、百年後のアメリカ人にとっては特にめずらしくはないが、百年前のアメリカ人にとっては不可解なことだったかもしれない。神はどこにいる？　人間の命はすべて、神の手に握られているはずではないか？　ナサニエル・エモンズなら、発言の厚かましさに顔を真っ赤にして怒ったかもしれない。しかし、ジョージ・ミラー・ビアードの科学研究はいかにもずさんに見えるが、それは十九世紀を通じて肌で感じられた変化の象徴だった。老いは今や、科学の一分野となったのだ。

そして、科学にはどんなことが可能だろうか？　自然を操作すること。健康改革運動が人間の寿命を延ばすと豪語してから百五十年以上がたった現在、新たに百五十歳まで寿命を延ばすという話がある。神が立ち去ったからでも、後ろへ退いたからでもなく、科学が、あるいはエモンズの言う〝自然の法則〟が、今ではよりよく理解されるようになったからだ。コールが描いた自然の風景は、すっかり様変わりした。科学界の楽観論者たちから見れば、『人生の航路』の旅人は、もうなすすべもなく流れに翻弄されはしないはずだ。科学知識はまだ完璧にはほど遠いが、着実に進歩しつつあり、老化の専門家の中には、近いうちに人間の寿命を操作できるようになるだろうと論じる人もいる。

老化の生物学については第5章でもっと詳しく述べることにするが、今のところ、老化の科学研究にはあまりにも多様な方法があって、寿命の延長に向けたはっきりした道筋は存在せず、これからも見つからないかもしれない。しかし、信頼できる専門家たちの多くが、人間の体内で老化が始まる要因を突き止めて明らかにすれば、寿命を延ばすことも可能だと考えるようになってきた。わたしたちはまさに、科学の時代に生きている。

しかしわたしたちは、長生きすることを夢見ると同時に、心配もする。アルツハイマー病は今や、別の病気にはなかった形で、老いに関する議論の中心となっている。少し前までは、そうではなかった。心臓病と脳卒中とがんが、長生きへのおもな障害物、あるいは脅威と考えられていた。八十五歳以上の人のほぼふたりにひとりが認知症である現在、アルツハイマー病は長生きする人の将来に暗い影を投げかけている。まるで、コールが描いた人生の川に突然新しく危険な支流ができ、そちらへ流される人がどんどん増えているかのようだ。

　結果として、果敢にも未来の大幅な寿命の延びを主張する人は必ず、そこまで高齢になったとき、確実に健康で認知機能も正常でいられることを強調している。肺炎のような致命的な病気が撲滅あるいは制御されると、アルツハイマー病のような徐々に衰弱する長期的な病気がにわかに注目を集めるという予測は、現実となった[11]。なにしろ、肺炎は〝老人の友〟と呼ばれていたのだから。

　しかしそれは、いかにも二十一世紀らしい問題だ。もし十九世紀に生きていたのなら、寿命が延びることや、それとともに生活の質がひどく落ちる危険性についてあまり心配しなくても済んだだろう。

　今日、六十五歳以上の人々の約一〇パーセント、八十五歳以上の人の約五〇パーセントが、アルツハイマー病に冒されている[12]。カナダとアメリカ合衆国の総人口約三億五千万人のうち、アルツハイマー病患者は約六百万人だ。一八〇〇年には、合衆国の（ヨーロッパ出身の）全人口はそれより少なかった。おそらくカナダの人口は、五十万人ほどにすぎなかった。ベビーブームで生まれた集団もいなかったし、高齢者の人口が急増することもなかった。つまり、二百年前は今日より平均寿命が格段に短く、六十五歳以上の人口がずっと少なく、人々の心の中では神による罪と救いが最上であり、老いを考えるにあたって、認知症が入り込む余地はあまりなかったのだ。しかし、それから百年余りが過ぎたころ、事態は変わった。

第2章
「わたし、まるで、自分をなくしたみたい」

一九〇一年十一月二十六日、ドイツのフランクフルトで、若い医師が、市立の精神病院に前日入院した女性を診察した。女性は五十一歳だった。入院の数カ月前から、行動が日に日に奇妙で無秩序になっていた。被害妄想がひどく、結婚して二十八年の夫に理不尽なほど嫉妬し、記憶力が急激に落ちていった。医師は、アウグステ・データーというその女性の問診を注意深く記録した(1)。

「あなたのお名前は?」「アウグステ」

「姓は？」「アウグステ」

「ご主人のお名前は？」「アウグステだと思います」

「あなたのご主人の？」「ああ、わたしの主人ね」

女性の応答は一貫しなかった――鉛筆やペンや日記や葉巻を見て、ものの名前を言うことはできた――が、さらに質問されると混乱の深刻さがあらわになった。

「わたしが見せたものはなんでしょう？」「わからない、わからない」

「むずかしいですよね？」「すごく心配よ、すごく心配」

最初正しく名前を言えたもののいくつかを、すぐに忘れてしまった。カリフラワーと豚肉を食べたときには、それらをほうれん草だと言った。

「今は何月でしょう？」「十一番め」

「十一番めの月の名前は？」「最後のよ、最後じゃないなら」

「いつですか？」「わからない」

女性の困難は、ものの名前を正しく言えないことにとどまらないと医師は気づいた。本を読ませると、女性は同じ行を三回繰り返して読んだ。それぞれの文字は認識できても、何を読んでいるのか理解できないらしく、奇妙なアクセントのつけかたをした。それから唐突に、こう言った。

「今子どもが呼んだわね、そこにいるの？」

そしてところどころで、苦悩に満ちた衰えをちらりとのぞかせる短い言葉を口にした。

「怪我なんかしてないわ」
「わたし、まるで、自分をなくしたみたい」

アウグステの衰えは、進んでいった。ついには話していることが意味不明になり、口から出るのは叫び声とうなり声だけになった。最期の年にはほとんど口をきかず、感情を表さず、動くこともなかった。アウグステは一九〇六年四月、五十六歳の誕生日の直前に亡くなった。

このときの医師の粘り強さがなければ、おそらく彼女の症例は注目されないままだっただろう。アウグステが亡くなるころには、医師はフランクフルトからミュンヘンへ移り、ミュンヘン大学内の王立精神科クリニックに勤めていた。しかし、医師はアウグステを決して忘れはしなかった。亡くなったことを知らされると、彼女の脳を研究のために送るよう頼んだ。そのとき発見されたものによって、アウグステ・Dは当時の神経学界でよく知られるようになり、医師自身も有名になった。医師の名は、アロイス・アルツハイマーといった。

二十一世紀で最もよく知られ、最も恐れられている病のひとつに名前をつけられた男ではあるが、アルツハイマーは並外れた人物と呼ぶにはほど遠かった。確かに、思いやりのある善良な指導者で、研究室では同僚たちのあいだを行ったり来たりして、彼らが顕微鏡で観察しているものについて助言を与え、その合間に常に持ち歩いている葉巻を吹かした――その葉巻はよく、本人が我を忘れて集中しているあいだ、研究室のベンチの上で燃え尽きていた。さまざまな伝記作家が、この内気でよく働く物静かな男から、もっと華やかな何かを引き出そうとした。しかし、せいぜい指摘できたのは、ドイツのヴュルツブルクで医学生をしていたころのアルツハイマーが、フェンシングクラブに所属していて、突いたりかわしたりしながら充実した社交生活を送り、おいしいドイツビールを飲んでいたことくらいだった（ビールのことはきちんと記録されてはいないが）。それから一八八七年、まだ学生だったころ、〝警察署の前で不適切に治安を乱した〟というあいまいな定義の活動で罰金を科されている。(2)

しかしアルツハイマーはどう考えても、たとえばジークムント・フロイトやカール・ユング、エミール・クレペリン、あるいはクレペリンの最大の競争相手だったプラハ出身のアーノルド・ピックのような、人目を引く影響力の大きい精神科医や神経科医ではなかった。ある作家が書いたように、じつのところアルツハイマーは、否応なく有名人に担ぎ上げられた人物だった。とはいえ公平に見れば、影響力のある解剖研究室を持っていたし、今日その名を重要な病気と関連づけられている数人の科学者たちがそこで働いていた。たとえば、クロイツフェルト－ヤコブ病のハンス・ゲルハルト・クロイツフェルトとアルフォンス・マリア・ヤコブの両名、そしてフレデリック・レヴィーなどだ（彼が発見した〝レヴィー小体〟は、パーキンソン病とレヴィー小体型認知症の脳細胞内に現れるタンパク質の集合体）。

アウグステ・データーが入院し、アルツハイマーは主治医となって、その科学知識はともかく、名前は広く知られるようになった。しかし、正確にいえば、アルツハイマーの生涯でも、アウグステ・データーの診察はキャリアを決定づける瞬間には見えなかった。アウグステは単に興味深い症例というだけで、アルツハイマーはその脳を受け取ると、薄片にして、背景から微細な構造が浮いて見えるようになるさまざまな種類の画期的な染料を加え始めた。これらの染料は少し前に、同僚であり親友であり、結婚式で付添人も務めてくれたフランツ・ニッスルが発明したものだった。

アルツハイマーがアウグステ・データーの脳を調べたところ、いくつかの異常が見つかった。第一に、脳の神経細胞、ニューロンの数が大幅に減っていた。第二に、それらの細胞の外側に混じる形で、異常な構造の黒い沈着物が発見された。第三に、銀を含む染料を使うと、他の点では正常な脳細胞に見えたものの中央に、黒い細線維が認められた。この三つの特徴は、今日でもアルツハイマー病の診断基準となっている。

アルツハイマーはその沈着物（今では〝プラーク〟と呼ばれている）や細線維（〝タングル〟）を発見した最初の人物ではなかった。どちらもそれ以前に、ほかの研究者によって脳組織の中に確認されていた。しかし、自分で診察した早発性の認知機能低下を示す患者の脳内に、ニューロンの大幅な減少とともにそれらが存在することを明らかにしたのは、アルツハイマーだった。この結果を得たアルツハイマーは、発見を多くの聴衆に報告する気になったが、結局、ほとんど評価されずに終わった。

それは一九〇六年十一月、テュービンゲンで行われたドイツ南西部精神科医会議でのことだった。同業者が九十人ほど参加する中、アルツハイマーはアウグステ・データーの脳に見られたものについて報告したが、どうやらわずかな興味さえかき立てられなかったようだ（聴衆はそのあとに続いた強迫的な自慰についての報告にもっと興味を引かれたという主張を目にしたが、それを裏づける資料は見つからなかった）。誰からも質問はなく、会議の議長はこう言った。「では、尊敬すべき仲間のアルツハイマーさん、ご意見をありがとう。議論を望む人は誰もいないようだ(3)」

当然ながら、アルツハイマーはがっかりしたはずだ。とはいえ、本人ですら、自分の名前を冠するほどの何かを発見したのかどうか、よくわかっていなかったとも言われる。せいぜい、アウグステ・データーは奇妙な早期発症型の老人性認知症に冒されていたと考えたのだろう。それでも、本人の手を離れたところで、歴史はつくられていった。この一例と、その後数年で見つかった少数の似通った症例を合わせて、アルツハイマーの上司である高名なエミール・クレペリンが、絶大な影響力を持つ自著『精神医学の手引き（*Handbook of Psychiatry*）』（大きな名声を築く足がかりとなった教科書シリーズ）の第八版に採用し、その症例を〝アルツハイマー病〟と呼ぶことにした。しかし、クレペリン自身でさえ、その病気の解釈どころか、その重要性すら〝不確か〟だと認めていた。

アルツハイマーの発見が迎えられたのは、とりわけヨーロッパで精神医学と神経科学に大きな動きがあった時代だった。ジークムント・フロイトは積極的に──しかも説得力を持って──心理療法と、精神病は話し合い療法で対処できるという考えを推し進めていた。アルツハイマーのような科学者は、同様の問題に、もっと生物学的に取り組み、顕微鏡下で見えるものと患者が生存中に示した症状を結びつけようとしていた。少し前に発明された、脳内の異質な特徴を目立たせる染色法によって、ようやく可能になった方法だ。

もっと大局的な考えが影響を及ぼしてもいた。たとえば、脳の性質自体について対立する理論があった。脳はすべてが連結しているひとつの巨大な蜘蛛の巣なのか、それともニューロンはじつのところ単一体で、それぞれが連絡を取り合いながらも独立しているのか？　脳科学にとっては、活気にあふれた時代だった。とはいえ、当時の集合写真に写った大きな口ひげのある人々の、概して不機嫌な表情からは、それはまったく感じ取れないが。

こうした背景があったので、どのくらい重要なのかよくわからないまま新しい病気にアルツハイマーの名前をつけるというクレペリンの決意は、さまざまな憶測を生んだ。中には、研究とそれに伴う競争が過熱する状況で、クレペリンは自分の研究室をおもな競争相手であるプラハのアーノルド・ピックの研究室より有名にするために、あらゆる手柄を立てるつもりだと言う者もいた。その病気を〝アルツハイマー病〟と呼べば、相手より一歩先んじることができる。新しい病気が現れるたびに、それがクレペリンの業績となるわけだ。実際、ピックの同僚であるオスカー・フィッシャーは、認知症で亡くなった人の脳にプラークがあったことを示す論文を発表したばかりだったが、新たな病気を発見したと論じる次の一手には踏み出さなかった。

もうひとつ、精神病はなんらかの器質的な異常を伴う脳の病気だという考えに傾倒していたクレペリンは、ジークムント・フロイトとその精神分析的解釈と肩を並べる、あるいはそれをしのぐことを目的に、手に入るあらゆる症例を必要としたとも指摘されている。困ったことに、フロイトは精神分析を使って実際に成功を収めていたが、クレペリンと研究室の二十人の病理学者たちはなかなか成功に恵まれなかった。危ういのは名声だけではない。クレペリンの研究室の科学技術は維持するのに費用がかかり、常に資金不足だった。それに比べて、精神分析には研究室はまったく必要なく、フロイトとユングは財政的にもかなり余裕があった。

さらに、アルツハイマーの時代にもよく知られていた老齢に伴う認知症は、一般にありふれた老化の一部であって病気ではないと見なされていたが、五十代の人に見られる同様の症状は、注目し、名前を与えて区別するだけの価値があったはずだ。推測だけではクレペリンの真の意図はわからないが、当時の科学は並外れた速度で進歩していたので、今日の科学者と同じように、研究にふさわしい重要事項を取り上げたいと純粋に考えた可能性は高い。

クレペリンの動機は永遠にわからないかもしれないが、アルツハイマーがアウグステ・データーの脳に見つけたものの記録がきわめて正確で、顕微鏡用の組織標本の準備に用いた技術が九十年後の同業者を感心させたことはわかっている。単に二十世紀初期にアルツハイマーが発表した報告書を読むだけでは、こういうことはわからない。〈タイタニック〉号の残骸の中から洗面台の上にまっすぐ立った水差しを見つけたのと並び称されるほどの努力によって、二十世紀末のドイツの研究者たちは、アルツハイマーの臨床記録だけでなく、アウグステ・データーの脳組織の顕微鏡用スライドまで発見したのだ。

この物語は、一九九〇年代前半、ごく純粋な興味から始まった。日本のある科学者が、アウグステ・Dと第二の症例ヨハン・Fはたいへん興味深く科学的な価値が高いので、彼らの記録が再発見されれば、神経科医はアルツハイマーが論文で説明した内容以上に、きわめて貴重な洞察を得られるだろうと述べた。残っているかもしれない証拠は（ふたつの世界戦争を経験した国内で）何もかも完全に行方不明になっていたにもかかわらず、その科学者、藤澤浩四郎は粘り強く主張した。

「確かに、彼らの脳がミュンヘンのどこかで再発見される見込みはほんのわずかだというご意見には同意します。しかし、わたしは奇跡を信じます。なぜなら……あなたがたドイツ人は、世界に名高い秩序正しさ《オーデントリッヒカイト》と几帳面さ《プンクトリッヒカイト》を備えているからです。彼らの脳は、細心の注意を払って保管されているに違いありません」(4)

藤澤はとてもよい点を突いていた。アルツハイマー病に興味をいだくさまざまなドイツの研究者たちが、ドイツの科学に対する藤澤の信頼に何らかの形で応えようと決意したからだ。そのひとり、マニュエル・グレーバーは、アルツハイマーが勤めていたミュンヘンの大学で働いていた。しかし、あまりにも長い時がたっていたので、アルツハイマーの時代にまでさかのぼる古い資料はほとんど処分されていた。それでも、記録の一部は保存目的のため、ごみ箱行きを免れた。藤澤からの手紙を読んだほんの数週間後、グレーバーと同僚たちは、研究施設の地下をくまなく調べ、クレペリンの解剖記録を捜し当てた。それを手がかりに、アルツハイマーが第二の症例ヨハン・Fについて書いた原物の覚書と、本人が準備したヨハン・Fの脳の顕微鏡用スライドが発見された。驚くべき発見だった——あまりにも異例だったので、科学者たちはバイエルン州の犯罪捜査局にそれを持ち込んで、スライドの標示に使われたインクの年代を確認した。

貴重なアウグステ・Dの資料は、依然として見つからなかった（とはいえ、ヨハン・Fも詳しく調べてみるときわめて興味深い症例だとわかったのだが）。数年のあいだなんの進展もなかったが、一九九五年十二月、精神科医コンラート・マウラーが、アウグステ・Dのファイルをフランクフルトの大学病院で見つけた。そこはアルツハイマーが初めてアウグステを診察した場所だった。マウラーと同僚たちは何年にもわたって捜し続け、ついに、何十年も前の書類用の段ボール箱に入ったそれを見つけたのだった。何冊かの青いファイルを開いたとき、そのうちの一冊がほかのものより目立って古く見えた。ひと目見たとたん、マウラーは同僚を振り返って叫んだ。「これがアウグステ・Dだ！」(5) 有頂天になったのも無理はない——それはすばらしい発見だった。アルツハイマーの手による覚書だけでなく、アウグステ・Dが自分の名前を書こうとしたたどたどしい文字と、顔写真まであったのだ。

まだ見つからないのは、アウグステ・Dの脳の損傷を示す顕微鏡用スライドだった。マウラーは、それらがアルツハイマーの臨床記録とともにフランクフルトにあるのではないかと期待していたが、グレーバーは、アルツハイマーがアウグステの脳をミュンヘンにあるクレペリンの研究室に送ったという情報を当てにしていた。そのとおりだった。一九九七年、アウグステ・Dの脳の驚くべき二百五十枚のスライドが、それぞれに名前の標示をつけた状態で見つかった。研究者たちが解剖記録を調べて、フランクフルトを含む他の街からの移送を確認したおかげだった。

こうして、ドイツ人の細やかな配慮に対する藤澤の信頼は、じゅうぶんに報いられた。しかも、その発見が歴史的にめずらしいだけにとどまらないと考えたことも正しかった——おそらく、本人が期待していた以上に。

アウグステ・Dが極端な症例だったことを思い出してほしい。彼女はまだ五十一歳のときに認知症の徴候を示して入院し、五年後に亡くなった。アルツハイマーと同僚たちは、これが極端な早期発症型の認知症であり、老齢になって現れる典型的な型とは違うと認識していた。しかし彼らがたどり着けたのは、その認識と顕微鏡検査までだった。それから百年の時が流れるあいだに、早期発症型アルツハイマー病について多くのことがわかってきた。一九九〇年代半ばには、早期発症型家族性アルツハイマー病を引き起こす三つの遺伝子が発見された。〝引き起こしやすい〟のではなく

〝引き起こす〟と言えるのは、これらが優性遺伝子だからだ。つまり一コピー受け継ぐだけで確実に病気が現れる。これらの遺伝子が原因となるのは、アルツハイマー病の全症例の一パーセント程度にすぎないと考えられるが、早期発症というその特徴は、アウグステ・Dがかかっていたらしい病気を思い出させる。しかし、本当に彼女はその病気を患っていたのか？

　マニュエル・グレーバーと同僚たちは、アルツハイマーがやろうと思いもしなかったはず——それどころか想像もしなかったはずのことをした。顕微鏡用スライドの上に（アルツハイマー自身の手で）保存されていたアウグステ・データーの脳から組織の一部を取り、最先端技術を用いた遺伝子検査を行ったのだ。彼らは〝プレセニリン1〟と呼ばれる遺伝子に突然変異があったことを示してみせた。この突然変異は、生化学的な連鎖反応を引き起こし、早期発症型アルツハイマー病を生じる。アウグステの遺伝子はめずらしい突然変異を起こしていた——同じ変化が見られる他の人は、まだひとりも見つかっていない。しかも、それはほんのわずかな変化だった。脳細胞の細胞膜の内と外に織り合わされている四百以上の線維状分子の、たったひとつのアミノ酸が突然変異しただけだ。しかし、たったひとつの変化でも、それが決定的な位置にあれば、最悪な事態が起こりうる。まさに、そういう事態が起こっていた。現在では、アウグステ・データーが早期発症型アルツハイマー病になるのは必然だったことがわかっている。* そしてもちろん、マニュエル・グレーバーが指摘したように、将来を見据えると、〝アウグステ・Dの脳ほど古いものから秘密が引き出せるなら、ほかの多くの症例からもそれが可能だろう〟(6)。

アルツハイマーがこの遺伝子検査を思いつきもしなかったのは、タイミングが悪かったからだ。現代の遺伝学は、一八六〇年代半ば、グレゴール・メンデルのエンドウ豆の交配にまでさかのぼれる。** メンデルの仕事は長いあいだ科学になんの影響も与えなかったが、一九〇五年、彼の実験とその重要性が、数人の異なる分野の科学者たちによって——個別に——再評価された。それが、現代遺伝学と遺伝子という概念の始まりだった。

一九〇五年、アウグステ・データーはすでにひどく衰弱していた。科学者たちが、遺伝子とは実際なんなのか、何でできているのか、どんな働きをしているのかを解明する前に、アウグステは亡くなった。アルツハイマーに遺伝子検査ができなかったのは、遺伝学がまだ存在しなかったからだ。マニュエル・グレーバーが実施したことを可能にするには、DNAの構造を特定したジェームズ・ワトソンとフランシス・クリック、遺伝子配列解明技術、そしてヒトゲノム計画が必要だった。そして、この先へ行くにはさらに多くのものを必要とするだろう。アウグステと同様、第二の患者ヨハン・Fも興味をそそる症例であることがわかった。ヨハンは、アルツハイマー自身の検査記録によると、まだ五十四歳だったが、確かに認知症を患っていた(7)。

＊　とはいえ、この発見を再現しようとした最近の試みでは、その遺伝子は見つからなかった。

＊＊　メンデルの仕事はかなり単調で、遺伝学の若い学生たちを引きつける課題とはいえない。最も興味深い部分は、統計学的に見てメンデルの出した結果がうまくいきすぎているという物議を醸す意見だ——もしかするとデータに不正があるのかもしれない。

放心、軽い多幸感、理解力に問題あり。答えの代わりに、質問をおうむ返しに何度も口にする。簡単な計算のみ、長い時間をかけて解く。体の特定の部分を指さすよう言われると、絶えず迷っている。膝頭について話していたあとでさえ、鍵を膝頭だと言う。マッチ箱を渡されたときも同様で、それで何をするかと尋ねられると、膝頭でマッチを擦ろうとする。石鹸を渡されたときも同様。そのほか、扉の錠をあけることや、手を洗うことを求めると、正しく対応するが、そうするには尋常でないほど時間がかかり、たいへんな困難を伴う。

これが、ヨハン・Fの陥っていた精神状態だ。三年後に亡くなり、その脳が薄片にされ、顕微鏡下に置かれたとき、アルツハイマーはいつもの注意深さで、アウグステ・データーの脳に見られたのと同じ種類のおびただしいプラークがあるものの、タングルが見つからないことに気づいた。アウグステの脳内で特に重要と考えられた三つの特徴のひとつが、まったく存在しない。アルツハイマーは見逃したのか？　いや、そうではなかった。確かに、その病気の初期に細線維が現れることが知られている脳のいくつかの部位が検査されていなかったとはいえ、現代の検査でも、スライドにタングルは見つからなかった。今日、アルツハイマー病には、プラークのみでタングルが見られない症例もあることがわかっている。しかしそれらは少数で、別の神経変性の過程を伴っていることが多い。つまり、ヨハン・Fもめずらしい症例なのだ。

ヨハンの脳組織についても、いくらか予備的な遺伝子の研究が行われたが、目を引くものは何も現れなかった。アウグステと違って、プレセニリン遺伝子の検査は行われていない。こういう症例の場合、遺伝学は考古学と同じ方法をとる。考古学的な発掘作業の一部を、将来もっと技術と知識が進歩することを見越して、手をつけないでおくのだ。将来の遺伝学者たちは、今日のわたしたちとはまったく違う目でヨハン・Ｆを見るかもしれない。

皮肉にも、アルツハイマー病の指針症例となったアウグステ・データーは、実際には、現在その名がついている病気の一般的な型ではなく、ずっとまれな早期発症型を患っていた。ヨハン・Ｆでさえ、単純な症例ではないことがわかった。

さらに皮肉なのは、テュービンゲンで行われたドイツ南西部精神科医会議でのアルツハイマー医師の報告が、九十人の聴衆からひとつの質問も引き出さなかったらしいことだ。当時、それは小さな燃えさしのような症例にすぎず、病気にアルツハイマーの名前がついたあとでさえ、数十年のあいだ、その研究は日の目を見なかった。

記憶にあるかぎり、〝アルツハイマー病〟という言葉を聞かずに数カ月、あるいは数週間を過ごせた時代がこれまでにあったとは、想像しがたい。もちろん、十九世紀には、そういう名前の病気は存在しなかった。しかし認知症はあったのか？　それとも、今押し寄せているアルツハイマー病や他の認知症の波は、新しいものなのか？

第3章

アルツハイマー病は昔からあったのか

時代によって老いに対する姿勢がどれほど大きく変化したかを実証するのは簡単だとしても、高齢者はときにみずからの不幸を自業自得だと責められ、ときに救済への希望を与えられる（神は決して遠く離れはしない）ので、人々が精神の衰え、つまり今日〝認知症〟と呼ばれている状態をどう考えていたのかを探り出すのははるかにむずかしい。第一章で見たように、トマス・コールの四枚から成る『人生の航路』の最後の一枚には老人が描かれている。小舟の中でまっすぐに座って祈り、天使に天国へと導かれていく。しかし、老人は何を考えているのだろう？　ぼんやりしているようには見えないが、一八四〇年代にコールの絵を鑑賞した人は、この老人を見て、まだ頭がしっかりしているかどうかを気にかけたのだろうか？

気にかけるだけのもっともな理由がある。今日、アルツハイマー病は蔓延《まんえん》しているかに思えるからだ。ここ数十年のあいだに、それはレーダーの下から浮上して、画面を埋め尽くすまでになった。そして、すでにアルツハイマー病患者の治療や介護、住宅の問題が差し迫っているにもかかわらず、今後数十年でさらに拡大することが見込まれている。現在この病気に起こっているのは、特別な何かなのか？　病気の性質に関する何かが、有病率を急上昇させているのか？　あるいは、多かれ少なかれ現在と同じような病がずっと存在してはいたが、昔は高齢まで生きる人が少なかったので目立たなかっただけなのか？　もしこの病気が数世紀前には存在しなかったか、はなはだしくまれだったなら、何かが実際に変化してアルツハイマー病の広がりを加速させたと疑っていい。これは、とても重要な問題だ。つまり、過去を振り返ることには意味がある――しかし慎重に行わなくてはならない。比較的新しい十九世紀の精神医学でさえ、〝はるか遠くの国〟と呼ばれ、〝認知症〟や〝ニューロン〟、〝プラーク〟や〝タングル〟という言葉もまだ定義されていなかった。それが十九世紀のことだ。さらにずっと昔までさかのぼれば、ますます不確かになっていく[1]。

一例を挙げよう。古代の医学論文は、わたしたちが聞いたこともないような言葉で書かれている。異なる医学用語を使っていたというだけではない。それらを支える基本的な考えかたが、根本的に違う。たとえばヒポクラテスは、黒胆汁、黄胆汁、血液、粘液の四体液の均衡で病気を分析した。

これらに不均衡があると、精神障害が起こると考えられた。こういうフィルターを通して病気を見ると、認知症らしき症状についての所見の解釈がどれほどむずかしいかがはっきりする。古代から先へ進むにつれて、徐々に耳慣れたものになっていくのは事実だが、それでも慎重な判断を忘れてはならない。

過去にはどのくらい認知症が存在したのだろう? まず、〝アルツハイマー病〟という標示は役に立たない。前章で見たように、その名前は、二十世紀初頭になるまで認知症に適用されていなかった。しかし〝認知症《ディメンシャ》(痴呆)〟という言葉はずっと古く、おそらく一七〇〇年代かそれ以前につくられたらしい。そして名前はともかく、アルツハイマー病に恐ろしくよく似た症状は、それよりずっと前の時代の文書からも確認できる。四千年前、エジプト人は、老齢に物忘れが伴う場合があることを認識していた。精神が存在するのは胴部だと考えられていたので、その観察の多くは今日の認知症の知識には適用しにくいのだが……。

紀元前五〇〇年ごろ、三平方の定理を見出したピタゴラスは、人間の生涯をいくつかに区分し(数学的な人物にふさわしく、七の倍数で)最後の段階である老齢を、精神の衰弱をもたらすものと記した。時代を数世紀先取りしてはいたが、その点についての見解は、あとに続いた医学の偉人たち、ヒポクラテスとガレノスの見解とほとんど変わらない。どちらも認知症(呼びかたはともかく)は脳で発生すると考えた。ただし、体のどこか別の場所がそれを引き起こす可能性があるとした——なかなか筋の通った考えだ。

概して、古代のたいていの思想は、精神の衰えを老化に伴う必然的なものと見なしていたようだ。* ローマの著述家で雄弁家のキケロだけは特異な意見を持ち、かなりの老齢になっても健全な精神を保てると論じた。

わたしのほうは、現世代だけでなく、彼らの父親や、祖父までも知っている。俗間の迷信にあるように、墓碑を読んだら記憶が失われるなどと恐れてはいない。それどころか、墓碑を読めば、先立ってしまった人について記憶を新たにできる。それに、事実として、老人が自分の金の隠し場所を忘れたという話は聞いたことがない。彼らは、興味を引かれたことは何もかも憶えている。いつ保釈金の支払いや商談の約束に応じるか、誰に金を貸しているか、誰に金を借りているか。老いた法律家や大神官、易者、哲学者はどうか？　彼らは、なんとたくさんのことを憶えているのだろう！　老人は、精神を活発に、しっかり働かせていさえすれば、じゅうぶんに知力を保てるのである。(2)

さて、これをどう考えればいいのか？　もし、どう呼ばれていたかはともかく、認知症あるいは精神の衰えが正常な老いの一環と考えられていたなら、医学の専門家たちはあまり注意を払わな

＊　ガレノスはこの考えを極端な形でとらえ、認知症と老化自体の両方を病気と見なした。

かっただろう。それはただの人生だ。関心を呼ぶには特別な何かがなくてはならない。関心がなければ何も書かれないからだ。つまり、当初考えていたより、認知症について書かれた証拠がないという事実に重みがなくなる。その当時、現実の人生では、赤ん坊は生まれて半年で死に、老人は徐々に正気を失っていた。

それと同時に、二千年前の文書にも認知症らしき症状がときどき描写されていることを考えると、たとえその現象に関する文書の少なさからごくまれに思えるとしても、アルツハイマー病によく似た何かが存在したことは認めなくてはならない。つまり、その病気は割とありふれていたので通常のことと考えられていた可能性があるが、実情はあいまいだ。十八世紀末ごろになってようやく、認知症は突然、本格的に注目を集め始める。

ふたりの精力的なフランスの医師が、方向を定めた。まず、ナポレオンの主治医だったフィリップ・ピネルは、その時代の日常語で〝いかれた〟人たちの治療に大きな変革をもたらした。ピネルは、精神病患者も鬱病《うつびょう》患者も認知症患者もひとまとめにパリにある悪名高いビセートル病院に詰めこんでいる状況を忌み嫌っていた。そして狂気は犯罪ではないと宣言し、患者の束縛を解いて、まったく新しい人道にかなった治療法を確立するよう命じた。それと同時に、精神障害に対するもっと慎重で科学的な診断法を考案し始めた。初めて、認知症の人が他の人と区別されるようになった。それまでは、認知症の発生率の実態をつかむことは不可能だったのだ。

もうひとりの立役者は、ピネルの弟子ジャン－エチエンヌ・ドミニク・エスキロールだった。何世紀もの時を越えて伝わるのは、この医師の臨床的な成果よりむしろ、気品のある詳細な文書だ。エスキロールがアルツハイマー病らしき認知症の人を治療していたことになんらかの疑いをいだいたとしても、次のような記述を読めばそれは払拭されるだろう。

> 認知症の状態にある人の多くは、みずからの存在に最も密接に結びついているものごとについてさえ、記憶を失っている。しかし、とりわけ目立つのは、最近獲得した記憶を呼び起こす能力で、おもな変化が見られるのはその部分である。彼らは、昔会った人たちの記憶しか持たない。つい先ほど見たものや聞いたこと、言ったことやしたことをすぐに忘れてしまう。それは彼らにとってあまり意味のない、そこにあるものの記憶だ。いやむしろ、記憶が表面に出てこないのは、感覚も認知もごく弱々しくなっていて、痕跡がほとんどあとに残らないからだろう。また多くの人は、筋の通らない言動をする。それはひとえに、前後の考えとその中間にある考えが結びつかないからだ[3]。

それでも、提示された認知症の原因（月経不順、痔の手術、政治的な混乱）からもわかるように、エスキロールはまだ別の時代の人だった。また、〝認知症〟という言葉を使ったのはエスキロールが初めてではなかった（フランス語の〝démence〟はすでに使われていたが、その言葉は治療できたりできなかったりする、どの年齢でもかかるいくつかの異なる病気を表していた）。しかし、エスキロールが傑出しているのは、異なる原因で起こるさまざまな認知症を、現代的な言葉遣いで描写したからだ。認知症と他の精神障害とを明確に区別したその文章は、盛んに引用された。〝認知症の状態にある人は、かつて享受していた利益を奪われてしまう。金持ちだった人が貧乏になるということだ。これに反して、精神薄弱者は昔から困窮状態にある〟(4)エスキロールは描写しただけにとどまらず、死後の脳の解剖について詳しく述べてもいる。こうしてエスキロールは、症状と脳組織を結びつける科学の先駆者となった。しかしやはり、最も印象的なのはその言葉だ。

ほかの人たちは、同じ場所に座ったり、ベッドの中で膝を立てたり、地面に寝そべったりしてじっと毎日を、毎月を、毎年を過ごす。この人は、絶え間なく書いているが、彼の感情にはつながりや首尾一貫性がまったくない。言葉に次ぐ言葉。ときには、かつての習慣や好みに関連していることもある。こういう人たちの支離滅裂で混乱した文章の中に、ときどき繰り返し書かれる単語や句が見つかる。それは記憶の名残だ。(中略)ある人は、大声で果てしなくしゃべり続け、絶えず同じ言葉を繰り返している。またある人は、とても低い声でぶつぶつとつぶやき続け、不完全な音節を声に出して、何かを言いかけながら言い終えることができないでいる。(5)

エスキロールとピネルが局面を変え、認知症は医学界の関心事として新たな注目を集め始めた。しかしまだ少数派の関心事であり、大半の人は、老齢に認知症の呪いが伴うのは避けられないという考えに固執したままだった。〝八十一歳から始まるとされる老年の第二時代においては、幸運にもごく少数の人間しか生き残れないきわめて長い人生ののち、この世の存在としての場面は終わりを告げる。身体は幼年の第一時代の愚かさへと戻っていく〟(6)

ここでも、二十世紀以前にアルツハイマー病がどの程度ありふれていたのかを知りたいのなら、何を読んでそれをどう解釈するかにごく慎重になる必要がある。エスキロールの文章から、認知症が存在し、解説もされていたことは明らかだが、患者の数はどのくらいいたのだろう？　状況は複雑だ。過去にも診断は確かに患者の症状に基づいて行われたが、その症状は当時の知識に照らして解釈され、たとえば高齢患者の鬱病がアルツハイマー病に似ていれば、どちらも〝認知症〟と分類された可能性がある。

こういう混乱の好例が、梅毒によって引き起こされた認知症だ。この病気は感染して十五年から二十年のあいだに脳にまで広がり、前頭葉と側頭葉の組織を破壊して、〝進行麻痺〟あるいは〝麻痺性痴呆〟と呼ばれる認知症のような症状を起こす。梅毒は、ナポレオン戦争のあと著しい流行を見せ、十九世紀から二十世紀初めにかけて、いわゆる精神異常の全症例の少なくとも半数の原因になったという概算もある。ところが、梅毒が引き起こす認知症は、一八七四年までほかの認知症と区別されていなかった。

しかし、ほかの認知症とは違って、この病気についてはのちに治療法が開発された。一九二七年、ユリウス・ワーグナー＝ヤウレックが後期の梅毒の合併症に対する根治療法を発明したことを称え、ノーベル生理学・医学賞が初めて精神科医に授与された。何年も前から、発熱した症例で精神病が一時的に改善、あるいは消滅さえするのを見てきたワーグナー＝ヤウレックは、一九一七年、三十七歳の患者に、マラリアにかかった兵士の血液を接種した。マラリア原虫が増殖すると、周期熱が起こる。六回そういう発作を起こしたのち、患者は神経梅毒症状から徐々に解放され、ついには見たところ完全に快復して退院した。熱が梅毒の細菌を殺したのだ。ワーグナー＝ヤウレックは翌年、同様の九例の症例を報告した。九名の患者は、治療を受けなければほぼ確実に正気を失ったまま死んでいただろう。ノーベル賞が授与されたのは、その九年後だった。

ワーグナー＝ヤウレックの物語は、一部の精神病については治療が可能であることを示した点で、意義深い。もうひとつよく言われるのは、抗生物質で梅毒性認知症が解決して長い年月がたったあとも、認知症がたいてい脳血管の損傷に関連しているせいで、血管と認知症の関連性がとりわけ重視されてきたことだ。この根強い見解も手伝って、認知症は〝動脈硬化〟によって起こるという今ではほとんど時代遅れになった考えが確立された。

状況の複雑さがわかるだろう。いくつもの時代を通じてさまざまな認知症が存在し、どれがアルツハイマー病なのか、どれが別の原因、たとえば梅毒で引き起こされたものなのかを見分けるのがむずかしい。また、おおぜいのアルツハイマー病患者が単に記録されなかったのか、あるいは専門家に気づかれもしなかったのか、はっきりしない。おまけに、二十世紀半ば以前は一般的に寿命が今より短かったので、その病気を発症するほど高齢に達する人があまり多くなかった。

一八〇〇年のアメリカ合衆国の人口（ヨーロッパ系のみ）は五百万人を少し上回るくらいだった――これは今日の合衆国のアルツハイマー病患者の数より少ない。一八〇〇年の六十五歳以上の人口を概算した統計値は見つからなかったが、百年後、合衆国の人口が七千六百万人に達したとき、四パーセントは六十五歳以上と推定された。過去百年で健康管理が進歩したことを考えると、一八〇〇年当時六十五歳になっていた人は人口の四パーセント未満と推測しても差し支えないだろう。たとえばその数字が三パーセントだったとするなら、一八〇〇年に六十五歳以上だったアメリカ人は十五万人ということだ。アルツハイマー病が現在と同様に流行していたとすれば、その一〇パーセント、つまり一万五千人が罹患していたことになる。一方で、ピネルとエスキロールがさまざまな種類の認知症に光を当て始めていたとはいえ、アメリカの医学の専門家が患者数たった一万五千人の老齢の病について論文を書こうとしなかったのも無理はない。

一九〇〇年までには寿命が急速に延びたので、今日と同じ一〇パーセントの発症率だったとすると、認知症患者の数はずっと増え、三十万人近くいたことになる（少し多めの見積もりだが、過剰なほどではない。ある独自の調査では、十六万人から二十六万人という推定とともに、一九〇〇年にはアルツハイマー病より梅毒性認知症患者のほうが多かったという驚くべき意見も見られた(7)）。

しかし当時でさえ、記憶が失われ、混乱が増していくのは単に老化の一部だという受け止めかたが優勢だったとしたら、患者数が増えてもあまり関心を呼び起こさなかったのは当然だろう。一見して目を引くのは、二十世紀を通して、アルツハイマー病への医学的な関心が明らかに欠けていることだ――アルツハイマーが重大な発見をしたあと、アメリカ人の認知症患者が数百万人にまで膨れ上がっていくあいだも。一九一〇年から一九三〇年までに、アメリカの主要な神経学会機関誌《ニューロロジー》と《神経学年報》の二誌に発表されたアルツハイマー病の記事は、たった十四本だった。

ここまで注目されなかったことをどう説明すべきか？　振り返ってみると、認知症患者の数は一貫した速度で増加していたに違いない。いくつかの事態が同時に進行していた。まず、アルツハイマーが描写した症例が、幅広く適用できるかどうかがはっきりしていなかった。指針症例となった第一の症例は、初診時、比較的若い五十一歳でありながら、ずっと老齢の人によく見られる病状に冒されていた。したがって、その後何年ものあいだ、老人性認知症はアルツハイマー病とは区別され続けた。アルツハイマー病は、四十代か五十代で始まる認知症で、〝老人性認知症〟はそれとは別の、何十年もあとにかかる別の病気だと考えられた。解剖は、認知症を患って死んだ六十五歳以下の人だけに行われた。〝老人性認知症〟の人は誰も、医学的に興味深いとは見なされなかった。[8]

そこにはまだ、認知症――少なくとも老人の――は単なるありふれたできごとで、老化の一部だとする姿勢があった。必ず発症するわけではないが、意外でもない。さらに、この病気には対立するいくつかの説明があり、研究者は顕微鏡から一歩下がって患者の脳よりその人をじっくり観察することを求められた。

二十世紀中ごろには、かなりの数の精神科医たちが認知症を、アロイス・アルツハイマーが見つけた徴候、つまり顕微鏡下で脳細胞の内外に見えるプラークとタングルに特徴づけられる脳の病気と見なすことに納得していなかった。この疑いは、解剖が矛盾した結果を出していたことを考えれば、ある程度までは正当化できる。認知症患者の脳であっても異常が見られない場合や、死亡時に認知機能が正常だった人の脳にプラークやタングルがびっしり見られた場合もあった。相関関係が低いことから、別の要因を探す専門家も現れた。〝精神力動論〟と呼ばれる研究を最も熱心に支持する人たちは、認知症はおもに社会的な要因、たとえば六十歳以上の多くの人が経験する孤独などで引き起こされると述べた。先頭に立ってこの理論を支持する者のひとり――デイヴィッド・ロスチャイルド――は、科学論文の概要でこう主張した。

二十四例の老人性精神病の病理研究結果を報告する。（中略）正常な老化の過程を変化させうる、また老人性精神病の発現を引き起こしうる身体的要因の調査は、実りなく終わった。組織の変化と知能障害のあいだには、関連性が欠けていた。また、もうひとつ目を引いたのは、知能の正常な高齢者の脳にも同様に大きな変化が見られる場合があることだった。これらの矛盾は、脳の損傷を補う個々人の能力の違いによるものと見なされた。病理変化自体ではなくこの能力が、老人性精神病の発現の決定要因であるという見解を述べ、（中略）個人的な問題への対処能力の不足が、重大な要因である可能性を提示する（後略）[9]。

専門用語のせいでややわかりづらいが、ロスチャイルドの主張はかなりはっきりしている。つまり、生物学的な要因ではなく、社会的な要因が認知症を招くというのだ。もっと強硬な支持者の中には、定年退職や家族のきずなの弱まり、社会的な刺激の欠如などが実際に血行不良などの脳障害を生じ、やがて認知症へと至る可能性があると論じる人たちもいた。〝寂しさ、責任の欠如、必要とされていないという感覚、そのすべてが人生観を制限していき、やがては血流まで制限してしまう。（中略）臨床経験では、心理学的・社会学的要因が高齢者の細胞死に関わっていることが示された……[10]〟

社会的な原因が最も重要だとするこの考えが広まっていたのは、精神医学界だけではなかった。ボストンのデイヴィッド・ストーンサイファー医師は、《ニューヨーク・タイムズ・マガジン》に「老齢だからといって老いるとは限らない」というタイトルの記事を書いた。この中でストーンサイファーは、認知症が〝老化した脳の身体的な衰え〟の結果だという考えを否定し、それよりも〝老いることに関連した計り知れない恐怖や落胆〟が原因だと論じた。退職や経済的な安定の喪失や愛する人の死が、どのように認知症の症状を引き起こすかが、たくさんの記事に詳述された[11]。

そういう考えが完全に間違っていたとは言い切れない——確かに今日、社会生活のさまざまな面が、アルツハイマー病発症の危険性に影響するという意識は強まっている。しかし、そういう考えが、アルツハイマー病の生物学的な研究の進歩を妨げ、アルツハイマー病はあまり問題にならない――一貫性のない脳の異常を特徴とするきわめてまれな病気――という感覚を助長することになったのも確かだ。

脳の器質的な変化と認知症の症状の関連性を調べていた人たちでさえ、何十年にもわたってアルツハイマーの研究が表に出るのを妨げた。おもに、アルツハイマー病、あるいは一般に認知症は、脳の動脈硬化が原因だと主張した研究者たちだ。アルツハイマーの発見以前には、あらゆる老人性認知症の症例は脳の動脈硬化によって引き起こされると考える者もいた。彼らの確信は、アルツハイマーやのちの研究者が症例でプラークやタングルの沈着を示しても揺らがなかった。認知症患者の脳は必ずしも血液供給の不足で損なわれてはいないというじゅうぶんな証拠があっても、その考えは存続した。奇妙なことに、反対意見は一九一〇年ごろから声高に唱えられていたにもかかわらず、血液供給の減少が認知症の原因だという考えは、一般の人々と医学界の両方から消えなかった。一八九二年に初版が発売され、当時からその後何年にもわたって主流と見なされてきた一般医学教科書である、サー・ウィリアム・オスラーの『医学の原理と実践（*Principles and Practice of Medicine*）』では、アルツハイマー病は一九四七年まで〝老年性動脈硬化〟の章に含められていた。

脳の動脈硬化という考えが根強く残る中、一九四〇年代には、アメリカの医師ウォルター・C・アルバレス博士によるそれに関連した考えがたいへんな注目を集めた。博士は、国で指折りの内科専門医であり、一般向けの医学についての著書で有名だった。アルバレスは、ときには同業者たちを困惑させるほど、ものごとを簡単にまっすぐとらえるこつを心得ていた（編集者たちはときどき、彼の文章に専門用語を差し挟んだ。おそらくあまりにも読みやすかったからだろう）。一九四六年、アルバレスは老人医学雑誌《ジェリアトリクス》の創刊号に記事を発表し、その中で、ほとんど検知できない小さな血栓が脳の血流を妨げ、それが多くの認知症を引き起こしていると論じた。そしてその過程を〝少しずつ脳が壊れること〟と表現した。ゆっくりした速度なので、気づかれないまま進むことが多いからだ。アルバレスは、オスラーの教科書のように動脈硬化性認知症という考えを強調したわけではなく、本人いわくとてもありふれた、これまで発見されなかった現象が起こっていると論じた。脳の動脈が硬化しているのではなく、何年ものあいだ小さな脳卒中が積み重なっているというのだ。

アルバレスはアルツハイマー病について無知だったわけではない。この論文で論じているのは、アルツハイマー病が独自の指標で見分けられるのと同じように、脳の解剖で、周囲に小さいが致命的な血栓や、死んだ脳組織の累積が見られる可能性があるということだ。しかし、本人が血栓説をきわめて重視していたことを疑う余地はない。学術誌に載せる記事としては、今日の基準ではめずらしく、文体は親しみやすいと言っていいほどで、たいへんおもしろい。〝上品な老医師が、ある日長年の近所の友人をわたしの病院へ連れてきた。（中略）年齢以上に老けて見える、無表情な五十五歳の男性だった。記名欄が空白なのをちらりと見てから、この患者がホテルの経営者兼支配人と記録されているのを知り、すぐに直感が働いた。目の前の男が、安宿の管理さえまともにできそうにないのは明らかだったから、脳に何か異常があるに違いないと判断した[12]〟

この記事は、一万四千五百ワード以上の長さだった。きっとその文章には、最後まで読み通させるだけの魅力があったのだろう。アルツハイマー病の専門家の中には、この一記事が認知症についての考えに四十年間影響を与えたと言う者もいる（せいぜい三十年間だろうと言う者もいる）。それは医師と一般人の両方に、血栓――小さな脳卒中――が認知症を引き起こすと信じさせた。あり余るほどの反証があったにもかかわらず。*

一九六〇年代から七〇年代になってようやく、認知症の研究が本格的になり、アルツハイマー病にも注目が集まった。血栓と動脈硬化がおもな原因という説は、六〇年代後半の研究によって大幅に後退した。三回にわたる一連の脳の解剖研究で、疑う余地なく証明されたのは、動脈硬化による損傷が認知症の原因となる症例が少ない一方で、アルツハイマー病の徴候であるプラークとタングルが症例の七〇パーセント近くに見られたことだった。じつのところ、血流の不足はある程度影響を与えていたのだが、その役割はプラークやタングルに比べると軽微だった。どれだけ数を集めて比較しても、大多数の認知症症例は、年齢にかかわらず、二十世紀初めにアルツハイマーが描写した病気であるという考えが裏づけられた。

科学界ではよくあることだが、ついには、ひとつの論説、強い言葉で書かれたひとつの主張が、

＊　歴史は繰り返すということか、今日では血栓による微細な損傷によって確かに認知症の危険性が高まるという証拠が増えてきている。

事態を一変させた。アルバレスの記事が何十年ものあいだ血栓による認知症という考えを支えてきたのと同様、神経学専門誌《アーカイヴズ・オヴ・ニューロロジー》の一九七六年四月号に発表されたロバート・カッツマンの論説は、アルツハイマー病と老人性認知症が同じ病気であり、それがアメリカ合衆国における死因の第四位か五位を占めていると力強く表明した（しかし一方でその病気は、アメリカの人口統計の中で、二百六十三種類の承認済の死因に列挙されてすらいない）。

カッツマンは単刀直入に語った。アルツハイマーが注目した細胞の損傷が、確かに症状の深刻さと相関していることがわかり、患者の年齢を除けば、老人性認知症をアルツハイマー病と区別する理由はない、と。さらにカッツマンは、合衆国には八十八万人から百二十万人のアルツハイマー病患者がいる可能性があるという驚くべき主張をした[13]。

カッツマンの論説はアルツハイマー病についての医学界の考えに大きな影響を与えたが、ほぼ同時期に起こったふたつの有名なできごとが、アルツハイマー病に対する新たな意識を呼び覚ました。ひとつは、リタ・ヘイワースのキャリアの悲しい結末だ。ヘイワースは、一九四〇年代から五〇年代にかけて、たいへんなスターだった。見目麗しく、そのピンナップ写真は第二次世界大戦中の軍隊で、ベティ・グレーブルに次いで二番めに人気があった。映画の中で、フレッド・アステアやジーン・ケリーとともに踊り、当時の最も有名な俳優たちと共演もした。生涯で五回結婚し、相手のひとりはオーソン・ウェルズだったが、この文脈で最も重要な相手はアリ・カーン王子だろう。

ヘイワースは、アルツハイマー病を患ったことが初めて公に知られた有名人だった。ある時点で彼女は、住んでいたニューヨーク市のマンションから追い出されそうになった。ほかの住人たちに、いつも酒に酔っていると思われたからだ。《ニューヨーク・デイリー・ニューズ》のある記者は、アルツハイマー病の研究者キャサリン・ビックと連絡を取った。ヘイワースは酒に酔っているのではなく、アルツハイマー病を患っていると耳にしたからだ。ビックは言った。「ヘイワースの病状についてはまったく何も知りませんが、アルツハイマー病についてなら話せます」[14]。のちに発表された新聞記事では、病気についてよく知らないマンションの理事会が非難された。しかし、理事会だけのせいではなかった。ヘイワースの身近な人たちの一部は、依然として映画に出るよう勧め（台詞が憶えられないにもかかわらず）、パーティーに連れ歩いていた。一九七九年になってようやく、ヘイワースはアルツハイマー病と診断された。

アルツハイマー病が世間の興味をかき立てた第二のできごとは、一九八〇年、新聞の身の上相談欄『親愛なるアビー』に寄せられた一通の手紙だった[15]。〝ニューヨークの絶望〟と名乗る差出人は、〝アルツハイマー病という病気について聞いたことがありますか？　どうしたらいいのかわからないのです——ほかのみなさんは、この苦しみにどう向き合っているのでしょうか？〟と尋ねた。回答者のポーリーン・フィリップス（筆名はアビゲイル・ヴァン・ビューレン）は、同じ疑問を持つ読者がいるなら、その質問を設立されたばかりのアルツハイマー病協会に送るべきだと提案した。フィリップスと協会は、二万通以上の手紙が届いたことに衝撃を受けた（〝ニューヨークの絶望〟が実際には人々の関心を集めようとした協会の人間ではないかということについて、対立する意見があるようだ)。

このふたつの組み合わせ——身の上相談と、人気女優の病に関する新聞記事——によって、アルツハイマー病は一般人の頭にたたき込まれ、それ以来離れなくなった。補足しておくと、ヘイワースはアルツハイマー病の合併症で、一九八七年に六十八歳で死亡した。そして、アリ・カーンとの結婚で授かった娘、ヤスミン・アガ・カーン王女は、アルツハイマー病研究の基金調達を精力的に行うようになった。

ポーリーン・フィリップスは、何年ものちにみずからもアルツハイマー病を患い、二〇一三年に九十四歳で死亡した。しかし、アルツハイマー病への意識向上に対するすばらしい貢献は、メイヨークリニック・アビゲイル・ヴァン・ビューレン・アルツハイマー病研究クリニックとして生き続けている。医学界では、ロバート・カッツマンの論説が、今日も続くアルツハイマー病研究の針路を定めた。一世紀以上前にアロイス・アルツハイマーの研究がもたらした成果とともに、科学者たちが毎日進み続けている針路だ。

第４章
ジョナサン・スウィフトの症例

女優リタ・ヘイワースは、アメリカでのアルツハイマー病のとらえかたに大きな影響を及ぼした。その病気に顔を、有名な顔を与えた。ロナルド・レーガンもそうだ。ところがもうひとつ、興味をそそる二世紀前の例がある。『ガリヴァー旅行記』の著者、ジョナサン・スウィフトだ。この作家は、アルツハイマー病によく似た何かについて書いただけでなく、本人もその病気を思っていた可能性がある（どちらの説にも異論がある）。一七〇〇年代初期に、アルツハイマー病としてのちに知られる病気が存在した可能性が高いというのは、注目に値する。

『ガリヴァー旅行記』は途方もないベストセラーになったが、スウィフトは初版を見たときひどく苛立った。発行者がいくつか変更を加えていたからだ。それどころか、スウィフトからすれば、発行者は原稿を台無しにしていた。原稿が修正されても、驚くべきではなかったのかもしれない。その風刺小説は、あまりにもおおぜいの重要人物を標的にしていた――政府の役人から、教会、国王まで。だからこそ、作家は匿名で出すことを強く求めていた（ガリヴァー自身が書いた『ガリヴァー旅行記』とされていたが、当時、たいていの人は作者がスウィフトだと気づいていた）。そしてだからこそ、スウィフトは原稿を、夜間に辻馬車で発行者のベンジャミン・モットに送ったのだ。しかしスウィフトは、自分の文章が持つ率直な力が薄められたと考え、腹を立てた。*

ガリヴァーが旅行で出会う小さなリリパット人や巨大なブロブディンナグ人など、登場人物の多くは、日常会話には出てこないとしても、現在ではよく知られている。しかしガリヴァーは、ほとんど知られていないある集団にも出会う。それは、スウィフトと老人性認知症の謎に手がかりを与えている。

物語の後半で、ガリヴァーはラグナグ王国へ旅行して、ストラルドブラグという種族に会う。ラグナグ王国の総人口のほんのひと握りを占めるこの変わった人々は不死で、ガリヴァーは最初彼らのことを聞いたとき、感動してストラルドブラグになれたらどんなにすばらしいだろうと書き綴る。〝まずは、あらゆる技術と手段を使って、富を得るためになんでもしよう。（中略）ほんの若いころから芸術や学問を身につけることにしよう。（中略）わたしは知識と英知の生きた宝庫となり、間違いなく王国の賢人となるだろう[1]〟

ガリヴァーの無邪気さはすぐに、ストラルドブラグではないラグナグ人たちの笑いものになる。彼らは、不死であることがどれほど惨めかを語る。ストラルドブラグは老化によって衰弱するだけでなく、決して死ねないという呪いにかかっているのだ。ラグナグの王は、ストラルドブラグを数人イギリスへ送りこんで、ガリヴァーの同国人たちに無闇に死を恐れる必要はないことを証明したいとさえ思う。しかし残念ながら、それは法律違反だとわかる。

〝この不死の者たちは、単に死なないことを意外なほど恐れているだけではなかった。彼らは〝頑固で、怒りっぽく、欲張りで、気むずかしく、うぬぼれ屋で、おしゃべり[2]〟であり、ついには〝青年時代や壮年時代に学んだり見たりしたこと以外は何もかも忘れてしまう。しかもその記憶はひどくあやふやだ。（中略）こういう哀れな人々の中でいちばんましに見えるのは、すっかり老いぼれて、［記憶／知力］をすべて失ってしまった人たちだろう[3]〟

このくだりの正しい言葉は〝記憶〟だったのか、それとも〝知力〟だったのか？『ガリヴァー旅行記』の初版に印刷されていた言葉は〝記憶〟だった。しかし、現在は北アイルランドのアーマーの図書館にある、スウィフトの持ち物だった初版本には、〝記憶〟の部分に下線が引かれ、右側の

＊　ジャック・ブラックがガリヴァーを演じた二〇一〇年の映画版『ガリバー旅行記』に、スウィフトならどう反応したかと想像してみてほしい。スウィフトの名はクレジットにさえ入っていなかった（最後まで匿名だ）。

余白に鉛筆で〝知力〟と書かれている。まあ、どちらでもいい。一七三五年版の『ガリヴァー旅行記』には、章の冒頭についてのスウィフトの不満に対応するためもあって、たくさんの変更が加えられたが、この部分は元のままだったからだ。

しかし、ふたつの言葉の違いはかなり大きい。スウィフトは、老いるにつれてひどくなり、認知症に発展する可能性のある物忘れ、特に最近のできごとを忘れてしまう状態を描いたのかもしれない。ただのぼんやりした状態ではなく、深刻な記憶喪失。ガリヴァーが言ったように、彼らは〝何もかも忘れてしまう〟。あるいはスウィフトは、最高齢のストラルドブラグは〝知力〟を失っていると書きたかったのかもしれない。認知症を示唆していると思われる、ずっと深刻な思考の崩壊だ。もちろん、作者は現実の人間ではなくストラルドブラグのことを書いているのだが、そこには実際に目にしたものを表現したような雰囲気がある。

それだけではない。〝話しているあいだ、彼らはありふれたものの名前や人の名前、いちばん親しい友人や親戚さえ忘れてしまう。同じ理由で、読書を楽しむこともできない。何も憶えられないので、ひとつの文章さえ初めから終わりまで読み通せないのだ[4]〟もしかするとスウィフトは、こういう状態についてとりわけ洞察に満ちた報告ができる人だったのかもしれない。彼自身、認知症だった可能性があるからだ。確かに、いくつかの症状に悩まされてはいた。しかし問題は、それが有力な証拠であるかどうかだ。

〝わたしはすっかり記憶をなくしてしまった〟一七三八年、七十一歳のときにスウィフトは書いて、友人たちがもう何年も前から気づいていたことを確実にした。そして一七四〇年にもこう書いている。〝自分の書く言葉がひとつも頭に入ってこない[5]〟

とうとう一七四二年には、Ｊ・Ｔ・バンクス博士による公式調査によって、スウィフトの病状が確認された。

　ここ九カ月のあいだに、徐々に記憶と知力が衰えつつあり、精神と記憶にかなりの支障をきたしているせいで、どのような仕事も、管理も、運営も、自分の私有地や身体の世話もできなくなっている。（中略）知力があまりにも損なわれ、記憶があまりにも衰えているので、会話すらまったくできないほどだ。知り合い以外は近づくことを許されず、友人たちは彼の身体と私有地をしっかり世話できる後見人を選ぶ必要があると判断した[6]。

　二年後、スウィフトは亡くなった。

　多くの人がとても熱心に、過去をさかのぼってスウィフトを診断しようとした。鬱病だったのか、脳の感染症にかかったのか、それとも認知症だったのか？　認知症だったとしても、それはアルツハイマー病か？　スウィフトの後期の文章と同時代の人たちによるいくつかの批評を除けば、手がかりになるものはあまりない。とはいえ、専門家たちはあきらめなかった。なかでもポール・クライトンは、一九九三年に医学雑誌《ランセット》に論文を発表し、スウィフトが患っていたのはピック病として知られるまれな認知症だったのではないかと述べた。確かにスウィフトの記憶には衰えが見られ、会話には困難があったが、それはピック病の特徴でもある。初期にふさぎ込みや〝あけすけな〟物言いなどの感情の変化が見られる一方で、アルツハイマー病にありがちないくつかの徴候――動作の制御や空間認識能力の喪失――がないのはピック病を思わせる、とクライトンはつけ加えた(7)。スウィフトが何年ものあいだ、徐々に失われていく能力についてぼやいていたのもピック病の症状と一致するが、その病が長期間にわたって続いたことからして、アルツハイマー病に近いように思える。

残念なことに、物的証拠が見つかったアウグステ・Dの場合とは違って、スウィフトの脳はどの部分も保存されなかった。だがスウィフトの顔を型に取ったデスマスクがつくられ、さまざまな解釈が盛んに取りざたされてきた（診断が多様すぎることを考えると、そのほとんどは間違っているはずだ）。ある研究者は、スウィフトの口の左側が下がっていることから顔の右側の筋肉に麻痺があったとし、左目の奇妙な外観からそちら側の脳がなんらかの感染症に冒されていたのではないかと推測した。のちの研究では、どちらの結論も誤りだと指摘された。

一九五二年、神経科医サー・ウォルター・ラッセル・ブレイン（本名！）は、デスマスクを詳細にわたって描写し、表面的な顔つきの中にじつに驚くべき一連の症状を見出した。まず、脳の左半球に損傷があると指摘し、それが顔のゆがみ（これまでの研究者たちが退けたもの）と後期に発症した言語障害の原因だとした――そして、よりによって、スウィフトは〝未熟な発達段階で感情が抑止される強迫性人格障害〟だったと結論づけた[8]。

しかし、ブレインの推論的な口出しより、一八三五年、実際にスウィフトの頭蓋骨を調べた骨相学者たちのほうがさらに極端だった。セントパトリック大聖堂を修復する際に道をあけるため、スウィフトの遺体が掘り起こされたのだ。どういうわけか、この作家の骨は十日間（！）研究に利用されたあと、ふたたび埋葬された。おそらく最も注目すべき意見（とにかく奇異という点で）は、スウィフトの頭蓋骨左側のくぼみに注目したある骨相学者のものだろう。それによると、〝晩期の十から十二年のあいだ、精神異常の状態にあったときに、骨にかなりの変化が生じたに違いない〟とのことだった[9]。興味深い考えだ――〝精神異常〟が頭蓋骨の構造を変えるとは。

スウィフトの症例は、むずかしさを浮き彫りにしている。スウィフトのように、世間の注目を集めた人でも、過去にさかのぼって診断するのは、物的証拠に欠けることや、何世紀も前の意見につきものの誤解によって不明確になる。しかし、少なくともスウィフトについては、頭を悩ませたり、議論を闘わせたり、推測したりできるじゅうぶんな情報がある。友人たちの細やかな観察や、最も重要な、自分に何が起こっているのかについてのスウィフト自身の考察もある。

しかしその描写がどれほど鮮やかだろうと、スウィフトがどんな精神障害を患っていたのか、はっきり証明することはできない。たとえできたとしても、それは何世紀も命をつないできた無名の人々から選ばれた、一個人の物語にすぎない。スウィフトの症例が当時多少なりとも注目に値するものだったのかを突き止める方法はない。しかし、作品に描かれたストラルドブラグは、今日アルツハイマー病と関連づけられているあらゆる変化が、スウィフトにとってなじみ深かったことを示している。

第5章 老化の生物学

二、三百年前、科学研究は自宅で行うことができた……もちろん誰でもというわけではないが、自然界の不思議は、好奇心旺盛で創意と想像力に富むアマチュアたちを快く受け入れてくれた。彼らは、何を知り何を信じるべきかを指図する機関に属していないという大きな利点を持っていた。滝のようなかつらを着けたオランダ人、アントニ・ファン・レーウェンフックはその典型で、自分で顕微鏡をつくって、これまで誰も見たことがなかった自然の宝を驚くほどたくさん文章と絵の両方で描写した。単細胞生物、精虫、毛細血管を流れる血液。最もよく知られているのは、細菌の発見だ。ファン・レーウェンフックは〝微生物学の父〟と呼ばれている。有名なわけではないが、もし科学者のウォーク・オヴ・フェイム〔有名スターの名前を入れた星形のプレートが埋め込まれたハリウッド通りの歩道〕があるとすれば、この人の名も刻まれるだろう。

アブラハム・トランブレーの名は刻まれないかもしれないが、本来なら刻まれるべきだ。ファン・レーウェンフックと同様、ロンドンの学術団体である王立協会に実験の報告書を提出していたが、もっと重要なのは、発生生物学をつくり上げた、あるいは実験生物学を生み出した功績だ。どちらを選んでも、すばらしい碑文となるだろう。さらにトランブレーは、一七四四年に出版された著書『角《つの》状の触手を持つ淡水ポリプの自然成長に関する記録（*Memoirs Concerning the Natural History of a Type of Freshwater Polyp with Arms Shaped Like Horns*）』で大いに尊敬を集めた[1]。

タイトルにある淡水ポリプとは、ヒドラのことだ。池に棲《す》む、小さく単純な管状の体をした体長約十ミリの動物で、片方の端で植物に（捕らえられるとガラスに）固着し、もう一方の端には揺れる触手を持つ。後部がものの表面に固定されたイカに似ている。ヒドラは容赦のない有能な待ち伏せ型のハンターで、触手を使ってミジンコやその他の微生物をつかまえ、毒針で刺して殺す。作戦はうまくいっているようだ――ありとあらゆる淡水の池に大繁殖しているのだから。

もしかするとそれは、彼らが死なないからかもしれない。

そう、ヒドラは不死だ。アブラハム・トランブレーがいなければ、それが世に知られることはなかったかもしれない。トランブレーはヒドラを発見したわけではないが（何年も前にファン・レーウェンフックが発見した——ほかに誰がいるだろう?）、はさみと並外れた器用さ以外はほとんど何も使わずに、何年分にも相当する入念な実験を行って、ヒドラの実験研究につながる扉を大きく開いた。トランブレー*は排水溝の水の中から偶然その動物を見つけ、植物だろうと考えた。集めた種《しゅ》が緑色で、一見したところ動かなかったからだ。確かに、それらはものの表面に付着していた。しかし観察を続けるうちに、細長い触手が、単に流れの中で揺れているのとはまったく違い、意図的に動いているように見えることに気づいた。それから、瓶に入れて窓台に置いておくと、ポリプがすべて、瓶の太陽が当たる側に固着することにも気づいた。瓶を回してポリプを影の中に置き、数日間観察すると、ほとんどすべてが太陽の当たる側へ戻った。

本当に植物なのかという疑念が募り、トランブレーはたくさんの重要な実験の一番めとなる実験を行う気になった。個体を半分に切れば、動物にとっては命取りだが、植物なら生き残るだろうと推測したのだ。そのとおりにして、ポリプをふたつに分けたところ、驚くべきことに、何日間か観察するうちに、頭部は細く伸びて完全な形になり、尾部からは頭が生えて第二のポリプになった。〝頭がふたたび生えてくるとは、誰に想像できただろうか?〟トランブレーは考えた(2)。生き残ればポリプを植物と定義できると予測したにもかかわらず、きわめてめずらしい動物であると結論づけたトランブレーは、歴史に残る一連の実験に取りかかった。ヒドラを横と縦に半分に切り、五十片

* トランブレーが研究を行っていたのは、スウィフトの『ガリヴァー旅行記』の初版発行時とまさに同時代であることに注目。

に切り分け、裏返し、ありとあらゆる方法で操作を加えた。そして明らかになったのは、その動物（確かに動物だ）が最小数の細胞から再生できるということだった。*

トランブレーの功績のおかげで、ヒドラが組織再生の研究にとってすばらしい実験動物であることがはっきりした。もっと近い過去――つまり百年前――になると、ヒドラがどんな形の老化の徴候もまったく見せずに何年も水槽の中で生き続けることが、研究によってわかった。

ヒドラは、わたしたちにできないどんなことをしているのだろう？　彼らは内皮や外皮、おいしい獲物を刺すためのさまざまな突起や針、その獲物を飲み込むときに体腔を伸ばしたり体ごと側転したりするための筋肉など、あらゆる種類の新しい組織をつくり続けている。ヒドラは組織を産生《さんせい》し、さらに再生するという離れわざを演じることができ、木が小枝をこしらえるように新しい個体をこしらえ続ける。つまり、常にあらゆる種類の新しい細胞をつくり、常にその細胞から新しい組織をつくれるに違いない。休むことなく。

人間の細胞にそれはできない。もっと正確にいえば、人間の細胞の中でそれができるのは幹細胞だけだ。受精直後の胚《はい》の段階にある人間は、基本的に幹細胞の小さな球だ。胚性幹細胞はこの先、大人の体をつくるあらゆる役目を負っており、その過程で特殊化した二百ほどの細胞に分化して組織や臓器をつくることができる。しかし人生の後半になると、幹細胞はずっと少なくなり、組織の修復のみに必要とされ、時がたつにつれて働きが鈍くなる。

これに引き換えヒドラは、見たところ永遠に、幹細胞を活発に保てる。だからこそ、科学者たちはこの細胞に興味を示す。不老不死への道を開くわけではないとしても、老化の過程に重大な新しいヒントを与えてくれる可能性はある。

確かにヒドラはとても単純な動物で、内側と外側の細胞層とそのあいだに挟まれた基質から成る筒にすぎない。しかし、それに欺かれてはいけない。触手には四種類の刺胞《しほう》、毒や引っかけ鉤を備えていることもある精巧な小さい銛《もり》がある。さらに、雌雄両方の生殖器もある――完全な機能を持つ独立した動物なのだ。単純であろうとなかろうと、一週間で体の皮を内側も外側もすべて交換できるというのは、幹細胞があふれんばかりに豊富である証拠だ。

しかし、その細胞を停止させることもできる。ドイツの研究者たちは〝フォークヘッド転写因子（ＦｏｘＯ）〟と呼ばれる遺伝子の発現による干渉に成功し、ヒドラの幹細胞の活動を大幅に鈍らせ、この動物の再生速度を一斉に遅くさせた。

興味深いことに、それに先立ついくつかの研究で、日本とドイツに住む百歳になる人は、一般的な人々よりある種のＦｏｘＯ遺伝子を持つ可能性がかなり高いことが示された(3)。ヒドラ研究の重要性は、人間の寿命に関連した遺伝子（複数の作用があるらしい）と絶対に死なない動物をつなぐ架け橋が、細いながらもつながったことにある。しかもヒドラなら、動物愛護についてあまり心配す

＊　不思議なことに、トランプレーが〝ヒドラ〟という名前をただ一度使ったのは、いくつかの頭部でつくった変種を描写したときだった。ヘラクレスに退治されるギリシャの多頭の怪物を引き合いに出したのはそのときだけだが、その名前は以後ずっと、属全体につけられている。

ることなく実験を行える（ＦｏｘＯは、老化の速度に影響を与えるらしい唯一の遺伝子ではない。その種の遺伝子はいくつかある。ごく最近、その効果が劇的な形で示されたもののひとつは、二〇一三年末に報告された実験だった。ふたつの異なる〝老化〟遺伝子の効果を組み合わせることで、線虫の寿命が五倍になったのだ[4]。つまり、人間なら五百歳まで生きることに等しい。研究者たちは一・三倍程度の増加を予期していたのだが、結果はそれをはるかに上回った。もうひとつの、持っているとよさそうな遺伝子は、クロトーだ[5]。これがあれば、より長く、賢く生きられる。しかし一コピーのみが望ましい――二コピーだと効果が減少する）。

わたしの考えでは、老化の生物学はこの上なく興味をそそる科学であり、それ自体が目的になりうるが、そこから得られる発見はどれも必ずすぐさま、人間の寿命を延ばす新たな希望としてとらえられるだろう。それは単なる二十一世紀の夢ではない。もしかすると永遠の夢なのかもしれないが、十九世紀後半、宗教が老いることへの心構えを掌握し切れなくなり、科学が幅を利かせ始めた当時、それは全盛を極めた。

前面に出てきたのは、チャールズ・アズベリー・スティーヴンズのような知りたがりの人たちだ。スティーヴンズは、児童向け週刊誌《ユースコンパニオン》でメイン州の農場と村の物語を書いた、とても人気のある作家だった。物語は、子どもたちを主人公にして、ミツバチを飼ったり、カエデ糖をつくったり、氷を切り出したりする農場の営みを詳しく説明していた。《ユースコンパニオン》は、かつてアメリカでベストセラーの週刊誌だった。スティーヴンズは作家として有名だったが、それで満足してはいなかった。残された寿命はあと二十年くらいだろうと考え、医学の学位を取ることに決めた。おそらく、《ユースコンパニオン》用に医学の物語を書けるようにするためだろう。けれど医学の勉強は、以前から生命や老いや死にいだいていた深い興味ともうまく結びついた。ともかく、医学の学位を取得するとすぐに、スティーヴンズは老いについての本を書き始め、一八九六年には『長寿（*Long Life*）』、一九〇三年には『自然による救い（*Natural Salvation*）』を出版した。『自然による救い』の副題は、〝知識の拡大と人間の脳の発達によって地球上で不死となること〟だった。

スティーヴンズは、いくつもの切り傷が老いの原因で、少しずつ増えていく小さな欠損、外傷、機能不全、さらには精神的疲労によって人は衰えるのだと考えるようになった。そういう傷害を遅延、予防、あるいは撃退できれば、さらに何十年も長生きできるかもしれない。しかし、具体的にはどうすればいいのか？　自分たちの世代はまだ、寿命を延ばす方法には手が届かないのかもしれない、とスティーヴンズは嘆いた。〝つまり、わたしたちにできるのは、人類のいちばん暗い時間を生きていると感じることだけだ——夜明け前の時間を……。宗教の幻想に支えられ慰められるには遅すぎ、目的を達して死の手から自分の命を救い出すには早すぎる時代に生きているのだから[6]〟

少なくともこの分野では、宗教が科学に地位を奪われたとスティーヴンズが感じていたのは間違いない。魂の存在を〝滑稽で根拠の薄いもの〟と退け、〝寿命の延長は、あらゆる分野の科学知識が拡大することでもたらされる〟と論じた[7]。目的は寿命の延長であって、不死ではない。不死は実現できないだろうとスティーヴンズは考えた。それでも、数十年寿命を延ばすことは、なかなか大きな目標だ。スティーヴンズは自宅を五十人が働ける巨大な実験室に変え、老化の防止に役立つ証拠を集めるために最善を尽くした。しかし実際には、研究が軌道に乗ることはなかった。スティーヴンズは当時の科学的精神にのっとり、イリヤ・メチニコフ（後述）の承認を得て、その見解を引用した。とりわけ、寿命は四十年から六十年延ばせるという主張に関するものが多かった。スティーヴンズは細胞、体内の〝何百万もの小さな職人〟が秘密を握っているのではないかと考えた――どうにかして血液をきれいにすることで体内の細胞を洗浄できれば、寿命の延長へ第一歩が踏み出せるだろう、と。スティーヴンズによると、こういう体の再起動への道は、神経システムが持つエネルギーによってもたらされるので、いくつかの手法と組み合わせれば、人間の寿命が三十年、長くて五十年延びるらしかった。とはいえ、それはこれまでの人生とは異なるものになる。スティーヴンスの目に映っていた、よくありがちな〝獣《けだもの》の人生〟はもっと高尚なものに取って代わられる。人生が長くなれば、物欲や肉欲は薄れるだろう、というのだ。*

　必然に思える老化からどうにかして逃れられるかもしれないという考えには、ほぼスティーヴンズと同時代の科学者ふたりの後押しがあった。そのひとりは、先ほども出てきたイリヤ・メチニコフだ。ノーベル賞受賞者で、免疫学の父と称えられている（食細胞活動、白血球による病原菌の取り込みと消化を発見した功績による）。メチニコフは、腸内細菌が体の段階的な衰弱の原因となり、最後には死に至らしめると確信していた。それは、毒素を生み出す細菌が腸内に蓄積して、大切な食細胞を過剰に刺激するという単純な理論だった。この過剰刺激がさまざまな体の組織を攻撃し、老化による段階的な衰弱を引き起こすと考えたのだ（細菌学者にとってはめまぐるしい時代だったに違いない——スティーヴンズも、腸内細菌が老化の原因の多くを占めていると主張した）。

メチニコフは病原菌を除去するためにサワーミルクやヨーグルトなどの乳酸菌食品を食べるよう勧め、現在の腸内有益菌の流行を先取りした。また、寿命延長に関する今日の戒《いまし》めも見越していた。はっきり口にしていたのは、老年期を延ばすだけではだめだということだ。寿命を延ばすと同時に、健康と働く能力、生産力が確実に維持される必要がある。一方でメチニコフはだまされやすいところがあったようで、過去に百五十二歳や百八十五歳まで生きた人がいるという主張を受け入れた。ある意味、一般に受け入れられている人間の寿命の限界を押し広げることを想定するには、そういう主張を信じる必要があったのだろう。

もうひとりの科学者、フランス人のアレクシス・カレルは、一九一二年にノーベル賞を受賞したとはいえ、一般人にはあまりよく知られていないが、組織培養細胞を使った実験で今もその名は語り継がれている。鶏の胚から取った生きた心臓の細胞を、実験室で何カ月も、先行する記録より二十倍長く維持したのだ。鶏の心臓組織は、培養されたのち何週間も収縮を続けていた。生存期間を延長しても、よごれがたまって栄養が不足すれば死んでしまうと確信していたカレルは、継続的に

＊　ここにも不思議な偶然がある。スティーヴンズとアルツハイマーは同時期に筆を執っていた。

細胞を新鮮な培地に移動する技術を開発した。そうすることであらゆる記録を破り、培養細胞を何十年も生かしておくことに成功した。鶏の心臓の組織培養第七二五号は、なんと三十四年も生き続けた。この結果は予想どおり世間をあっと言わせ、いかにもありそうなSF的なうわさ話をあおった。鶏の胚の心臓は、断片から成長して今では完全な脈打つ臓器になっているとか、制御不能なほど大きくなるのを防ぐため定期的に切り揃えなくてはならないとか、(わたしの気に入りを挙げると)それは大理石板の上に置かれ、科学者の一団によって昼も夜もかしずかれ愛《め》でられているとか。(8)もちろん、奇妙なのは、培養された鶏の心臓の細胞が鶏の寿命よりずっと長生きしたことだった。カレルは、細胞には不死の可能性があること、解き明かしさえすれば、ひとつの生物を不死にできるかもしれない秘密があることを確信した。

驚くまでもないが、科学が寿命延長の可能性を示唆する一方で、それを約束する偽医者や詐欺師もおおぜいいた。特に、精巣の抽出物を使う方法は、奨励者たちをかなり儲けさせた。あからさまに寿命延長を望むかどうかはともかく、スティーヴンズが考えていたとおり、死に向き合うとき宗教の慰めを失った必然的な結果として、長寿を望む強い気持ちは百年前に花開き、科学的な基盤がすっかり変わったとはいえ、今日まで続いている。

ともかく今わかっているのは、人間の寿命がかつてないほど延びていることだ(九百歳という聖書の記述が小数点の打ち間違いにすぎず、メチニコフが頼みにしていた見解も誇張だったと仮定して)。平均寿命は、ほぼ四年に一年の割合(発展途上国ではわずかにそれより速い)で延びていて、世界の一部の地域では、一八〇〇年代半ばからずっと延び続けている。前世紀中に二十五年が加わったのだ——一週間に二日弱。この数字については異論もある。たくさんの研究が行われていて、それぞれが少しずつ異なる値を出しているからだ。それはともかく、過去百年間の平均寿命の延びには目を見張るものがある。

数十年前から、寿命が延びた結果はあちこちで目撃されている。ますます多くの人が百十歳から百二十歳という上限に思える年齢に達しているうえに、*カナダには百歳以上の人が六千人いる。世界におけるスーパーセンテナリアン（百十歳以上の人）の最新の総数は、六十一人で、そのうち六十人が女性だ（ただし、正確な数字を追いかけるのはむずかしい。ある最近のリストでは女性七十三人、男性ふたりだったが、世界最高齢の男性が直後に亡くなった）(9)。ほとんどは医学の進歩と栄養の改善と運動によるものであり、少なくとも今のところ、その数字は最高値、人間の上限値に近いように思える。**

しかし、その水準は上げられるのか？　現代では、生命の分子構造が解明され、そこから得られる進歩によって、人間の平均寿命を百三十歳、百四十歳、あるいは百五十歳以上まで延ばせるので

＊　本書執筆の時点できちんとした証拠のある記録は、一九九七年に百二十二歳で亡くなったフランスのジャンヌ・カルマンだ。

＊＊　二百年前の平均寿命が今日よりずっと短かったのは確かだが、幼少期と伝染病、その他いろいろな災厄を生き延びた人は九十歳、あるいは百歳までも生きることができた。

はないかという考えも生まれている。

工学者・未来学者で『ポスト・ヒューマン誕生──コンピュータが人類の知性を超えるとき』の著者レイ・カーツワイルは、自分が予測した遺伝子革命と生物工学とナノテクノロジーの三つが、老化を退治すると見ている。その言葉には信憑性がある。これまでに初のスキャナーや初の文章音声読み上げ機、初のシンセサイザーを発明しているからだ。自分の予測の八六パーセントは実現したと主張している。未来を見通し、三つの大きな進歩によって、寿命を延ばすだけでなく、人間を実際に不死へ近づけられると考えている。あるいは、本人いわく、一年たつごとに、平均寿命が一年以上延びるようになる。およそ十年のうちにそれが実現するはずだという。第一の大きな進歩は、食生活と健康についてわたしたちがすでによく知っていることをそのまま採用したものだ。カーツワイル自身、一日に約二百五十種類のサプリメントをとり、七十歳近いはずだが、ここ十五年はあまり老化していないと考えている。第二の進歩は高度な生物工学を使って、病気の進行を止め、老化を逆行させることだ。第三の進歩は、本人もやや遠い未来だと認め、実現するのは二〇四五年くらいだそうだが、ナノロボットがわたしたちの体の中を走り回って、異常がないかどうか確かめてくれるというものだ。そうなれば、人間は永遠に生きられる。現在のところカーツワイルはグーグル社にいる。二〇一三年後半、グーグルは新会社カリコを設立し、老化防止事業に乗り出した。

カーツワイルだけではない。フランシス・フクヤマは、『人間の終わり──バイオテクノロジーはなぜ危険か』の中で、〝寿命の延長〟に一章を費やしている。老人学者オーブリー・D・N・

J・デグレイは、コンピューター科学者であり、〝老化防止のための工学的戦略〟の熱烈な唱道者であり、老化は病気の危険因子であるだけでなく原因だと信じる男で、二〇〇四年にこう書いた。〝わたしが思うに、おそらく今後十年以内に、もし必要なだけの資金が用意されれば、一群のマウスの平均寿命を三年にできるだろう。すでに二歳になっているなら、残りの寿命を三倍にできるだろう（つまり、合わせて五年の平均寿命にできる）〟[10]

その予言の期限は、わたしたちにかかっている。まだどこの実験室でも、延長された年月を生き延びたマウスはいない。* ところが、これまでのところわたしたちが正確にはなぜ死ぬのかについて意見の一致はなく、体の機能を阻害したり止めたりする生物学的なメカニズムはひとつも見つかっておらず、なぜ老いるのかについて三百近くの理論がある一方で、二十世紀の科学的な見解によれば、これまで避けられないと考えられてきたものを防ぐ手段を講じられるかもしれないのだ。

予言について考え込むより、科学研究をじっくり見てみるほうが役に立つだろう。たとえば、現代の視点からアレクシス・カレルの研究を見直すと、その意味がかなり違ってくる。一九六〇年代前半、カレルの〝不死の〟細胞という考えが覆される発見があった。スタンフォード大学の研究者レナード・ヘイフリックは、組織培養された細胞にはその供給源に応じて、あらかじめ組み込まれ

* 論争の的となっている人、デグレイについてさらに読んでみるのもいいだろう。シャーウィン・ヌーランドによる描写がお薦めだ。「あなたは永遠に生きたいか？」《MITテクノロジー・レビュー》二〇〇五年二月一日号。

た限界があることを示した。それは〝ヘイフリック限界〟と呼ばれる。ヘイフリックは、人間の胚細胞が約五十回分裂したあと死ぬことを立証した。また、八十代あるいは九十代の人々から取った細胞は、死ぬまでにほんの数回しか分裂しなかった。細胞を凍らせて保存してから解凍し、培地に戻すと、中断されたところからまた分裂を始め、限界まで達してから死んだ。細胞が、あらかじめ組み込まれた寿命の限界を持つのは間違いなかった。しかし、カレルの実験は別のことを示していた。どうなっているのか？　誰にも真相はわからないが、一部の推測では、カレルが装置に新しい培養液を加えるたびに新しい細胞も加えられ、古いものと新しいものを見分けるすべがなかったので、細胞が不死であると思い込んでしまったといわれる。

ヘイフリック限界は、なぜ老いるかについての理論がそれまでばらばらに存在していたところに、ある程度の正確さをもたらした。〝命の速度〟という説があり、これはさまざまな動物の広範囲にわたる寿命が、心拍数などの代謝と相関していることを根拠にしていた。ネズミの心拍は、ゾウの心拍よりずっと速い。そしてゾウのほうがずっと長生きする。しかし、そこにはいくつかの疑問が生じた。老化と死を引き起こす〝命の速度〟はどうなっているのだろう？　その考えのもとには、わたしたちは一定量の〝活力〟を持って生まれ、残念ながらそれは徐々に失われていく、という概念があった。*

進化の視点を取り入れると、筋が通る。進化の原動力は再生産だ――それが〝成功〟と定義される。なんであれ、より多くの子孫をつくるために一斉に起こる遺伝子作用の組み合わせが、未来まで生き続けるための組み合わせになる。それが自然選択の法則だが、再生産のあいだじゅうそれが働くとすれば、再生産を終えた生命を向上させる遺伝子の保存メカニズムはないということだ（人間にとっては、思慮深い祖父母という世話人が与えられることを除けば）。この視点からすると、老化は単に、遺伝子によって守られ維持されることのなくなった命の一部にすぎない――ハンドルから手を離したあとの命だ。これまでは改善されたり防がれたりしていたはずの身体器官への小さな傷害が、積み重なっていく。生存を保証していた修復システムはそれ自体が傷つきやすくなり、ついにはシステム全体が壊れ始める。さらに悪いことに、若いころには再生産を強化していた遺伝子が、再生産が完了すると、有害なものに変わるかもしれない。要するにどちらにしても、特定の種を保存するためには、長寿より再生産のほうが重要なのだ。

こういうことは、野生動物よりわたしたち人間に深く関連している。動物たちは、どんなふうに老いるかについて心配するほど長生きすることはめったにないのだから……。とはいえ、この規則にはいくつか興味深い例外がある。いうまでもなくトランブレーのヒドラ、そしてもう少し人間の大きさに近いカメやロブスターやチョウザメなどはみんな、老化しないように見える。アイスランドガイは不死に挑んでなかなかよく健闘し、何百年も生き続ける。アイスランド沖で採集された個体は、三百七十四歳だった。世界で最も長生きの非群体動物（つまり、同一の細胞の単純な群れで

＊　活力に先行する言葉として、十九世紀半ばに、健康を推進する人たちは、人が持って生まれたものを〝資本〟と呼んだ。

はなく、細胞が分化して別種のものをつくっている動物）だ。長寿の目盛りをぐっと下げたところにいるハダカデバネズミは、二十五年から三十年生きる。同等の大きさのネズミより八倍長生きだ。ヒドラが複製を繰り返せる単純な幹細胞の一群であるという見解を除けば、これらの動物の長寿をうまく説明する方法はまだない。また、たいていは理想的な実験動物とはいえないので、説明ができるようになるにはかなり時間がかかりそうだ。

このように、進化を見れば背景がわかるが、具体的には何がヘイフリック限界を引き起こすのだろうか？　細胞が、分裂する能力にあらかじめ組み込まれた制限を設けて生きていくのはどうしてなのか？　その限界を発見した一九六〇年代当時、ヘイフリックには見当もつかなかった。しかし現在では、主な役割を果たしているのはテロメアであることが明らかになっている。染色体の末端についた小さな構造で、細胞が分裂するたびに少しずつ短縮していく。靴ひもの先についた金具のように、染色体を保護する働きがあるが、細胞が分裂してその染色体が複製され、DNAの複製が行われるたびに、テロメアの一部は写し取られずに失われてしまう。

ロシアの科学者アレクセイ・オロヴニコフは、じゅうぶんにその功績を認められてはいないが、すばらしいひらめきの瞬間を体験した。本人の言う〝地下で偶然思い浮かんだ妙案〟は、なぜテロメアの短縮が起こるのかを説明するものだった。モスクワの地下鉄の駅で列車を待っているとき、オロヴニコフはなぜか心の中で列車を、複製のためにDNAに沿って動く酵素DNAポリメラーゼに、線路をDNA分子そのものに置き換えていた。こんなふうに考えてみてほしい。酵素は完全に複製するために、ＤＮＡの上を通り過ぎなければならない。列車も同じなら、線路の端に問題が起こる――列車はそれ以上先へ進めないので、列車が停止している部分の線路は複製できない。ＤＮＡの端にも同じことが起こる。つまり、ＤＮＡが複製されるたびに、短い一部が失われていることになる。[11] 類推を使って科学的な考察をした好例といえる。

テロメア自体は重要な遺伝情報を持っておらず、その喪失を防いでいるだけだ。しかし、テロメアを完全に失うと、染色体は壊れてひとつにまとまり、細胞分裂は途切れて、少なくともその細胞については命が終わる。テロメアの短縮を防ぐ〝テロメラーゼ〟という酵素があるが、すべての細胞に活発に働くわけではない。ただし、ある意味不死であるがん細胞にはたいてい存在する。

テロメラーゼを活性化させることさえできれば、永遠に生き続けられる、とあなたは思うかもしれない――実際にその考えは検討されている。しかし、がん細胞もそれ自体のテロメラーゼを使って大きな恩恵を被っていることからして、この酵素を適用するには慎重にならざるをえない。一周してヒドラまで戻ってみると、まだ実証されてはいないが、ヒドラの細胞には活発なテロメラーゼがあり、それが細胞分裂を終わらせないようにしているらしい。おそらく、老化しないように見える生物のひとつロブスターも、組織に高レベルのテロメラーゼを持っている。二〇〇九年のノーベル医学・生理学賞は、テロメアとテロメラーゼを研究したエリザベス・ブラックバーンとキャロル・グライダー、ジャック・ショスタクの三人に授与された。

すべてを考え合わせると、テロメアが老化の鍵を握っているといえるのか？　おそらく違うだろう。人間は、細胞が分裂し尽くす前に死ぬからだ（死ぬとき、染色体の端にはまだテロメアがついている）。それでも、テロメアの減少が一因となってはいるのかもしれない。テロメアが活発でない部分の組織が繰り返し傷つくと、傷を癒す細胞の局所への供給が尽きてしまい、その状況が体じゅうで増殖すれば――たとえば血管内で――老化が進む可能性がある。

しかし、もしテロメアが完璧な鍵ではないなら、ほかに役割を演じているのはなんだろう？　一九三〇年代から知られているのは、食物のカロリーを制限すれば、マウスの平均寿命を大幅に延ばせるということだ。これは実験室で何度も証明された確固たる結果だが、人間が同様の食生活をした際の影響ははっきりせず、アカゲザルを使った同様の実験は、控えめに言っても読み解きにくい。ふたつの別々の実験が行われ、二十年にわたって対照群より三〇パーセントカロリーが低い食事を与えた結果が分析された。一方の実験では、有意な寿命の延長は見られなかった[12]。もう一方では見られたが[13]、現在ではふたつの集団が共同で、データのつじつまを合わせようとしている。二十年の実験をもう一度繰り返す人はいそうにないので、それは重要な一歩になるだろう。とはいえ、ほどほどの食生活をして適度な体重を保つことは、少なくとも老化に伴う病気から身を守るのに役立つかもしれない。

抗酸化作用の高い食事も、老化を遅らせる方法として宣伝されている。組織の中で暴れる酸素のせいで損傷が蓄積するという考えは、これまでずっと老化の理論の主要な位置を占めてきた。しかし、実験結果では結論が出ていない。先ほど挙げた世界で最も長生きの非群体動物であるアイスランドガイは、寿命の短い近縁種に比べると、ずっと効率的に有害な酸化過程に対処しているらしい。ところが、小さな齧歯《げっし》類にしては桁外れに長生きするハダカデバネズミは、マウス（ハツカネズミ）より体内の抗酸化物質が少なく、組織内の酸化的損傷の水準は高い。マウスを遺伝子操作して、酸化的損傷を減らす主要な分子を取り除くと、たいていの場合、寿命は延びない。逆に、抗酸化物質の量を増やしても、マウスの寿命の延長には失敗する場合が多い。マウスとハダカデバネズミだけではない。さまざまな動物を使った多様な実験では、大量の抗酸化物質を使って酸化的損傷を減らせば寿命が延びるという単純な想定に、疑問が投げかけられている。

ここで手短に説明したいくつかの見解は、当然、なぜわたしたちが老いるのかについての理論をすべて網羅してはいない。もしかするとその過程は、複数の原因によって引き起こされるのかもしれず、なぜ老化しないように見える動物がいるのかは永遠に突き止められないのかもしれない。しかし、アルツハイマー病の謎を追究するためには、老化と、年とともに生じやすくなる病気をできるかぎり区別することが重要だ。レナード・ヘイフリックは、〝自然の原因による死〟は最近ではまれな診断だと述べたが、一方で、確かに多くの死は、老化で生じた体のゆるやかな破壊という自然の原因によるものだと論じている。(14) ところが、五十年前に発見されて以来揺らいでいないヘイフリック限界とは対照的に、人間は全体として、根本的な変化らしきものを示しつつある。わたしたちはこれまでより長生きしているだけではなく、それには終わりがないように見えるのだ。寿命はどんどん延び続けている。

第6章

自然な命の終わり

わたしが最初に老化の生物学に興味をいだいたのは、そんなことをしている場合ではない時だった。オンタリオ州ハミルトンのマクマスター大学で博士課程に登録したものの、自分に課されたテーマはできるかぎり避け、学位には関係ないが、なぜかもっと心引かれるほかのテーマを探索して過ごしていた。そのうちのひとつが老化の生物学だった。そのとき初めて気づいたのは、当時の表現では、寿命（life span）と推定寿命（life expectancy）には違いがあるということだった。

寿命とは、あらゆる動物の自然な命の長さを意味していた。ハツカネズミは四年、ハイイログマやバイソンは二十年、クジラはさらに長く、アイスランドガイは桁外れに長く生きると考えられる。日盛りの反対端には数種のカゲロウがいる。脱皮して成虫になると、最長でも二十四時間しか生きない。もちろん、これらは決まった数字ではなく、必ず早死にする個体はいるし、限界と想定された期間を大幅に超えて生きる個体もいる（カゲロウは別だが）。しかし、そういう外れ値は単に、種の典型的な数字のまわりに現れる自然なばらつきにすぎない。二十五万キロ走ると想定される新車でも、一部ははるかに水準に届かず、一部は順調に距離を延ばし続けるのと同じだ。

自然な、あらかじめ組み込まれた限界のようなもの、それが寿命だ。一方、推定寿命とは、少なくともわたしが学んだところでは、種のほとんどが実際に最高寿命にどれだけ近づけるかの測定だった。つまり、捕獲された動物は、自然な生活での捕食や食糧不足や病気を免れることで、野生の同胞よりたいてい長生きする。野生の仲間たちについては、寿命は同じでも、推定寿命は短いということになる。

人間についていえば、ほとんどの人が若死にする状況だったときでも、一部の人が八十代かそれ以上まで長生きできることは昔から明らかだった。とりわけ遠い過去には、推定寿命は短く、どうにか生殖が可能な程度で、人間の寿命まで生きることがたいていの人にとって不可能な夢だったこともあった。しかし、十九世紀半ば以降、驚くべき何かが起こりつつある。人間の平均寿命のめざましい延びだ。それは人間の推定寿命が桁外れに――しかも予期せず――延びていることを意味するので、決まった寿命という概念を考え直さなくてはならないかもしれない。この変化がどれほど驚くべきことなのか、その感触をつかむために、十七世紀後半にさかのぼってみよう。

エドモンド・ハレーは当時、イギリスの並外れた科学者集団の一員だった。二十二歳で（中でも最も優秀な人が所属する）王立協会の会員に選ばれたハレーは、数学者であり、天文学者でもあった。もちろん、いちばんよく知られているのは、一六八二年の彗星が、一六〇七年と一五三一年に見られた彗星と同じであると推測したすばらしい発見だ。ニュートンの重力に関する考えと楕円軌道の概念を武器に、ハレーは同じ彗星が一七五八年、自分が百二歳のときにふたたび現れるという大胆な予言をした。本人は見られなかったが、彗星はふたたび現れ、永遠に彼の名前を冠されることになった。

王立協会のほかの会員たちと同様、ハレーも自分の技能を幅広い学問分野に適用し、一六九三年には「人間の死亡率の概算――ブレスラウ市の出生と死亡に関わる興味深い一覧表から、終身年金の額を試算する」[1]という論文を発表した。ハレーは、個人が死亡するまで支給可能な年金を設計するための、理にかなった道筋を見出そうとしていた。当然ながら、問題は保険者と被保険者の両方が負うリスクだ。この人はいつまで生きそうか？　被保険者は金が尽きるのを防ぎたい。保険者は支出が収益を上回るのを防ぎたい。

ハレーはロンドンとダブリンで得られる推定寿命のデータのほとんどに不満をいだいていた。総数がじゅうぶんではなく、死亡時の年齢がきちんと記録されておらず、両市とも人口移動が激しかったのでデータが不明確だったからだ。たとえばもし、出生後に若い人々が転居すれば、年齢に基づいた統計は混乱するだろう。ハレーによれば、理想的なのは、人口のほとんどが定着していて、同じ場所で生まれて死んでいく舞台設定だった。そんなとき、シレジアの首都ブレスラウ（現在のポーランドのヴロツワフ）の統計を手に入れた。それは理想的に見えた。その都市では、人口移動がきわめて限られていた。ハレーはブレスラウの人口統計を分析し始めた。

まずは、一六八七年から一六九一年までのあらゆる在住者の出生とあらゆる年齢での死亡を表にした。その期間中、六千百九十三人の出生と五千八百六十九人の死亡があった。死亡時の年齢が、一六〇〇年代後半の人間の生活を物語っている。乳・幼児期の、命に関わる病気の存在が確認できる物語だ。ハレーが示したところによると、毎年平均で千二百三十八人の出生があった。しかし、その乳児たちのうち、最初の誕生日を迎えられたのは八百九十人だけだった。生き残った者のうち、百九十八人は次の五年のあいだに死亡し、六歳まで生き延びたのはたった五六パーセントだった。その年齢にまで達すれば、事態はだいぶ改善する。次の数十年の死亡記録は少数で、十代では六人から八人へゆるやかに増加し、五十歳までは毎年平均九人になった。それ以降は人口がずっと減るものの、年間の死亡者数は十から十一人に増えていった。最後にはわずかな住人が残り、死亡率は徐々にゼロへと低下した。

ハレーは、自分がつくった生命表を使って、あらゆる年齢の推定寿命（四十歳の男性が次の七年を生きられる確率は？　一八パーセント）と、いつでも兵役に就ける男性のおよその数と、そもそも見出そうとしていた年金の情報を計算できた。

論文の後記として、ハレーはいくつか特筆すべき所見をつけ加えている[2]。ハレーによると、人は、老齢に達せず〝早すぎる〟死を迎えたとしても、不当な扱いだと文句を言うには当たらない。優に人口の半数は十七歳になる前に死んでいるのだから……。むしろ同国人たちは、〝人類全体の半数が到達できない青年期を、おそらく何年も上回って生き延びてこられたことを祝福と考えるべきなのだ〟。

さらにハレーは、子どもを産める年齢の女性で実際に産んだ人の数がかなり少ないことに気づいた――毎年六人にひとりほどだ。ハレーの考えでは、六人に四人でもおかしくはないはずだった。〝国王の力と栄光（中略）はおおぜいの臣民の中にあるのだから〟独身者をなんとしても減らすべきだとハレーは論じた。

ハレーの時代に比べると、ものごとは劇的に変化した。乳児と幼児の死亡率は大幅に低下し（少なくとも先進国では）、おもにそのおかげで推定寿命が驚くほど延びている。統計値で何よりも突出しているのは、一八四〇年以来、推定寿命がほぼ四年に一年の割合で延びていることだ。二十世紀だけで、なんと二十五年も延びている。わたしの父は一九〇九年に生まれた。当時の推定寿命は約五十歳だった。息子のマックスは一九九二年生まれだ――そのときまでには、推定寿命は七十五歳になっていた。

ふたつの世界戦争と一九一八年のインフルエンザの大流行で、あれほど広範囲に及ぶ悲劇的な人命の損失があったとはいえ、上昇傾向はほとんど妨げられなかった。一八四〇年から今日までの推定寿命のグラフは、ほぼまっすぐ上方へ向かっている。上昇の初期については、簡単に説明がつく。乳児と幼児の死亡がなくなった（あるいは、少なくとも劇的に減った）ことで、エドモンド・ハレーが記録した種類の若年での大量死が抑えられたのだ。その傾向は二十世紀になっても続き、とりわけ一九四〇年代の抗生物質や、その後のポリオと天然痘のワクチンの登場が効果を発揮した。カナダでは一九二〇年代前半、結核で死亡した人が十万人につき八十五人いたが、今日では一・五人にまで減った。また、乳・幼児期の病気で十万人に百十一人が死亡したが、(3)今日ではその種の死亡はごくわずかだ。

しかし、これらの変化はしばしば混乱を招く。数世紀前の四十歳という推定寿命は、人間が四十歳までしか生きられなかったということではない。五歳以下の膨大な死亡数を考慮すると、出生時に四十歳まで生き延びる確率があまり高くないという意味だ。そのハードルを乗り越えれば、人生はもっと寛大になり、四十歳に達するのは特に驚くべきことではなくなる。古代ローマにも、八十歳の人はいたのだから。

しかし、それ以降、特に一九六〇年代初めからあとに何が起こっているのかは、あまりよくわかっていない。幼年での死亡の危険性が大幅に減ったということは、推定寿命の継続的な延びはその反対端、老年に関わっていることになる。確かにそうだ。数字そのもの――四年たつごとに一年以上推定寿命が延びている――もじゅうぶんすごいが、その上昇率がもっと驚異的に思える比較がある。

二〇一二年に発表されたある研究では、推定寿命について、スウェーデンや日本などの最も恵まれた（あるいは〝死亡率の低い〟）国に住んでいる人々を、現存の狩猟採集民と野生および飼育下のチンパンジーと比較した。(4) 結論ははっきりしていた。推定寿命に関しては、狩猟採集民は先進国に住む同類たちよりチンパンジーに近い。進化の歴史からこの比較を見ると、約六百五十万年前、人間とチンパンジーの血統は、共通の祖先から枝分かれした。そのとき以来、それぞれの個体数には差がつき始め、今日では野生のチンパンジーの出生時における推定寿命は十五年足らずであるのに対して、タンザニアのハッザ族などの狩猟採集民の推定寿命は約三十二歳だ。かなり大きな差だが、それは数百万年かけて広がった。最近の推定寿命の急上昇――最も恵まれた生活環境の中でだが――は数十年のあいだに起こっているのだ。ほかにも驚くべき比較がいくつか行われている。一九〇〇年に生きていたスウェーデン人は、現代のスウェーデン人より現代の狩猟採集民に近い人生を送っていた。地球上で生きてきた八千世代の人間のうち、これだけ長い寿命を享受しているのはたった四世代だけだ。三十歳の狩猟採集民は、七十二歳の日本人と死亡確率が変わらない（著者らは案の定、〝七十二歳は新たな三十歳〟と表現している）(5)。そのうえ人間の推定寿命の延長は、ショウジョウバエやマウスなどの実験動物の遺伝子や環境を操作して得られた鳴り物入りのみごとな成果と遜色がない、あるいはそれを凌駕《りょうが》すらしている。

老化の力学がどう受け止められていたかは関係ない。人間の寿命はどんどん延びていた。究極の老齢を眺めるもうひとつのレンズは、〝寿命持続性（life endurancy）〟という少々垢抜けない名前で呼ばれている。[6]これは、一部の人口が一定の年齢まで生きられるかどうかを概算した値だ。その概念を極端な形で適用してみると、数字はこうなる――十万人にひとりが生きられる最高年齢はいくつか？　一九〇〇年から一九八〇年までに、アメリカ人男性の寿命持続性は百四・八歳から百十一・四歳に、女性は百五・四歳から百十三歳に上昇した。

ここまで変化が速いと、予言はほとんど表にまとめられたとたん、的外れになってしまった。一九二八年、メトロポリタン・ライフ・インシュアランス・カンパニーの統計学者ルイス・ダブリンは、人間の寿命は六十四・七五歳になるとはっきり予測し、〝現在の知識を踏まえたうえで、わたしたちの生理学的構造に、根拠のない極端な改革や夢のような進化が介入しなくても〟とつけ加えて自信のほどを示した。とはいえダブリンは、ニュージーランドの女性たちがすでにその予言をしのいでいたことを知らなかった。[7]

平均寿命の延びはあまりにも急激なので、論争を招いている。一九八〇年、スタンフォード大学の医師ジェームズ・フライズは、現在のデータを見て、世界はほどなく、いわゆる〝有病状態の圧縮〟を経験するだろうと予言した。有病状態とは、誰の定義に基づくかにもよるが、病気や、不健康の原因となる何かを持っていることだ。[8]つまり、人がますます長生きして人間の寿命と考えられる年齢（およそ八十五歳）に近づくにつれ、人が病気に耐えて過ごす時間が短くなるのだという。人々は人生の終わりにぶつかるまで全速力で生きてから死ぬので、当時広まっていた、社会が弱った老人をますます多く背負い込むのではという恐れは軽減されるそうだ。フライズの見解では、慢性病はうまく先延ばしにできるが、寿命は不変であり、かつては病気によって死に至るまでの衰弱が長く不愉快だったものが、寿命の限界という急な激突を伴う充実した人生に変わったので、グラフは〝長方形〟を描くようになった――ワイリー・コヨーテがロードランナーを追いかけて崖から落ち、まだ脚をばたばたさせながら空中で止まり、それから石のように落ちていくのに少し似ている。〔ワイリー・コヨーテは、アメリカのアニメシリーズ『ルーニー・テューンズ』に登場するキャラクター。高速で走る鳥、ロードランナーを常に追いかけている。〕

なぜフライズは、多くの人が百歳まで生きていた（そして生きている）のに、人間の寿命は八十五歳だという自分の推定値にこだわったのだろうか？　フライズの目には、そういう人たちは正規分布の、つまり先に述べた平均値周囲の自然なばらつきの、長い尾部として映った。必然的に、八十五歳に達しない人もいれば、その年齢を超える人もいるが、人間の寿命が八十五歳を超えて延びるとフライズに納得させるほど多くはなかった。自信満々だったフライズは、論文の副題で太字を使ってこう宣言した。**〝人生の長さは決まっている〟**(9)

論文が発表された当時、アメリカの推定寿命は男性七十歳、女性七十七歳だった。それまでの延びを考慮に入れ、死亡率曲線を比較することで、フライズは八十五歳を最大限と判断した。そして、出生時の推定寿命は六十五歳からの推定寿命より急速に上昇しており、そのふたつは二〇一八年ごろおよそ八十五歳で一致するだろうと論じた。だからこそフライズは、急性の病気（心臓発作など）による死が医療の進歩で抑制され、慢性の病気（継続的な治療が必要なもの）が先延ばしされるようになれば、予言した有病状態の圧縮が生まれると確信したのだ。

それが一九八〇年だった。二〇一一年、フライズとその一団は、新たに二十年分のデータを手にして、有病状態の圧縮説をふたたび取り上げた。(10) そのときまでには、推定寿命の急速な延びを目の当たりにして、最高寿命は八十代半ばに落ち着くという確固たる説に疑いが生じていたので、フライズはその懸念のいくつかに対処した。これまでに達成された最高年齢、百十歳から百二十二歳のあいだについてはさまざまなデータの混乱があるので、可能な最高の平均寿命はおよそ九十歳だとフライズは論じている。〝ある母集団について外れ値から学べることはほとんどない〟いちばん背の高い男性の背丈を知るのは興味深いが、そこから人間の身長についての情報はほとんど得られない〟とフライズは述べた。また、六十五歳以上の人に何が起こっているかより、出生時の推定寿命にばかり注目が集まっているとも論じた。六十五歳以上の推定寿命の延びは、二十世紀を通じて見られた出生時からの劇的な延びにはまったく及ばないからだ。

それでも、フライズとその一団は、もとの八十五歳という寿命から、九十歳を超えたあたり、もしかすると〝九十歳以上で、ほぼ間違いなく百歳以下〟の年齢へと見解を変え、そもそもの目的は、寿命がどこに落ち着こうと、その年齢に近づいたときの有病状態を減らすことにあると述べた。もう太字で〝人生の長さは決まっている〟とは書かなかった。

じつのところ、たとえ人間の寿命に揺るぎない限界があるとしても、それがどこに位置するのかは明確ではないことを示す証拠が集まり始めていた。まず、世界有数の推定寿命の長さを誇る国、日本からの証拠を眺めてみると、フライズの言う圧縮が起こっているかに見えた——つまり、死亡時の年齢の広がりが狭まって、より多くの人が老齢に達し、数年の範囲内で死亡していた——のは事実だが、予期しない別のことが起こっていた。グラフ全体が右に移動していたのだ。そう、確かに、頂点があり、両側に外れ値が散らばっていたが、頂点は今や八十五歳ではなく九十歳に近かった。それだけではない。曲線の形はこれまでのグラフと同じだった。つまり、もはや圧縮は起こっていないということだ——曲線は短くなってはいない。日本の死亡率のパターン全体が、上方へ移動している。[11] 問題は、どこに終わりがあるのか、ということだ。皆目見当がつかない。

決まった寿命という概念が揺らいでいると研究者たちが確信したのは、日本が示した証拠のせいだけではなく、もはやそれが決定的だったからだ。皮肉なことに、人口の高齢化は、国の安定した将来にとっては脅威に思えるが、一方で老化の研究者にとっては宝の山だ。そこに、決まった寿命などないのかもしれないという柔軟な見かたが浮上してきた。

執筆者の中には、一風変わった説を擁護する者たちもいる。それによると、一九〇〇年から一九五〇年までは約八十八歳の寿命が存在したのだが、そのあと（彼らいわく）〝何か〟が起こって寿命が延び始めたのだという。もちろん、これは寿命の定義を覆し、人間を生物学的に限りある存在から、変化していく存在へととらえ直すことを意味する。その謎めいた〝何か〟は、生物学や遺伝子学とは関係ないはずだ——その種の変化が起こるには、一世紀では時間が足りない。むしろ重要な要因は環境だ（予防接種、公衆衛生と栄養の改善など）。とはいえ、それらの要因が〝内在的な体の減衰率〟を変えたという主張は異例だ。それに付随して、人間は〝寿命を変更できるらしい〟という、同じくらい異例な主張もある[12]。

これが、現代のわたしたちが置かれている状況だ。いくつか、とてつもない予言が検討されている。ひとつは、二〇〇〇年以降に生まれた子どもたちの五〇パーセントは百歳まで生きるというものだ。同じ研究者たちによると、今や幼年期、成年期、老年期という伝統的な分類に、第四の大老年期を加えるべきだそうだ。彼らは、この新たな一団が完全に社会に頼って生きることになるという恐れは見当違いだと主張してもいる。たとえば、アメリカの百十歳以上の一群（少ないのは確かだが）を調べたところ、四〇パーセントは自立していることがわかった[13]。

誰かが百メートルを九秒フラットで走るとは想像しにくいのと同じように、推定寿命の上昇傾向がこれまでのような速度で続くとはなかなか想像しにくい。どこかに限界はあるはずだ――しかしそれはどこだろう?

肥満と糖尿病の増加を心配する人もいる。このふたつは、今では治療可能となったかつての死因に取って代わろうとしている。その増大を、正確にはどれほど心配すべきなのかははっきりしない。ただ、はっきりしているのは、肥満の増加が推定寿命の延びよりもはなはだしいことだ。

それは一九八〇年代に始まった。今日アメリカでは、成人の三分の二が肥満か過体重だ。中でも、極度の肥満が急激に増えている。この上昇から除外される集団はひとつもない。あらゆる人種・民族集団、あらゆる社会経済集団、国のあらゆる地域を含んでいる。全体の三分の二は成人だが、子どもの肥満の増加には目を見張るものがある。全国健康栄養調査（ＮＨＡＮＥＳ）の二〇〇〇年の概算によると、アメリカ人は一九七〇年代後半より毎日五百キロカロリー多く消費している[14]。そして肥満の〝蔓延〟はアメリカだけにとどまらない。

その三分の二という数字には、過体重と肥満の両方が含まれる。過体重を除くと、近年の数字では、アメリカの人口の約三五パーセントが肥満であることが明らかになった（カナダでは二四パーセント）。一九八〇年代や九〇年代ほど急速に増加してはいないものの、その数字は今もかなりしっかりと維持されている[15]。最新のカナダのデータでは、二〇一九年までにはカナダの成人の二一パーセントが肥満になり、肥満と過体重を合わせれば、ニューファンドランド・ラブラドール、ノヴァスコシア、ニューブランズウィック、サスカチュワン、マニトバの五つの州で、標準体重の成人の数を上回ると予測されている[16]。

肥満が、おもにそれに関連した糖尿病や心血管疾患のせいで推定寿命を短くすることは間違いない。概算によると、肥満は一年の三分の一から四分の三ほど推定寿命を短くする可能性があるという。しかし、推定寿命が毎年三カ月延びていることを考えれば、この発見は時代の趨勢《すうせい》のちょっとした不都合にすぎないのかもしれない。とはいえ、その影響は、あらゆる不慮の死を合わせた影響より大きい。さらに、一群の肥満の子どもたちが成人すると、彼らの健康障害が推定寿命にもっと大きく影響する可能性がある。ある概算によれば、二年から五年短くなるらしい[17]。しかし、今日の研究には不確かな領域がある。ある最近の調査では、過体重の（だが肥満ではない）人のほうが長生きすることが示された。まだきちんと説明がつかない——というより受け入れられていない、謎めいた結果だ[18]。

したがって、二十一世紀の初めにいるわたしたちには、推定寿命が今後数十年でどう変わるのか、自信を持って断言することはできない。しかも、ここまで見てきた寿命や推定寿命についての分析や予測では、ひとつの重要な疑問がほとんど調査されていない——すなわち、じゅうぶんに長生きすれば、みんなアルツハイマー病で死ぬことになるのか？　これを解明する手がかりを得るには、何よりも重要な老いる器官、脳をのぞいてみなくてはならない。

第7章

老化する脳

科学雑誌《ディスカヴァー》の二〇一二年の辛辣な記事で、ロバート・エプスタインは、長年の同僚で、とかく話題の心理学者B・F・スキナーがどのように老化したかを詳しく描写した[1]。一九七〇年代にふたりが出会ったとき、スキナーはエプスタインより五十歳年上だったが、なお圧倒的な知性の持ち主だった。それでも、かつてほど圧倒的ではないようだった。十年以上前にスキナーが参加した討論の録音を聴いたエプスタインは、知り合って以降のスキナーもすばらしく頭が切れる人ではあるが、昔の若いころのほうが機知に富み、機敏で、鋭かったと感じた。

そこでエプスタインと同僚のジーナ・カーキッシュは、スキナーの一連の録音を分析した。例の一九六二年の討論、一九七七年の討論、一九九〇年八十六歳のときに行った演説。スキナーは、その最後の録音後すぐに亡くなった。調査対象の二十八年間に、発話速度は一分に百四十八語から、百三十七語、百六語へと、徐々に低下していた。演説は討論よりゆっくり話すことが求められるとしても、その低下は顕著だった。

エプスタインは率直な主張を展開している。この上なく健康に年を取ったとしても、知能は、あるいは少なくともその一部は、必然的に衰えていく。それは、認知症のような脳疾患が引き起こす破壊とはまったく別だ。研究者たちも認めているように、健康的な老いによる知能の衰えと、アルツハイマー病やその他の認知症の初期を区別するのはむずかしいことが多い。それが、老化の過程についてもっとよく知り、〝健康的な〟老化とは何かについて学ぶのが重要であるひとつの理由だ。ある種の基準を持てれば、事態が悪い方向へ進んだとき、気づくのがずっと容易になる。

脳の老化はさまざまな規模といくつもの形で起こり、まずはふるまいに現れる。異なる年齢の人たちは、記憶や計算、注意力や意思決定の試験でどのような結果を出すのか？　老いるにつれ、作業によっては速度を保てるものもあれば、遅れを取ってしまうものもある。試験を受けているあいだ、若者と老人の脳の画像にはどんな違いが見られるか？　彼らの脳は異なる形で問題に取り組むのか？　脳の活動パターンは時とともに変わるのか？

エプスタインによれば、七十代のころのＢ・Ｆ・スキナーは忘れっぽく（数日前の会話を思い出せなかったりした）、自身がかつて発表した内容であっても、技術的な細かい部分に対処できなかった。記憶力の衰えは、たいていの人が気づき認めるものだ。しかし、それ以上のことが起こっているのかもしれない。技術的な話題に困難を覚えるとすれば、老いた脳は概念や記号をうまくさばくことや、議論の広がりを追うことがむずかしくなっているのかもしれないからだ。

スキナーは、青年期のことはよく憶えていたらしい。そういう現象はおそらく、老化の最もありふれた影響だろう。若いころに経験したことははっきり思い出せる一方で、三日前のできごとを忘れてしまう。数秒前に目的があってそこへ行ったのに、それがなんだったか思い出せずに部屋に立ち尽くしたり、ショッピングモールの駐車場のどこに車を駐《と》めたのかを忘れたりする。

〝作動〟記憶とは、電話番号を憶えて、電話のところへ行き、正しい番号を押せるようにしてくれるシステムのことだ。短期記憶と似ているが、もっと込み入っている。どう働くのかについては対立するモデルがいくつかあり、特によく知られているモデルでは、三つの部分から成るシステムを想定している。言葉を含む音の情報を貯蔵する〝音韻ループ〟、少し前に見たものを短期間保存する〝視空間スケッチパッド〟、その両方を監督し、調整する〝中央実行系〟。音韻ループは、さらに実際に音を貯蔵する部分と、記憶を生かしておくための復唱システムに分けられる。復唱なしでは、記憶は薄れて数秒で消えてしまう。そこで、電話番号を聞いたあと何度も心の中で繰り返すわけだ。

どのくらい作動記憶の中に詰めこんで保持しておけるかには限界がある。心理学者ジョージ・ミラーは、一九五〇年代に、作動記憶には一回におよそ七つの異なる断片、〝チャンク（かたまり）〟

を保持しておけると論じて、生涯にわたる名声を得た。(2)〝チャンク〟の定義にはかなり柔軟性がある。〝2014〟は四つの個々のチャンクともいえるし、年としてまとまったひとつともいえる。作動記憶の詰め込みすぎなら、誰でも経験したことがあるだろう。たとえば、集中して駐車場所を探すためにカーラジオを消さなければならないとしたら、詰め込みすぎが起こっている。ものごとを憶えておくというのが、作動記憶の働きだ。

ロバート・エプスタインの証言から考えて、B・F・スキナーが技術的な話題に苦労したというのは、作動記憶が徐々に鈍っていたことを意味する。中心的な作動記憶がどのように働くのかを理解するには、ひとつの会話——どんな会話でも——を思い描くだけでいい。すごい速度で出てきた単語と文と節を、組み立てて返事をするまで保持しておかなくてはならない。同時に、視空間スケッチパッドが周囲を把握して、誰が最後に話したか、次の意見を誰に向けるべきかを判断する。そのあいだずっと、中央実行系が焦点を動かし、入手可能な神経資源を使って、外から入ってくる要求を満たしている。それが会話の過程だ。

これほどの大騒動が起こっているからには、どこかでもっと長い記憶の貯蔵につながっているに違いない。そうでなければ、会話が成り立たないからだ。実際、作動記憶の内容のほとんどは徐々に消えてしまうが、一部は何十年も残る可能性のある長期記憶へと移される。しかし、記憶貯蔵部に長期——たとえ一生——残ったとしても、元の記憶痕跡が細部まで正確に、不変のまま保存されているとはいえない。十歳のとき湖で過ごした夏の〝くっきりとした〟記憶は鮮明かもしれないが、完全に正確ではなさそうだ。現在では、記憶は植えつけられ、繰り返され、一新されることもあり、そうでなくても最初の記録とは変わっていくのが既定の事実とされている。時間がたつにつれ、突出した部分は驚くほど詳しく思い起こせても、記憶は元のできごとから少しずつ離れていく。

長期および短期（あるいは作動）記憶は、いくつかのカテゴリーのふたつにすぎない。たとえば、〝長期〟はエピソード（あるいは自伝的）記憶と、意味（あるいは事実）記憶に分けられる。エピソード記憶の例を挙げよう。わたしは以前、モントリオールの通りでピエール・トルドー〔カナダの政治家。一九六八年～一九七九年および一九八〇年～一九八四年に首相を務めた。〕に出くわしたことがある。次に、意味記憶の例。わたしはサー・ジョン・A・マクドナルドがかつて首相だったことを知っている――が、当時はまだ生まれていなかった。

これら二種類の長期記憶は、どうやら別のものらしい。トロントのロットマン・リサーチ・インスティテュートのエンデル・タルヴィングの有名な事例研究が、それを明らかにした。[3] K・Cとして知られる研究対象の患者は、オートバイの事故で脳に重傷を負い、エピソード記憶を失ったが、意味記憶は保持していた。K・Cは、自分の別荘までの道順は知っていたが、そこに行ったことがあるかどうかは思い出せなかった。オルガンを弾くことはできたが、どうやって学んだのかは思い出せなかった。その一方で、たとえば鍾乳石と石筍《せきじゅん》の違いなど、事故前に学んだ事実記憶は残っていた。K・Cについて最も驚かされるのは、自分自身と周囲の世界に関わる事実の記憶と、オルガンを弾いたりビリヤードをしたりする技能に関しては、同年代のほかの人たちとまったく変わらないことだった。しかし本人は、そういう舞台にいた自分を憶えていない。個人的な過去はひとつも思い出せず、未来を思い描くこともできなかった。頭の中に残っている唯一のことは、現在なのだ。

K・Cは〝海馬《かいば》〟と呼ばれる脳構造に、広範囲にわたる損傷を負っていた。新たな記憶を蓄えるのに不可欠な部分だ。この点では、もうひとりの有名な患者、ヘンリー・モレゾンに似ていた。こちらの患者も、亡くなるまではイニシャルのH・Mとして知られていた。(4) H・Mの脳に起こった〝事故〟は、消耗性てんかん発作を止めるために計画された実験的な手術の結果だった。海馬の切除で目的は達成されたが、一九五三年に手術を受けてから二〇〇八年に亡くなるまで、H・Mは新たな記憶をつくれなくなった。K・Cとはっきり異なっていたのは、H・Mは成長期にコネティカット州ハートフォードで自転車競技に出たことなど、何かに参加したことを憶えていた。ふたりとも事実に基づく情報を憶えていたのに、一方しか自分を過去に置けなかったことからしても、いかに記憶が細かく区分けされているかがわかる。

このふたりは、ひどく不幸な境遇に見舞われたとはいえ、研究者にとっては、ここで大まかに述べたことをはるかに上回る実りの多い症例だ。しかし、研究者たちは大事な点をわかりやすく述べている。記憶には二種類あり、それらはどうやら脳の異なる部分によって維持されているらしい。たとえば、海馬が破壊されたり除去されたりしても、すでに確立された記憶には影響がない。それらは海馬でつくられてから、ある時点でもっと離れた部分へ移される。しかし、海馬が損傷を受ければ、H・Mのように、新しい記憶がつくれない状態になってしまう。

ここで、記憶が破壊された極端な状態と、健康的な老化におけるゆっくりとした記憶力の衰えを比べてみよう。たいていの人は、年を取るにつれて、かつてほど記憶力が働かなくなっていることに気づく。しかし、その衰えは劇的ではない。初デートがいつだったか忘れてしまう日もあれば、ブラインド・フェイスのベースが誰かを憶えている日もある。*〔一九六九年に結成、同年解散したイギリスのブルースロックバンド。ベース以外のメンバーは、エリック・クラプトン、スティーヴ・ウィンウッド、ジンジャー・ベイカー。〕記憶が薄れていくのは誰にでもあることで、日々の会話で悲しげに受け入れられているが、その仕組みはまだきちんと解明されていない。

先ほど述べたエピソード記憶と作動記憶の二種類は、時がたつにつれて機能が落ちてくる。しかし事実を記憶する意味記憶は、記憶を呼び起こすのに時間がかかることはあっても、ほとんど衰えない。

最近、シェリル・グレイディーとトロントのロットマン・リサーチ・インスティテュートのチームは、同一人物の三種類の記憶を同時に調べるという、これまで行われたことのない研究を企画した(5)。研究者たちは、〝エピソード記憶〟と〝自伝的記憶〟を次のように区別して、さらに細かく記憶を分析した。自伝的記憶とは、自分がその場にいて、すべてを取り込んだときのことで、思い起こせばその状況に自分を引き戻せる記憶をいう。エピソード記憶は、同じ概念を含むが、数分から数時間前に（多くの場合実験室で）経験した、自伝に加わるほどには持続しにくい記憶にも適用される。つまり、車を駐車場のどこに駐めたかわからなくなってしまった日のことは自伝的記憶で、十分前に車を駐めた場所は自伝にはほとんどなりえないエピソード記憶だ。

グレイディーの研究は、年を取ると脳の中で何が起こるのかをはっきり示した。被験者は、目立つものに注意を向けさせるように簡単な説明がついた絵を見せられた。たとえば〝祖父母〟、〝飛行機〟、〝貧乏〟などだ。続けて何種類かの質問をされ、それぞれの記憶システムが試験された。意味記憶についての質問は〝初めて飛行機を飛ばしたのは誰ですか？〟などで、エピソード記憶の場合は〝あなたが見た飛行機の色は何色でしたか？〟など、自伝的記憶の場合は〝初めて飛行機に乗ったのはいつですか？〟などになる。最初の二問には選択肢が与えられ、被験者は正しいボタンを押して答えればよかった。当然ながら、自伝的記憶についての質問に正しい答えはない。その場合、被験者はそのできごとを思い出して鮮明さを判断するよう求められた。被験者は全員＊ＭＲＩで脳の活動パターンを記録された。

予測されたとおり、意味（一般的な知識）についての記憶の想起に関わる脳の領域は、若者（主として二十代）と高齢者（六十代および七十代）でほぼ同じだった。しかし、自伝的記憶とエピソード記憶については大きな違いがあった。高齢者グループの脳の活動部位は特定できなかった。それは分散して記憶力を補強していた。対照的に、若い脳にそういう活動は見られなかった。少なくとも、この二種類の記憶に関する脳の活動のあいまいさ、あるいは分散は、以前にも観察されて

＊　リック・グレッチだ。まあ、簡単だが……。

いた。とはいえ、この研究で同一人物の三種類すべての記憶が検査されたことで、重要性が高まった。つまり、ひとつの脳の中で、ある種の記憶はほかの記憶より幅広い脳の活動を必要とするのだ。その活性化は若者より高齢者の脳で広範囲にわたり、年を取るとともに変化が起こることがはっきりした。

高齢者の脳では、実際には何が起こっているのだろう？　脳の活動領域が広がる過程は、ある種の埋め合わせ、つまり若い脳には必要ない脳の資源の補強と考えられる。ある種の試験的な環境では、それがうまく働く。高齢者はときに、以前に使った神経回路をもっと広範囲に及ぶ新しい接続に配列し直すことで、若者と同じくらいの機能を発揮する。しかしその過程は、追いつきたい一心の、結局は無益な試みのようなものかもしれない。たとえば、同様の実験で、高齢の人たちに自伝的なこれまでの人生を語ってもらったところ（心の中で思い起こすあいだ脳の画像を撮るのではなく）、若い人たちに比べて、一般的な知識の要素が個人的な特定の情報より重要な役割を果たしていた。話の中に個人的な細部はなく、一般的・意味的な知識に一部が置き換えられていた（先ほど述べたように、老化した脳にはそういう情報がよく保存されている場合が多い）。結果として、高齢者の個人的な記憶はかつてほど詳細にわたってはいないのだが、本人はそのことに気づかない。それが呪いなのか祝福なのかは、それぞれの判断に任せよう。

しかも残念ながら、年とともに衰える知的機能は記憶力だけではない。老いた脳は情報処理にも時間がかかる。人間は若いときが――少なくとも速度の面では――最上なのだ。さらに、高齢の被験者は目標に集中するあいだ、気を散らすものを無視するのに苦労した。また、意外なことに、高齢者は特に危険に関わることで、より判断を誤りやすかった。実験では、青年たち（危険を冒して当然の者たち）と六十五歳以上の大人たちの両方が、保証された十ドルをもらうより、十人にひとりに二十ドルが当たるほうに賭ける。誰も、実験室の外でも同じことが起こるとは考えない。

脳が老いるにつれて、これらの機能が衰える原因は何か？　ひとつには、徐々に体積が減っていくからだ。人の脳は実際に、時とともに小さくなる。しかし、全体的にではない。ある部分は、ほかの部分より体積が減りやすい。たとえば、前頭前皮質（悪名高い精神外科手術、前頭葉切断術の目標とされた脳の部分）は、十年ごとに約五パーセント小さくなる。しかも、二十歳を過ぎてからは十年ごとにずっとだ。六十歳以前の数十年間にどんなふうに脳が老化するのかについてはまだあまり知られていないが、これは注目すべき例外といえる。

少しばかり不可解な発見のひとつに、海馬（Ｋ・Ｃが事故で損傷し、Ｈ・Ｍが手術で失った脳の部分）は前頭前皮質ほどすばやくは衰えないらしく、海馬の一部は時がたってもほぼ完全に保たれるらしいというものがある（皮肉なことに、その部分はアルツハイマー病で最も大きな打撃を受ける）。

海馬に関するさらに驚くべき所見として、樹状突起《じゅじょうとっき》、入ってくる刺激を受け取るニューロンの枝状の部分が、九十歳を超えてからも新たに伸びるらしいことがわかっている。不可解なのは、ほぼ誰にでも起こる記憶力の衰え、特に新たな記憶を貯蔵する能力の衰えが海馬の機能低下を示していることだ。その謎は、さらに詳しく見ることで解決された。海馬全体が、何十年もたつうちに、一部は頑丈さを保っているものの、ほんの数パーセントずつ体積を減らしていることがわかった。若いうちは重大でなかったその減少が、六十歳を過ぎると問題になってきて、七十歳までには脳のその部分が毎年一パーセントずつ縮小するようになる。

脳の体積の減少をよく理解するには、脳のおもな要素、ニューロンをじっくり見る必要がある。それぞれのニューロンは主要な細胞体、細胞核とそれに関連した構造を収めた卵形の嚢《のう》を持つが、ニューロンを人の体内にある他の細胞から際立たせているのは、長く伸びている部分だ。細胞体に比べると細い軸索《じくさく》は、大きな距離（この規模では）を越えて別のニューロンとつながることができる（人間に適用される〝六次の隔たり〟〔知り合いを六人たどれば世界じゅうの人と知り合いになれるという理論。〕は脳内のニューロンにも適用できると考えられる。ほかのニューロンから六段階以上離れているものはひとつもない）。物理的な接触はしないが、接近はする。近づいたニューロンと軸索は、たった百万分の一インチ（十万分の三ミリメートル）しか離れていない。

電気信号の神経インパルスが軸索をすばやく伝わり、先端にたどり着くと、電気は化学反応に変わる。〝神経伝達物質〟と呼ばれる分子の集まりが細胞の表面へ移動し、融合して、一度に多数の伝達物質の分子を放出する。これらの分子はごく小さな空間を無作為に漂って、反対側の受容体につながる。こういう作用が起こる場所は〝シナプス〟と呼ばれる。適切な種類の神経伝達物質がじゅうぶんに放出されれば、第二のニューロンが刺激を受けて、それ自体のインパルスを発する。

とても機械的に、鎖のようにつながる作用に思えるが、この小さな空間の中で、あらゆる段階に無作為が入り込み、変動性と不整合が生じている。しかしどういうわけか、そのシステムが、考える脳をつくっている。

軸索が伝達物質を放出し、〝樹状突起〟と呼ばれるもうひとつの細長い部分がそれを受け取る。ニューロンには軸索はひとつしかないが、短めの樹状突起は数百あり、それぞれが多数の伝達物質受容体を持っている。推定によれば、人間の脳のニューロンは、それぞれ同時に一万種類の伝達ができる。つまり、ひとつひとつのニューロンに、信号を受け取り、評価し、伝える大きな能力があるということだ。そして、ニューロンは何百億個もある。

明らかに、脳はとても込み合っている。実際、八百六十億個のニューロン以外に、少なくとも同じくらい多数の〝グリア〟と呼ばれる細胞がある。その機能は少しばかり謎めいている。かつてはニューロンの単なる支持細胞として片づけられていたが、現在では脳の働きに積極的に関わっている細胞として格上げされた。たとえば、脳の後部にあるニューロンがすぐとなりだけでなく、ずっと離れたニューロンともつながっていることを知れば、その接続がどれほど驚異的であるかが少し想像できるだろう。国際的な研究計画〝ビッグブレイン〟は最近、かつてない解像度で、ほとんど個々の細胞にまで迫る人間の脳のマップをつくった。現在の課題は、その画像を役立て、そこに含まれる膨大な量のデータを扱う技術を開発することだ。

時とともに脳の体積が、海馬やその他の場所で減ることに関して重要な点は、それがニューロンの死ではなくシナプスの消滅のせいであることだ。わたしたちは、ニューロンの死が記憶力低下の危険を最も高めると思い込まされているのかもしれない。少なくともその原因のひとつには、深酒をするたびに、十万ともいわれる恐ろしい数のニューロンが破壊されるという昔ながらの警告がある。ところが、この主張はいくつもの意味ででたらめだ。まず、実際にそんな破壊が起こっているという証拠がない。第二に、たとえ起こっていたとしても、その程度のニューロンの減少ならほとんど気づかれもしないだろう。成人の脳には八百六十億個のニューロンがある。大脳皮質（〝考える〟脳）では、アルコールがなくても、自然な原因で一秒ごとに一個ニューロンが失われているのだ。つまり一日に八万五千個。それが〝正常〟な状態だ。一日八万五千個を失いながら長い年月を過ごせば、二十歳から九十歳までのあいだに脳細胞全体のほぼ一〇パーセントを失うことになる。

つまり、問題は細胞ではなくシナプスだ。生涯でシナプスを失う全体的な割合は、かなり大きいと推定されている。健康な人が百三十歳まで生きたとすると、シナプスの約四〇パーセントを失い、アルツハイマー病患者とまさに同じ状態となって、プラークやタングルがなくても認知症に冒されるだろう（その領域まで人間の寿命を延ばすことに熱中している人たちは、このことを考慮したほうがいい）。

シナプスを失うとは、ニューロン間の伝達を失うということだ。そもそも、接続点の数は数え切れないほどある（八百六十億個のニューロンそれぞれが、一万個の別のニューロンとつながっているといわれる）が、減少は容赦なく起こる。そして確実に、他の問題も現れてくる。髄鞘《ずいしょう》で覆われた脳の〝白質〟も減少し、伝達の能率を悪くする。けれども、やはり老いた脳の衰えのいちばんの原因となるのは、シナプスの喪失だ。

これに関しては現在、かなりおもしろい研究が行われていて、実際シナプスはどうやって失われるのかという疑問が調査されている。そこでは何が起こっているのか？　シナプスは故障するのか、自殺するのか、刺激を受けすぎてしまうのか、それとも粉々になるのか？　何が起こるのだろう？思い描きやすいのは、シナプスが弱って、樹状突起が軸索から外れ、細胞が壊れるという明確な過程だ。しかし実際には、はるかに奇妙で興味深い事態になっている。まず、ニューロンの単純な図解を頭から追い出したほうがいい。神経信号が一本の軸索に沿って伝わり、樹状突起が別のニューロンの軸索から刺激を受け取る様子を描いた、簡略なあのバージョンだ。現実の姿は、もっと洗練されている。第一に、軸索は末端で枝分かれして、驚くほど複雑な役割を担うことができる。それ以上に印象的なのは、樹状突起が至るところに存在することだ。何百、あるいは何千もあって、ひとつの細胞をうっそうと生い茂った木に変えている。

さらに近づいて、個々の樹状突起に焦点を当ててみることもできる。それがパイプラインのように右から左へ延びているところを想像してもらいたい。表面には、〝スパイン〟と呼ばれる芽のようなものが、全長にわたって雑然と点在している。マウスを使った研究では、学習体験（新しい種類の迷路を走るなど）があるたびに膨大な数のスパインが生じることが示されているが、時とともにそのスパインの大部分は失われる。[6]　マウスの一生が終わるまでには、ほんのわずかしか残らない。

しかし、数日ごとに、マウスの一生の早い段階に恒久的に定着した膨大な数のスパインにわずかな量が追加され、そういう新しいスパインもマウスの脳に恒久的に残る。

スパインには、〝切り株型〟、〝キノコ型〟、〝通常型〟の三種類の形状がある。切り株型スパインは謎めいている。キノコ型スパインはたくましく長生きで、それぞれに大きな頭部と細い軸がある。通常型スパインはとても変わっている。不意に現れたり、消えたり、戻ってきたり、戻ってこなかったりする。動物を使った研究によって、脳の前頭前皮質の通常型スパインが時間の経過でどう変わるかを調べ、その末路と、老化によって起こる作動記憶の変化を結びつけることができるようになった。人間と人間以外の霊長類の脳の前部には、〝46野〟と呼ばれる作動記憶に不可欠な特有の領域がある。この部分の活動は、人あるいは動物が〝遅延見本合わせ〟と呼ばれる試験を受けるとき活発になる。四×四の升目、四分の一のチェス盤を想像してほしい。十六の枡目は、赤か黒で無作為に色を塗られる。被験者はボードを見せられたあと、それを隠され、別の配列で色を塗られたとボードといっしょにもう一度見せられる。課題は、最初に見せられたボードと同じもの、あるいは違うものを選ぶことだ。これを考えているあいだ、46野は極度に活発になる（これに似た実験がアカゲザルにも行われ、同様に46野が極度に活発になることがわかっている）。

極度の活発化は時間がたつにつれて収まり、それとともに試験で正しい答えを出す能力も低下していく。動物の場合、老いとともに、徐々に正確性が低下するのに並行して、通常型スパインは作動が——最大で全体の三分の一まで——大幅に減少する。この所見によれば、通常型スパインは作動記憶に主要な役割を果たしていて、年月とともに徐々に減ることが作動記憶の衰えに直接影響しているらしい。また、通常型スパインが短い期間で生まれて発達し、縮んで消える能力は、作動記憶への要求と連動しているものと解釈したい気にさせられる。作動記憶は一瞬の知覚入力を追いかけ、理解し、行動に結びつける能力をつかさどっているからだ。

時とともにスパインの数が激減する原因にどんなものがあるにしても、それは明らかに、新しい記憶を貯蔵し、作動記憶を健全に保つ能力に影響を与えるだろう。そういう変化は正常な老いの一部と考えられるが、ひとつ警告がある。ニューロンが、種類にかかわらずスパインやシナプスを失うと、アルツハイマー病やその他の認知症が引き起こすさまざまな変化を受けやすくなるらしい。アルツハイマー病の病変を示す最初の徴候は、シナプスの減少だ。ニューロンの死は、そのあとにやってくる。つまり、シナプスの健康を維持して減少を抑えることが、認知症の発病を遅らせる、あるいは防ぐひとつの手段になるかもしれない。

第8章

老人斑《プラーク》と神経原線維変化《タングル》

一九〇六年春、念入りな染色と下準備のあと、アルツハイマーはようやく、紙のように薄く切ったアウグステ・データーの脳を顕微鏡のレンズから見下ろした。見えたのは、広範囲に及ぶ破壊の跡だった。まず、ニューロン（脳細胞）の数が、正常値から大幅に減少していた。しかしすぐさま、さらにふたつのきわめてまれな特徴にも注意を引かれた。そのひとつは、残った神経細胞に混じって散在しているたくさんの黒い斑点だった。アルツハイマーはそれを〝プラーク〟（老人斑）と呼んだ。その構造にはわずかな多様性があったが、基本的に黒く丸い沈着物だった。プラークは奇妙ではあったものの、発見されたもうひとつの特徴ほど異様ではなかった。それが〝タングル〟（神経原線維変化）だ――ねじれた線維で脳細胞の内部に蓄積し、アルツハイマーが描いた図によると、もつれた髪の房が細胞の残骸とともに凝集しているように見える。科学者の中には、〝炎の形〟と表現する者もいる。それらは残留物であり、ニューロンがそこにあった唯一の証拠となる場合もあった。

プラークが見られたのは、それほど驚くべきことではなかった――以前にも観察されたことがあったからだ。ほぼ同じころ、プラハの競争相手アーノルド・ピックの研究所に所属する科学者、オスカー・フィッシャーが、数例の認知症について解説し、解剖で脳にたくさんのプフークが見られたことを発表していた。つまり、それほどめずらしくはないのだ。しかし、深刻な認知症の根底に、プラークとタングルの両方があることは、新しい発見となった。

それが始まりだった。百年以上たった今日でさえ、プラークとタングルは、アルツハイマー病の診断時の際立った特徴となっている。しかも、あらゆる点で異なる型がある。タングルのない認知症（アロイス・アルツハイマーの第二の注目すべき症例、ヨハン・Fなど）、タングルはあるがプラークはない類似の認知症、脳にはどちらも見られないが認知症の症状がある人、両方とも見られるが認知機能は正常な人。確かに雑然としているが（そのため二十世紀半ばの精神科医は、この病には細胞異常以外にも何かあると確信するようになった）、アルツハイマー病患者の人多数は、脳にプラークとタングルの両方が見られる。この二種類の異常な沈着物が、この病に関するきわめて重要な疑問を呼び覚ます。どのようにして出現したのか？　どんな形で病気を引き起こすのか？　そしていちばん肝心な疑問、どちらがより重要なのか？　いや、それより肝心かもしれない疑問、そのどちらかは本当に重要なのか？　現時点で、ふたつの沈着物の研究にかなりの金額が注ぎ込まれているにもかかわらず、これらの疑問に対する決定的な答えは得られていない。

プラークはニューロンの外に、タングルは中に現れる。ニューロンは、人間の脳の主要な細胞だ（が、決して唯一の細胞ではなく、最も数の多い細胞でさえない）。何十億ものニューロンがネットワークをつくり、わたしたちに周囲の世界を感じさせ、意思決定させ、考えや感情をいだかせ、あらゆる人間的な経験を可能にさせる。これまで見てきたとおり、基本的なニューロンは、ごく簡単に概説できる。中心の細胞体、他のニューロンに接近する長い軸索、膨大な数のニューロンから伝達内容を受け取る何百もの樹状突起。しかし、簡略化された説明にありがちなように、これもいくつか重要な項目を省いている。

たとえば、本書の文脈上で興味深いことの大半は、ニューロンの表面で起こる。ニューロンの表面は絶えず動いている——波打ち、揺らめき、密生する風変わりな植物の庭に似ていなくもない。その植物は、実際にはニューロンの日々の生存に関わる分子の集まりだ。分子の一部は、メッセンジャーの接近を感知して、いくつかを細胞の中へ導く一方で、他のいくつかを拒絶する。また一部は、だまされて敵対的な存在、たとえば外来ＤＮＡやウイルスの侵入を許してしまう。また別の分子は、内部の物質をまとめて、それらを運び出したり、細かく切断して機能させたりする。すでに述べたように、ニューロンの表面、シナプスのところで起こっている最も重要な作用のひとつは、神経伝達物質の放出と受容だ。

ニューロンの表面にある分子の大多数は、全体か一部がタンパク質でできている。タンパク質の分子は、命を維持する働き者だ。どの生物学的過程を見ても、タンパク質が必ずその中心にあると言って差し支えない。タンパク質は、他のタンパク質の助けを借りて物質を組み立て、つくり上げている。硬くも軟らかくも、大きくも小さくも、めずらしくも平凡にもなれる。あらゆるタンパク質は〝アミノ酸〟と呼ばれるサブユニットの鎖としてつくられるが、ほんの一瞬で、完全な鎖が折り重なり、板状やらせん状、その他の順列から成る立体形状などの、特殊な形になる。それらは互いにより合わさり折り重なって密集し、ごつごつした球形をつくっている。その形は、鎖上の個々のサブユニット間の誘引と拒絶によって精密に決められる。研究者たちは、おそらくその中で最も安定したひとつの構造があると考えているが、多く――おそらくほとんど――は数種類の形で存在する。

ここで、アルツハイマー病の顕著な特徴であるプラークに戻ろう。プラークは、〝アミロイド〟と呼ばれるタンパク質分子の集まりで、ニューロンの外側に蓄積する。アミロイドとは〝澱粉〟という意味なので、実際にはその名前は不適当だ。その物質に名前をつけた科学者ルドルフ・フィルヒョウは、プラークが付着する様子から澱粉だと信じ、アミロイドがタンパク質だと判明したときにはもう遅すぎて名前を変更できなかった。アミロイドタンパク質は粘着性を増す立体構造を持っているので、たいてい密な集合体として見つかり、おおむね何かの疾患過程と関わっている（紛れもなく、この病気の場合のように）。アミロイドが主要な成分ではあるが、プラークはほかにも雑多な寄せ集めを含んでいる（タンパク質の累積、壊れた軸索の断片、死んだニューロンの樹状突起、ときにはその周囲に別の種類の脳細胞も見つかる）。

ニューロンの外に沈着して初めてプラークが形成されるにもかかわらず、アミロイドタンパク質は、まずニューロンの中で生まれる。シナプスによく見られるひとつのヘビ状のタンパク質分子が、ニューロンの外膜の中を縫うように進み、一部が内側に残り、一部が外側に出て、短い部分がまんなかにはまり込む（膜の中に埋め込まれる）。この分子は〝ＡＰＰ〟（アミロイド前駆体タンパク質）と呼ばれ、その一個一個がまさにアミロイドの建築用ブロックとなる。興味をそそる分子で、健全に機能しているニューロンでの役割は不明だが、ひとつではなく複数の仕事をしていることは明らかだ。ＡＰＰは細胞体（ニューロンの主要な部分）に集められ、軸索に沿ってシナプスへ〝大急ぎで〟送られる。自然界の秩序のたまものとして、この七百のアミノ酸から成る細長い鎖は、とても用途が広く、ニューロンの外膜からすべり出ると、決まった位置で切断されて、短いバージョンを放出し、別の仕事を行う。

切断作業をしているのは何か？　酵素（これもタンパク質分子）だ。この酵素はＡＰＰを切断するためだけにつくられている。それがあるべき形だが、たまに切断でつくられたものの中に、ＡＰＰの中央部分――細胞膜の内側にとどまっていた部分――から切り取られたもの、すなわち〝アミロイドベータ〟または〝Ａベータ〟または〝Aß〟と称されるものが現れる。ほかの状況だったら、これはＡＰＰに関して最も興味深い事実となっただろう。ふつう酵素は、細胞膜の内部に埋め込まれた分子の一部を攻撃しないからだ。しかしそれよりはるかに重要なのは、アミロイドベータがアルツハイマー病のプラークの主要な成分であることだ。切り離されたこのタンパク質の断片が折り重なって、同様のものとくっつきやすい形になり、それから細胞の外へ放出される。止めどない過程があとに続いて、おそらく百万もの断片が互いに貼りつき、細胞内で目に見えるかたまりを形成する――これがプラークだ。

ひとつ注意すべき点がある。これはプラーク形成時に起こることのごく大ざっぱな概要にすぎない。そこにはたくさんの謎が秘められている。プラークは、内部に周囲の細胞から生じた他のさまざまな断片を含む。いらだたしいことに、存在すべきときに存在しないことがある。脳に明らかな影響を何も及ぼさずに、大量に存在することがある。アルツハイマー病治療で標的にすべき存在でさえないかもしれない。これほど不明確でありながら、プラークは今も、この病気の進行を知るふたつの重要な手がかりのひとつとなっている。

もうひとつはタングルだ。プラークとは違って、ニューロンの中に形成される。これもタンパク質でできている――この場合の分子は〝タウ〟と呼ばれる。その役割は、ニューロンの形をつくり維持する助けとなることだ。ニューロンは、体というより腕や脚に近いことを思い出してほしい。脳内でのニューロンの役割のひとつは、軸索の長さや、その樹状突起の数や長さを規定することにある。他のニューロンとのつながりを形成し、接続を生じさせるクモの巣のような過程を精巧につくり上げるために、ニューロンは内部に骨格構造、つまり安定を与えると同時に、方向を変えたり長く伸びたりできる柔軟な支持構造のネットワークを持たなければならない。ニューロン内部では、微小管がその役割を担う。

しかし、独力では役目を果たせず、そこでタウの登場となる。タウは微小管を安定させる。タウがたくさん結びついているほど、微小管は強くなり、変化を受けにくくなる。タウが少ない場合、微小管は分解したり別の形をつくったりして細胞の急ぎの要求に適応できるようにする。頑丈さが特に重要なときは、タウが多いほうが望ましい。しかし柔軟性が必要なときは、少ないほうがよい。たとえば、胎児の脳には柔軟性が必要とされる。ニューロンが分裂し、接続し、新たなシナプスをつくるあいだ、微小管のネットワークはそれについていかなくてはならないからだ。各細胞には可逆的な細胞機構が存在し、タウの微小管への付着、微小管からの分離の両方を促す。その際、もっと脳に柔軟性が必要な場合は、タウにリン酸塩が加えられ、柔軟性を下げる必要がある場合はその量が減らされる。この過程は〝リン酸化〟と呼ばれる。胎児の脳（柔軟でなくてはならない）には、リン酸塩が豊富にある。不思議なことに、冬眠している動物の脳にもだ。なぜ、ツキノワグマからハムスターまで、冬眠する動物たちが眠りに入るときに異常なほどタウをリン酸化させるのかははっきりしない。むしろ、脳の柔軟性を下げる必要があるように思えるのだが。

それはともかく、この機構がきちんと調整されている場合、そこには可逆性がある。胎児の脳は、発達するにつれて徐々に過剰なリン酸化をやめる。冬眠動物が眠りから覚めるときにも同じことが起こる。しかし、中年期から老年期の人間の脳では、タウのリン酸化が一方向の止めどない過程になることがある。それがアルツハイマー病のおもな要素なのだ。リン酸塩が加わると、タウは細胞の骨格構造から放出されて、ニューロン内に大量に積もり、やがては密集して、アロイス・アルツハイマーが発見した目に見えるタングル（もつれ）を形成する。その一部は文字どおり元のニューロンの残骸で、〝墓石〟タングルと呼ばれることもある。

すばらしいのは、アルツハイマーが発見したふたつの特徴（アミロイドでできたプラークとタウを含むタングル）が、今も彼の名と結びついた病気の重要な特徴であることだ――百年前、今日特によく知られている精神疾患、たとえば双極性障害（当時は〝躁鬱病〟と呼ばれた）や統合失調症の特徴が明らかになり始めたばかりという状況で、アルツハイマーがこの研究を進めていたのがすばらしい。しかし、患者の脳に存在するプラークとタングルを見たのは確かだが、その正確な役割については見当もつかなかった。どのような一連のできごとがあって現れるのかもわからなかった。わかるはずがあるだろうか？　今日でもその部分の知識は欠けている。突き止めるために、大きな研究計画が立ち上げられてはいるが。

一九六〇年代の研究で、プラークとタングルが確かにアルツハイマー病に密接に関連する因子だと決定づけられたことに続いて、ひとつの競争が幕をあけた。疾患過程はアミロイドで始まると信じる科学者たちと、タウが主要な役割を担うとする科学者たちの争いだ。何十年にも及ぶ論争のある時点で、この戦いは、いわば宗教的な、タウを信じる者とアミロイドベータを信じる者、ＴａｕイストとＢＡプティストの対決になってきたと冗談を言う人もいた。

　しかしともかく、アミロイドとタウが互いにどう関係しているのかを知ることが重要だ――関係しているのかどうかすらわかっていないのだから……。どちらかが優位を占めているのか？　どこかで互いに依存しているのか？　その関係が明らかになれば、もっと的を絞った治療法が見つかるかもしれない。

　アミロイドがおもな要因だと信じる人たちは、すぐさま〝アミロイド・カスケード〟仮説を唱え始めた。これはまさに名称どおり、アミロイドがニューロンの周囲に集まるにつれて、それが閾値《いきち》に達するという仮説だ。その閾値を超えると、重大な脳の損傷と、それに伴う認知症が引き起こされる。しかし、それがどのように起こるのかははっきりしなかった（現在もしていない）。なんらかの形でアミロイドがプラークを、そしてタングルを誘発し、そのふたつが共同で破壊を行うのだろうか？　それとも、タングルは、プラークが引き起こした損傷で残された単なるくずなのだろうか？

　アミロイド仮説を支持するある研究では、アルツハイマー病が疑われる患者にＰＥＴスキャンを行い（数カ月間で二回）、組織喪失の速度を確認した。それと同時に、プラークに結合することで知られる化学物質を脳内に循環させた。結果は明らかだった。脳の最も萎縮していた領域は、最もプラークが多く存在した領域でもあった。著者たちはなんの疑問もいだかなかった。〝この結果は、アルツハイマー病の病因において、アミロイド沈着が中心的な役割を担っていることを裏づけている〟[1]とはいえ、研究者たちはプラークのみを探して、タングルは探さなかったので、細胞喪失が最も多かった領域にタングルも見られたかもしれないという反論はできる。プラークが最大の損傷を与えているとする仮説を疑うことは可能だ。

じつのところ、この研究の所見は、別の研究の所見と真っ向から対立していた。そちらの研究では、患者が見せる認知症の程度は脳内のプラークの数ではなく、タングルの数に関係していることが示された。著者たちは、脳内で最初にいちばんひどい損傷を受けた部分にタングルが蓄積していたのに対して、プラークの沈着とそれらの領域との相関関係はさほど強くなかったことも指摘した[2]。

これは、アルツハイマー病の最も謎めいた困難な面のひとつだ。一方でタングルは、最も深刻な脳の損傷が見られる部分に蓄積し、その増加は記憶力の衰えなどの最も著しい行動障害の増加と並行している。他方でプラークは、少なくとも一見したところ、脳の周囲に意味をなさないほど無作為に散らばっているように思える。ともかく、最近まではそう考えられていた。しかし、ここ数年で集まった証拠によって、プラークが沈着するいくつかの場所は、脳の〝デフォルト〟領域として知られていることがわかってきた[3]。それらは大きく、はっきりと分離された領域で、脳が活動を停止しているとき――熱心に本を読んだり、パズルを解いたり、会話したりしていないとき――に最も活発になるらしい。もしかすると、空想にふけっているときかもしれない。このデフォルト領域が、アルツハイマー病でプラークが沈着する主要な部分になっているのだ。なんと奇妙なことだろう。なんらかの形で密接な関係があるらしい、ふたつの診断上の病的沈着物は、それぞれが脳内で独自の特異な分散パターンを持っている。

プラークとタングルをめぐる論争で、そのどちらかを支持する研究なら、数え切れないほど引用できる。だからこそ対立する仮説がいくつもあり、アルツハイマー病のふたつの徴候の相対的な重要性に不確かさがある。これはただの学究的な論争ではない。この病気の効果的な治療法が開発されるとすれば、それは病気の要因を標的にしていなければならない。そして最近では、プラークとタングルのどちらも究極の標的ではないかのような研究結果が現れ始めている。

どうしてそんなことがありうるのか？　基本的な考えは、アルツハイマー病の進行がひとつの過程であるということだ。かなり有力な証拠が示された研究によると、人は誰でも、予想よりずっと早く、三十歳あるいは四十歳ほどから、少なくともいくらかのプラークとタングルを蓄積し始める。それが必ずしも、アルツハイマー病の症状を示すレベルに達するとは限らない。脳にそれらがたくさん存在するからといって、確実に認知症になるとも限らない。それでも、その両方が生成と凝集の長い連鎖の最終生成物であることは事実だ。プラークは、ニューロンから出たアミロイドのくずから生じる。タングルは、ニューロン内部の機能していない過剰なタウの蓄積から生じる。はっきりしないのは、これらの最終生成物が実際に病気による損傷を引き起こしているのかどうかだ。

数多くの証拠によると、脳にプラークまたはタングルのどちらかが見られれば、すでに手遅れらしい。損傷はすでに生じているか、少なくともかなり進行している。何が起こっているのかをはっきり示すことはまだできないが、最近の研究結果をまとめると、筋書きはだいたい次のようになる。まず、脳細胞が余分なアミロイドベータをつくり始める。それは細胞から出て、細胞外の空間に集積していく。このアミロイドは、まだプラークの形にはなっていない。十個ほどのアミロイドベータ分子が二、三組、あるいは短い線維状になって存在している。プラークの前駆物質の重要性については まだ議論の余地があるが、それ自体が神経シナプスに損傷を与えられるらしい（そして脳の老化で最初に起こるのは、ニューロンの死ではなくシナプスの死だ）。アルツハイマー病の危険がある人には、明らかな症状を示す何年も前から、微妙な認知機能の低下が見られることがある。少し不可解なのは、〝Aβ＊56〟（十二量体の線維）と呼ばれるプラークの前駆物質は、精神障害のはっきりした症状が現れる二十年も前に最も増え、病気があらわになるころにはほとんど見られないことだ。何が起こっているのか？　もしそれらが短い線維からプラークに発達するのなら（粘着性で、実際にそうなりやすい）、プラークは単に長期間の化学作用の最終形で、何カ月も、あるいは何年も前に始まる病気の発現には関係ないのかもしれない。プラークを数えることは今も診断に役立つが、それを攻撃することにあまり意味はない可能性がある。むしろ、プラークを破壊すれば、本当に有害な、短い連鎖のアミロイドベータが放出されてしまうので逆効果かもしれないと示唆する人もいる。

指摘しておかなければならないのは、多くの研究者がこの見解に反対しており、多数のアルツハイマー病治療の試みは、アミロイドベータの過剰生産を防ぐ、あるいはもっと先へ進んで、プラークを破壊することを前提にしている点だ。しかしこれまでのところ、成功した例はない。

もしプラークがすでに害は為されたというしるしにすぎないのなら、タウにも同じことが――ニューロン内部のもつれとして目に見える徴候は事後の状態だといえるだろうか？　もしかすると、タングル（微小管から放出されるタウのねじれた線維〔神経原線維変化〕）がニューロン、とりわけそのシナプスの崩壊を開始するわけではないのかもしれない。ことによると、そもそも損傷を引き起こすのは、タウの放出なのかもしれない。この見解にはいくつかの証拠がある――タングルになる前のある種のタウ（小さく、あまり複雑でない集まり）が、少なくともニューロンの死のきっかけをつくるらしい。ひとつには、アルツハイマー病患者の脳を解剖すると、タングルの様相はニューロンの進行性喪失と一致しているが、どの時点でも死んだニューロンの数がたいていタングルの数よりずっと多いことが挙げられる。この事実が示唆しているのは――ただの示唆にすぎないが――もっと小さい、検知できない種類のタングルが関わっているのかもしれないということだ。もしかするとタウは、最初に細胞の骨格構造から放出されたとき、完全なタングルをつくる前にすでに害を与えているのかもしれない。

もっと基本的な疑問が浮かんでくる。問題を起こすのは微小管からタウタンパク質が分離するせいだろうか、それともタウが蓄積すると毒性を持つようになるのだろうか？　両方とも正しい可能性もある。細胞の骨格構造からタウが失われることと、すでにぎっしり詰まっている細胞の中に蓄積することの両方がよくないのかもしれない。

そして最後に、もうひとつ疑問がある。アミロイドベータとタウにはどんな関係があるのか？〝毒のあるパ・ド・ドゥ[4]〟と呼ばれるこのふたつは、どんな作用をしているのか？　先ほど指摘したように、どちらかがアルツハイマー病発現のおもな要因となっている可能性がある。今日では、多くの研究者が、アミロイドを重大な第一段階とするほうに傾きつつある。しかし、説得力のある形でふたつを組み合わせる筋書きがあるのだろうか？

これらの疑問を解決するために、研究の最前線をのぞいてみよう。そこでは、おもに遺伝子改変マウスから情報が集められる。マウスはタウをつくるヒトの遺伝子、あるいはアミロイド前駆物質をつくるヒトの遺伝子、あるいはその両方を持つよう改変されている。こういう実験に基づいた観察はきわめて貴重だが、齧歯類から人間のことを推測する場合、その実験結果は注意深く扱わなければならない。とはいえ、マウスは考察すべき興味深い情報を与えてくれる。

アミロイドが全過程を操っているのだろうか？　そうかもしれない。プラークを生じさせた脳内物質の注入か、遺伝子改変でアミロイドを異常に増やされたマウスには、まるで一方が他方を誘発するかのように、有害な種類のタウも見られる。しかし、その逆は起こらない。過剰にリン酸化させたタウの蓄積を促しても、アミロイドの量は増えないのだ[5]。その一方で、タウ遺伝子のないマウスは、アミロイドによって引き起こされる損傷をはるかに受けにくい。タウが損傷の発生に積極的に関与していることを示唆する結果だ[*]。しかし、そのふたつをひとまとめにすることには慎重を要する。アルツハイマー病に関する最も確かな事実のひとつは、認知症を発症した脳には、プラークとタングルが、異なる時に異なる場所で現れることだからだ。

現時点で押さえておくべきなのは、アミロイドベータとタウの両方がアルツハイマー病の発現に決定的な役割を担っているらしいということだが、その役割を最終生成物（アルツハイマーが観察したプラークとタングル）によるものとすべきか、もっと特定しにくい、上流に位置する分子によるものとすべきかは、まだはっきりしない。これはきわめて重要な問題になる。新しい薬を開発するコストを考えると、適切な標的を選ぶことが不可欠だからだ。このふたつ以外の標的が発見される可能性もある。それについては、第14章の抗アルツハイマー病薬に関する考察でさらに詳しく扱う。プラークとタングルが薬の標的として選択されているのは事実だが、いくつか不穏な証拠も集まってきている。それらとアルツハイマー病の関係は単純ではなく、脳に蓄積はするが、病気を引き起こすわけではないのかもしれない。この仮説の最も明確な根拠は、アメリカで修道女を対象にして行われた、たぐいまれな研究から得られた。

＊　タウをまったくつくらないように遺伝子改変されたマウスがどうして生きられるのか、疑問に思うだろう。なにしろ、タウはニューロンの骨格構造を支えているのだ。確かに、タウのない若いマウスは（わたしたちの目には）正常に見える。しかし老いたマウスは攻撃的になり、記憶障害を示す。若いマウスを守っていたなんらかのものは、時とともに消えていくようだ。

第９章　「わたしが休むのは夜だけです」

「わたしが休《リタイア》むのは夜だけです」シスター・メアリーが百一歳のときに口にした言葉だ。修道女の研究で、貴重な情報源となったひとりだった。一九九〇年代、デイヴィッド・スノードン博士と研究団体は、アメリカのいくつかの州に修道院を保有しているノートルダム教育修道女会の協力を取りつけた。修道女たちは事実上、顕微鏡下に置かれることに同意した。生活を測定され、知能を試され、最後に脳の解剖を受ける。長期研究の対象となるので、高齢者のかなり多くが自分たちの努力の成果を見ることなくこの世を去るはずだ。しかし得られた知識は、老化と認知症についてたくさんのことを明らかにしてくれるだろう。

六百七十八人の修道女が署名し、シスター・メアリーは、死後に脳を提供することを了承した最初の人になった。メアリーは、研究に人間らしい顔を与える資質を持っていた。少し矛盾したところがあり、ある意味で晩成型だった（四十一歳まで高校の卒業資格を持たなかった）にもかかわらず、十九歳で教鞭をとり、八十四歳まで教室を退かなかった。小柄だった（身長百三十七センチ、体重三十八・五キロ）が、内気ではなかった。〝威張っている〟と評する人さえいた。

亡くなる四カ月前、シスター・メアリーは定期的な心理検査を受けた[1]。成績は次のとおりだ。線画で描かれたものの名前を言うボストン呼称検査では、十五問中九問正解。目の前にあるものの名前を言う関連の検査では、十二問中八問正解だった。それから、六十秒以内にできるだけ多くの動物の名前を挙げる流暢性検査を受けた。挙げられたのは八種だったが、最初の十五秒以内に猫や犬など、ありふれた動物を七種言うことができた。そのあとは、気力を失ってしまった。

ミニメンタルステート検査（ＭＭＳＥ）では、読み上げられた十の単語のうち三、四個を思い出し、予測では四点だったところ二十七点を取った。シスター・メアリーは、修道女たちの八五パーセントが受けている高い教育を受けていなかった（一般的に、高い教育を受けるほど、認知症のリスクは低くなる）。ところが、十歳から十五歳若い（つまり八十五歳から九十歳の！）人たちより検査でよい成績を収めた。死の数カ月前に（数年前のこともある）急に健康が衰える〝末期の急落〟と呼ばれる状態があることを考えると、この結果はさらにみごとに感じられるだろう。つまりシスター・メアリーは、検査を受けたとき、これまでより苦労していたに違いない。それでも頭は最後まではっきりしていたようで、驚くべきことに、全体として晩年の十年間ほとんど衰えを見せていなかった。

つまり、機敏で、満ち足りていて、注意深く、頭が切れるという、ほとんど完璧に健康的な老いを経験したまれな例といえる。しかし、シスター・メアリーの脳を検査したとき、研究者たちは衝撃を受けた。それはプラークとタングルでびっしり覆われていた。特に、海馬と大脳皮質の一部で顕著だった。アルツハイマー病の典型的な徴候だ。シスター・メアリーは、認知症を発症していたはずだった。

脳のサイズも小さかった――ほんの八百七十グラムだ。もちろん、もともと小柄だった（死亡時三十二キロ）こともあるが、プラークとタングルのそれなりの影響を考え合わせれば、組織損失と小さな脳の関係が説明できるかもしれない。ところが、シスター・メアリーの認知能力はまったく衰えていなかった。

こうしてシスター・メアリーは、この研究プロジェクトの顔になった。彼女の脳組織を顕微鏡で見れば、アルツハイマーがアウグステ・データーの脳を見たときと同じような光景が現れただろう。しかし、シスター・メアリーの脳は、かわいそうなアウグステ・データーの脳とは違って健康だった。いったいどうやって損傷を免れたのか？　脳が、他の要因による深刻な損傷を受けていなかった――血栓によって死んだ脳組織もなかった――からだろうか、それともほかに理由があるのだろうか？

＊

病気を予測していたのに発症しなかったり、予測していなかったのに発症したりというアルツハイマー病の矛盾があらわになった例は、シスター・メアリーが初めてではなかった。しかし、指折りの際立った例であるのは確かだ。彼女の脳が、存在したはずの病を食い止めたことは驚嘆に値する。どんなふうにそれをやってのけたのか、どうすればそれを再現できるのかと尋ねても、愚問とはいえないだろう。もちろん、だからこそ修道女の研究やその他の研究はとても重要なのだ。研究がなければ、シスター・メアリー——とその脳——をこれほどよく知ることはなく、さまざまな疑問を考え合わせることがもっとむずかしくなっていただろう。

当然ながら、修道女たちはほかにもいた。シスター・マティアは百四歳まで生き、脳にはタングルがたくさん見られたが、認知症は発症しなかった。シスター・マーセラは、シスター・メアリーとそっくり同じに見えた。MMSEではさらに高得点を取り（シスター・メアリーが二十七点のところ二十八点）、単語記憶検査では十問中八問正解し、百一歳で亡くなった。しかしシスター・メアリーとは違って、彼女の脳はきれいだった。

シスター・バーナデットの脳は、決してきれいではなかった。ほかの何よりアルツハイマー病の進行と符合するタングルの数では、上位一〇パーセントの中に入っていた。しかしシスター・バーナデットは、周囲の知るかぎり認知症ではなく、八十五歳で心臓発作を起こして亡くなった。つまり、その後アルツハイマー病に冒されることになったのか、そのまま変わらなかったのかは調べようがない。

ここで紹介したのは、どうにか認知症の危機を乗り越えて、健康な恵まれた人生を送った喜ばしい症例だが、もちろん、それは修道女の研究の一面を代表しているにすぎない。一九九〇年代に研究が始まって以来、たくさんの修道女が認知症で亡くなった。なぜ病に屈する人とそうでない人がいるのかを探るうちに、修道女の研究を行っていた一団は、衝撃的ともいえる発見をした。アルツハイマー病によって九十歳で亡くなったシスターの症例には、本人が二十歳のときの文章技術がなんらかの形で関係していた。時を越えて降りかかる影響というものがあるのだ――七十年の時を越えて。そしてすべては、作文から始まる。

一九三〇年から、ノートルダム教育修道女会の若い女性たちは、数年のあいだ修道院で過ごしたあと、外へ出て地域で教鞭をとる準備をするために、短い自伝的な作文を書くことを求められた。一枚の紙に、自分の出生地や、両親のこと、受けた教育、人生に起こったおもしろい、あるいは重大なできごと、修道院に入る決意をさせた動機を含む文章を書くことになっていた。

＊　脳にプラークとタングルがあっても認知機能が正常な（シスター・メアリーのような）人は、最も影響を受けやすいニューロンの活動が強化されているという直接証拠がいくつかある。彼らのニューロンは大きく、新たな樹状突起を伸ばすことや、蓄積したプラークとタングルによる損傷を修復したり、すでに生じた損傷に適応するために神経回路のルートを変更したりと、反撃を加えることもできるらしい。J・C・トロンコソほか「修道女の研究」《ニューロロジー》第七十三巻、第九号（二〇〇九年）ページ665－73参照。

作文は、情報密度（一文にどれだけの情報が簡潔に集約されているか）と文法の複雑さ（文に埋め込まれた節の数）の二項目について評価された。そのふたつは異なる脳のメカニズムを利用している。情報密度とは、十語ごとに表現されている情報の数から測った表現上の巧みさのことだ(2)。〔以下の文例と評価は、すべて英語の原文を基準にしている。〕次に挙げるのは架空だが、作文にはたとえばこんな文章が書かれている。

わたしは一九一三年三月二十日、ミシガン州デトロイトで生まれ、聖エイダン教会で洗礼を受けました。

この文章にはいくつかの情報がひとつに収められている。〝わたしは生まれた〟、〝ミシガン州デトロイトで生まれた〟、〝一九一三年三月二十日に生まれた〟、〝洗礼を受けた〟、〝教会で洗礼を受けた〟、〝聖エイダン教会で洗礼を受けた〟、そして〝生まれ……洗礼を受けた〟。十八語の中に七個の情報がある。つまり十語に三・九個の情報があるということで、情報密度の点数は三・九点となる。

それに対して、次の一節はずっと情報密度が高い――これも架空版だ。

これまでの人生でいちばん楽しかった日は、一九一五年四月十一日の初聖体拝領式、わずか八歳のときのことで、その四年後の同月、わたしはB・マックロバーツ司教に堅信《けんしん》の秘跡《ひせき》を授けられました。一九二一年、わたしは中学校を卒業し、そのとき初めて、修道院に入りたいという望みがじきに叶えられる可能性を心にいだくようになりました。

第二の作文が第一の作文とかなり違うことは、計算機がなくてもわかるだろう。実際、この作文の情報密度は八～九点で、第一の作文の三・九点より大幅に高い。修道女の研究で判明したのは、二十歳のときに書いたこういう作文の情報密度が低いほど、最終的にアルツハイマー病になる見込みが高くなることだった。奇妙に聞こえるが、先ほどの二例の架空作文では、第一の作文の書き手のほうが、第二の書き手よりアルツハイマー病で死ぬ可能性がずっと高いことになる。全体として、アルツハイマー病を発症した修道女の平均点は三・八六で、発症しなかった修道女の平均点は四・七八だった。自己表現の簡単な練習が七十年後の精神の健康を予見するとは信じにくいが、修道女の研究では確かに予見は当たった。ある事例では（被験者の数は少ないものの）、アルツハイマー病になった人の九〇パーセントは情報密度で低い点数を記録し、病気にならなかった人で点数が低かったのはわずか一三パーセントだった。

情報密度とは不思議なものだ。二十一歳か二十二歳のときに作文を書き、しまっておく。何十年もあとに取り出すと、高齢になったその時点の認知能力とそれが一致するのだから。別の研究では、情報密度が人生を通じて重要な要素であることが示されている。それは高齢者群の脳病理学に関する結果とも一致していた。しかし、本当に興味をそそる疑問は、密度の高い文章を書く能力はいつ形を取るのか、だ。二十二歳までに、人の情報密度は頂点に達するのか？　それとも、八歳ですでに頂点に達しているのか？　それとも、おかしな話だが、情報密度は学んで身につけられるのか？　もしそうなら、成長期にいくつか特別授業を受けるとよいかもしれない。実際、修道女の研究は、教育がなんらかの形でアルツハイマー病の発現を抑えることを示した。もしかすると、情報密度は教育と関連しているのかもしれない。

修道女たちの作文は、文法の複雑さについても評価された。節が多いほど高得点となる。誰かの込み入った文を追ったり、自分で文章をうまく操ろうと努めたりするとき、複雑な文法は作動記憶を刺激する。節がひとつ加わるたびに、知力が総動員される。時とともに作動記憶が衰えるのと同じように、文法の複雑さも衰えるのだろうとあなたは考えるかもしれない。それは本当だ。しかしその場合、年月とともに文法の複雑さは低下していくものの、アルツハイマー病になる可能性とは相関していない。情報密度だけが、謎めいた関連性を持つのだ。

アルツハイマー病はさておき、たとえ健康でも、老いるにつれて情報密度と文法の複雑さの両方が衰えていく。ある研究では、文法の複雑さと情報密度は六十年かけてゆっくりだが着実に低下していくらしいとわかった。次に、同一人物が書いたふたつの文章に基づくその現象の例を見てみよう。最初は、一九三四年、書き手が十九歳のときの文章だ。(3)

一九一五年、わたしは目を開き、初めて世界を、大きな世界のちっぽけな一部を、ほんの少しだけのぞき見た。（中略）わたしは×××で洗礼を受け、真珠を意味する×××と名づけられた。まさに計り知れないほど貴重な真珠のもとであり、わたしの宗教上の使命を意味する名前だ。二カ月後、チェサピーク湾の青い海に面した街をあとにして、わたしたちは燃え立つような野原へ向かって出発した。（中略）その地は、子どものころの、陽気で無邪気な日々の思い出に満ちている。わたしは喜びとともに、空に向かって徐々に伸びていく新しい教会と学校を眺めた。わたしが六歳のとき、その学校は完成した。なんという偶然！　わたしは新しい学校×××で、生徒としての道のりを歩み始めた。八歳になった五月に、初の聖体拝領を受けた。翌六月、わたしたちは×××へと向かった。

次に、一九九五年に同じ書き手が八十歳で書いた文章を見てみよう。

一九一五年×月×日、忘れもしない×××の街でわたしは生まれた。生まれてしばらくたつと、わたしは洗礼を受け、×××と名づけられた。父は大工で、熟練していた。母はすばらしい主婦で、わたしたち七人の子どもの面倒を見て、とてもうまく家事を切り盛りしていた。八年間暮らした×××で、二年生のときわたしは初の聖体拝領を受けた。同じ一九二三年の夏、わたしたちは×××へ転居した。

他の点では健康な被験者たちの全般にわたって、複雑さと密度の両方にゆるやかだが着実な低下が見られた。高等教育を受けた人、博士号を取得した人でさえ、言語能力の低下は抑えられないようだった。

ふたつの特徴のうち、情報密度のほうが、老化に関わる他の現象との結びつきのせいで、より興味深い。高齢期のアルツハイマー病との関連に加えて、修道女の研究における別の調査では、二十歳のころに高い情報密度を示した人は、健康な人生だけでなく長い人生を送ることがわかった。さらに、自伝的な作文はおもに個人的で感情的なものごとを扱っていることから、ひとつの疑問が浮かぶ。表現されたある種の感情（肯定的であれ、否定的であれ）が情報密度に影響を与えるのだろうか?

ここで、さらにふたつの作文を見てみよう。一方はほとんど感情を表さず、もう一方は感情にあふれている。

わたしは一九〇九年九月二十六日に生まれ、女五人男ふたりの七人きょうだいの長子となった。（中略）見習い期間は修道院本部で暮らし、ノートルダム・インスティテュートで化学と二年生のラテン語を教えた。神のお恵みを受け、わたしは修道会のため、信仰を広めるため、わたし自身の聖化のため、最善を尽くすつもりだ。

対照的なもう一方の作文はこちらだ。

神に計り知れないほどすばらしいお恵みを授かったわたしは、つつがなくこの世に送り出された。(中略) ノートルダム・カレッジで見習いとして学びながら過ごした昨年は、とても楽しい日々だった。今わたしは、熱い喜びとともに、聖母マリアの神聖な修道服を受け取り、神の愛によって結ばれた共同生活に入るのを楽しみに待っている[4]。

判定者たちがこれらの作文について、希望や感謝や達成や愛などの肯定的な感情、または悲しみや恐れや苦痛や恥ずかしさなどの否定的な感情を拾い、感情に関わる内容を評価した。もちろんこの場合、修道女たちが最後の誓願を立てる直前、これから修道院を出て、地域社会で教鞭をとり始めようとするときに作文が書かれたとすれば、全員が幸せな気持ちでいたはずだ。もしかすると修道女たちは、作文が自分の評価に使われることを予期して、浮かれないように気をつけていたのかもしれない。それでも、最も肯定的な感情を表した人たちは、そうでない人たちより約六年長生きした。注目に値するのは、他のいくつかの研究で、陽気で楽天的な人は、喫煙や飲酒などのリスクを負いがちなので、ともすると長生きできる有利な条件を捨ててしまうといわれていることだ。当然、この研究の対象である修道院住まいの人々が嗜好品にふける機会は、かなり少ないだろう。

間違いなく、修道女の研究で示された最も興味深く刺激的な所見は、若いころの情報密度と何十年もあとの精神の健康との結びつきだ。しかし、ほかにも、この独特な人々を研究するあいだに発見された興味深い事実がある。そのいくつかは、生理学に直接関わっている。

たとえば、修道女の研究に関わる数々の分析で、脳の健康に与える梗塞《こうそく》の影響が注目された。血管閉塞やアテローム性動脈硬化（脳の動脈の硬化や肥厚）は、脳内組織の部分的な死の原因となる。どちらも脳の酸素欠乏を引き起こすからだ。脳が体のエネルギーと酸素供給の二〇パーセントほどを消費していることを考えると、たとえ一瞬でも欠乏すれば重大な結果が起こりうる。全員が学士号を持ち、半分が修士号を持つ百二人の修道女を対象としたある研究では、循環系の問題が、ほぼ必ず悪い状況につながっていることがわかった。つまり、正式にアルツハイマー病患者と見なされるだけのプラークとタングルがある人たちは、同時に梗塞が――特に精神機能にとって不可欠と考えられる脳の領域に――あると、決まって心理検査の成績が悪かった。この結果は別のさまざまな研究でも確かめられ、認知症を発症する人は、プラークとタングルに加えて脳への血液供給に問題がある場合が多いという結論が出ている。アテローム性動脈硬化がおもな原因とされていた二十世紀半ばの説に耳を傾けるべきだというわけではなく、認知症を生じる損傷は、たいてい複雑であることを認めるべきだという意味だ。その複雑さを考えると、梗塞を防げばアルツハイマー病を防げるのかどうかはまだはっきりしない。プラークとタングルは、どちらにしても病を引き起こすのかもしれない。

それが事実であることを示すかなり有力な証拠が存在する。アルツハイマー病の広がり具合を測る方法のひとつに、脳内のタングルの沈着量を表す六段階のスケールがある。タングルの沈着はアルツハイマー病の進行とほぼ正確に一致しているようなので、このスケールは有効性が高い。かなり長いあいだ、最初の二段階は無症候性だと考えられていた。脳の一部にタングルの沈着があっても、本人に目立った衰えは見られないからだ。しかし修道女の研究では、この見解が間違いであることがはっきりした。調査された一群の修道女の約四〇パーセントは、まだ最初の二段階だったにもかかわらず、測定可能な記憶障害を示した。これらの発見から、正常な精神機能とアルツハイマー病のあいだに大きな隔たりはないという考えが生まれた。むしろ、正常な機能が、ほとんど気づかないほどゆっくり軽度認知障害（ＭＣＩ）へ移行していく。それが（必ずではないが多くの場合）アルツハイマー病へと進行するのだ。

こういうきわめて均質な一群を研究することには、大きな利点がある。修道女たちは喫煙せず、結婚せず、酒を飲みすぎることなく、同性であり、職業、収入、生活環境、医療、栄養摂取などについても共通している。少なくとも修道院に住んでいるあいだは同じ予定に従って行動し、毎日同じ活動に参加している。この種の研究を耐えがたいほど複雑にするわかりにくい変動性の多くが、問題にさえされない。これほどの均一性を提供してくれる研究対象はまれだ。欠点は、修道女たちが少し共通点を持ちすぎていて、そこから得られる老化の考察が、多様な一般人には当てはまらない可能性があることだ。そこでシカゴのラッシュ大学メディカルセンターの研究者たちは、独自の長期研究を二部に分けて行う計画を立てた。一部は修道会の研究で、おおむね修道女の研究と似ているが、女性だけでなく男性も含まれていた。もう一部は記憶と老化のプロジェクトで、こちらはもっと幅広い母集団を設定し、イリノイ州西部の退職者向け居住地域に住む白人、ヒスパニック、アフリカ系アメリカ人の男女を対象とした。

これまでのところ、ラッシュ大学によるさまざまな研究の所見は、修道女の研究を裏づけている。たとえば、アルツハイマー病、あるいはその前段階の軽度認知障害がある多くの患者には、プラークやタングル、梗塞、その他の異常なタンパク質沈着物の混合が観察された。正常な老化に伴う衰えでも、数は少なめだが同様の異常が関わっている傾向があった。

またラッシュ大学による研究では、一段階から次の段階へ移行する五、六年前に認知能力が急に低下することが確認されたものの、正常な認知能力と軽度障害、完全な認知症のあいだにはせいぜいぼやけた境界線しかなく、下降線はまっすぐに延びていることが裏づけられた。これを見ると、どれだけの〝健康的な老い〟が、実際には忍び寄る損傷の蓄積と病を伴っているのかと疑いたくなるだろう。

見たところ健康そうな人にさえ、衰えは進行形で生じ、徐々に加速する。八十五歳の人は、七十歳の人より発語速度が三倍早く落ちる。運動、知覚、発語速度――三つすべて――が、あらゆる年齢において毎年平均で約二パーセント低下していく。[5] しかし、五年間で八百人の協力者がいても、まだデータにばらつきがあるということは、個人差がきわめて大きく、原因も同じように入り組んでいる可能性がある。

けれども、ひとつの要素は明らかに認知能力の低下を加速させている。死の直前に起こる、〝末期の急落〟と呼ばれる現象だ。この状態についての仮説は賛否両論を呼んでいるが、少なくとも半世紀のあいだ検討されてきた。また、修道会の研究では、死の三、四年前に認知能力に急な衰えがあるらしいことが裏づけられている。先ほど、シスター・メアリーが死の四カ月前に出した心理検査の結果に驚嘆したとき、その急落について述べた。末期の急落の終わりではなく途中に検査を受けていたら、彼女がどれほどよい結果を出したか、想像せずにはいられない。

修道女の研究は、認知症を防ぐには教育が重要な要素になることを明らかにした。修道会の研究は、教育がプラークやタングルの沈着に明白な直接の影響を及ぼすわけではないが、その重度を軽減することを示した。教育を受ける年数が増えるごとに、認知能力への悪影響は減っていく――しかしそれはプラークについてのみで、タングルについては増減はなかった（この結果は明らかなようだった。先の修道女の研究では、情報密度の低さがとりわけタングルの増殖に関わっていたのだが）。じつのところ、教育がプラークの重度を軽減するという事実は、認知能力のいくつか異なる領域に当てはまった。特に際立った効果があったのは、知覚速度と意味記憶と作動記憶に対してで、エピソード記憶と視空間能力に対する効果は少なかった。

しかしながら、教育の効果と蓄積する脳への損傷に関する考察は謎めいているので、研究者らはこう述べざるをえなかった。〝正規の教育、あるいは教育に関わる何か［傍点著者］がある種の認知的もしくは神経的予備力を与えている〟[6]

修道女の研究を、ラッシュ大学の記憶と老化プロジェクトへと広げ、研究を修道院の外へ持ち出すことの重要性は、きわめて明白になってきた。認知症の発現に影響する新たな要素が見つかったからだ。たとえば、神経症的傾向（特に不安）と孤独がある。その両方、特に孤独のほうは、ノートルダム教育修道女会の中ではめったにない、あるいはまったく見つからないかもしれない。しかし、修道院の外にいる人々でも、適度な社会的活動と支援を失わずにいれば――あるいは人生に強い目的意識を持っていれば――プラークとタングルの影響を退けることができる。

このように、状況は明らかになると同時にいっそう複雑になってきている。たとえば、子ども時代に感情的ネグレクトや親の威嚇や虐待を経験することは、神経症的傾向と関わっている。つまり、アルツハイマー病の症例の中には、本人が十歳以下だったころの問題が原因になったものもあるのか？　この研究全体が示しているのは、若い脳（もしかすると、とても若い脳）に関わる何かと個人の経験が、不健康な老いや認知症を招くのかもしれないということだ。たいていの症例では、これまでに確認された要素を最終的な脳の状態に結びつけることはむずかしい。たとえば、情報密度とニューロンの健康の特別なつながりも、まだ明らかにはなっていない。数年の教育が、どうして六十年後のプラークの沈着の重度を軽減するのだろう？　どうしてシスター・メアリーのように、ほかのシスターと比べて限られた教育しか受けなかった人が、広範囲の脳の病変に直面しながら健康を保って長生きできるのだろう？

脳組織は、病気の進行を遅らせるなんらかの方法で、さまざまな影響に対処しているに違いない。

それを突き止めるには、アルツハイマー病がどんなふうに脳内で広がるのかを知る必要がある。これが次章の主題だ。

第10章　死に至る進行

わたしの考えでは、修道女の研究から得られた驚くべき発見のひとつは、シスター・メアリー（と同様の特徴を示した修道女たち）だろう。ふつうならプラークとタングルが招いたはずの破壊を食い止め、認知機能を正常に保った人たちだ。もうひとつは、女性たちが二十代前半に書いた作文を調べて、それによってどの程度アルツハイマー病になりやすいかをほぼ正確に予測できると示したことだ。それらの発見を、アルツハイマー病の脳にはプラークとタングルが存在する事実と矛盾しない文脈に置こうとすると、重要な疑問がいくつか浮かび上がってくる。まず、ふたつ挙げよう。プラークとタングルは、人生の早い時期に、つまりこれまで想像しなかったほど早く現れ始めるのか？　その場合、わたしたちのほとんどが最終的にプラークとタングルに冒されるとするなら、何が精神への影響を決定づけるのか？　本章と次章では、調査の複雑さを考えると不完全となるかもしれないが、これらの疑問に対する答えを探る。

若いころ情報密度の低い作文を書いた人たちが、ごく初期段階のアルツハイマー病を患っていた可能性はあるのだろうか？　当然出てくる疑問だが、事実らしき証拠がほとんどないので、専門家にはあまり受け入れられていないようだ。それより、若いころになんらかの形で病気の発現に対する脆弱さが確立されるかどうかの問題（それがおそらく情報密度の低さに露骨に表れる）と考えられている。

とはいえ、アルツハイマー病の病変がいつ始まるかを知るのは重要だろう。プラークとタングル、あるいはその前駆物質は、精神的な衰えの徴候が現れるずっと前から脳に見られるのだろうか？この疑問に対する答えは〝そのとおり〟らしい。

この驚くべき主張に信頼性を与える研究として、四歳から二十九歳までの男女四十二人の脳が調べられた。自動車事故で死亡した人もいれば、がんや心臓病で死亡した人、絞殺された人までいる。死因はさまざまだった――この興味深い若者の一群について、アルツハイマー病の病変の徴候が調査された。これほど若いころからプラークやタングルが見られるのだろうか？　答えは〝そのとおり〟だが、それは条件つきだ。少なくともこの研究では、アルツハイマー病の証拠となるふたつの徴候のうちのひとつだけが、確かに増殖していた。研究者たちがアミロイドベータあるいは本物のプラークの徴候を探したところ、四十二人の被験者のうちひとりにのみ見つかった。この人物は、プラークの沈着が加速しがちなダウン症を患っていたことがわかった。四十二人中ひとりで、そのひとりにはどちらにしても危険があった。

ところが、タングルになるとまったく話が違ってくる。それは尋常でないほど蔓延していて、四十二人のうち三十八人の脳で見つかったのだ。〝プレタングル〟と呼ばれるこの小さなタンパク質のタウは、脳内のある限定的な領域に集中する傾向があった。タングルは、思春期前に生じ始めるのかもしれないという驚くべき結論が出た。四歳の脳はきれいだったが、ある十六歳の脳はいくらかタングルの徴候を見せ、ふたつの十一歳の脳はさらに広範囲に冒されていた。

この研究の執筆者は、ハイコ・ブラークとケリー・デル・トレディチだ。(1)ブラークはタングルの専門家で、亡き妻エヴァとともに、一九九一年の研究で、プラークではなくタングルだけがアルツハイマー病の進行と一致することを明らかにして、賞賛された。(2)プラークはほとんどどこにでも見つかるが、タングルは脳の中で徐々に広がり、病気の前兆となる。

この研究で、ブラークとデル・トレディチは、アルツハイマー病のごく初期段階をさらに早い時期にまで押しやった。最終的にアルツハイマー病の最も深刻な影響を受ける場所——大脳皮質にまだタングルやプレタングルの徴候がまったくない時期だ。その段階の脳ではふつう、タングルの前駆物質は、皮質の下にしまい込まれたニューロンの一群の中に限定的に存在する。その部位に青斑《せいはん》核《かく》（ローカス・セルリアス）、ラテン語で〝青い部位〟を意味する名がついているのは、メラニン顆粒のせいで集合している細胞が青みを帯びて見えるからだ。

ブラークとデル・トレディチの主張によれば、この調査の結果から、疾患過程の引き金になるのはアミロイドではなくタウ、つまりプラークではなくタングルだとしか考えられないそうだ。この見解は、受け入れられるべきだとしても、パラダイムシフトにはまだ及ばない。ほとんど成功していないにもかかわらず、広く知られるアミロイド・カスケード仮説に基づく抗プラーク治療が、アルツハイマー病の治療法開発の主流を占めてきたからだ。ブラークは、その道を進むのは誤りだと考えている。明らかに重要なのは、その過程がどこで始まるのかを知ることだ。ブラークとデル・トレディチは、それが例のニューロンの一群の中で始まると主張する。

彼らの結論にどれほど理があるかはともかく（今のところ少数意見でもある）、その観察結果自体が、ひとつのきわめて重要な点を指摘している。脳の中にアルツハイマー病の病変によく似たものを見つけるのに、年を取る必要はないということだ。もちろん、若者を対象にしたこの研究では、プレタングルの形で存在する初期のタウが、必然的にアルツハイマー病をもたらすのかどうかは証明できない。しかし、ほかの研究結果を評価する際に考慮に入れるべきデータにはなる。そして、タウの重要性が強調されている研究結果は、ほかにもある。

それにもかかわらず、アミロイドベータとプラークを支持する側の勢いは衰えていない。メイヨークリニック、ペンシルヴェニア大学、カリフォルニア大学のさまざまなキャンパスの研究者たちは、解剖結果を一時棚上げして、視野を広げることにした。さらに、生体での病気の進行を測るいくつかの方法をまとめて、仮説に基づいた時間の流れを設定した。[3] アルツハイマー病の時系列と、要因らしき多様な物質の相対的な重要度を表すのは大胆な試みだ。研究者たちは、いわゆるバイオマーカーを取り揃えて参照した。脳脊髄液中のアミロイドベータの増減、脳の代謝速度、タウの量、ＭＲＩで示した脳の萎縮度までであった。

おそらく彼らが最も重要な点として主張しているのは、プラークとデル・トレディチがアミロイドベータなしでタウが大量に存在する脳を例示したとはいえ、少なくともプラーク沈着の途中では、アミロイドに重要な役割があると見なせることだ。複数の研究チームが、それを支持する観察結果を出している。確かにアミロイドは、アルツハイマー病を発症する人の脊髄液の中で増加したのちに減少する。このアミロイドの動的な変化は、病気の発生を示すごく初期の徴候と考えられ、あらゆる症状が現れる少なくとも十年前に起こる。

しかしこの研究グループは、すでに存在が実証されているもうひとつの主要な徴候、タウについてはどう言っているのだろう？　研究者たちによると、タウがすでに存在するのは確かだが、それだけではアルツハイマー病を引き起こせず、ふたつは別々に発生するそうだ。認知機能が正常な人にもたくさんのタウが存在するので、おそらくそれは二十年もしくは三十年かけてゆっくり広がるのだろう。しかし、いったんアミロイドベータが発生すると、タウもすぐさまあとに続くらしい。もしかするとアミロイドの増加が、タウ沈着の新たな段階を誘発するのかもしれない。あるいは、それが何かの制限を解除して、ふたつのタンパク質が共同で本格的な病気の進行を促すのかもしれない。

研究者たちによれば、この過程の中で、アミロイドは病気が存在する前に最大量に達する。ただし、アルツハイマー病のよくある前兆として知られるMCIの初期が見られる場合がある。この時点に達したとき、タウはまだ増加している。ブラーク夫妻が示したように、シナプス、さらにはニューロンそのものの破壊も同時に起こっている。

このいくぶん推論的な研究の限界は、まだ数十年にわたって観察された集団がいないという点だ。さまざまな研究から集めたデータをつなぎ合わせなくてはならない。今のところそういうデータは、アルツハイマー病発現の謎を解くのに不可欠なふたつの年齢層、つまり中年期と老年期の認知症に焦点を当てていない場合が多い。もうひとつの欠点は、使われたバイオマーカーが利用可能な最善のものだとしても、そこに最も重要な要素が含まれているとは限らないことだ。脳の変化は今日得られる道具ではとらえがたく、実際の状況をちらりとのぞき見ることくらいしかできない。

しかし、確かなことがひとつある。疾患過程が明らかな脳の破壊に達するまでに、それは嗅内《きゅうない》皮質という、大きな大脳皮質の下に収まった、脳の両側にある小さな部位に居座る。嗅内皮質は神経伝達の中枢で、海馬（記憶形成の名高い中心地）を含むさまざまな領域からの入力を受け、情報を中継して海馬に戻したり、大脳皮質のさらに上位の中枢に伝えたりする。嗅内皮質と海馬は密接な関係を持ち、相互に作用して——おおまかにいえば——自分がどこに行ったことがあるか、どうやって行けばいいかを記憶させる。地理に関してだけでなく、あらゆる種類の記憶に深いつながりがあるが、重要な点は、嗅内皮質と海馬が機能だけでなく構造上でも密接に結びついていることだ。嗅内皮質が破壊されれば明らかに記憶に影響が及び、次に記憶に頼っている精神機能、つまり率直にいえばほとんどすべての機能に影響が及ぶ。ある研究が明らかにしたところによると、認知機能の正常な人は、嗅内皮質に七百万個ほどのニューロンを収容していて、その数は六十歳から九十歳までほとんど変わらない。しかしアルツハイマー病を発症すると、その数は激減し、嗅内皮質のある部分では九〇パーセントも減ってしまう[4]。

　ほかの場所に八百億個以上のニューロンがあるというのに、なぜ脳のこの部位が最初に攻撃されるのだろう？　もしかすると、まだ解明されていない理由で特に病に冒されやすい種類の細胞が、そこに存在するのかもしれない。それらの細胞は、必ずしもニューロンとは限らない。疑われているもののひとつは〝乏突起膠細胞《ぼうとっきこうさいぼう》〟と呼ばれる支持細胞の一種だ。これはニューロンの髄鞘化を担当している（つまり、ニューロンを脂肪物質でできた絶縁性のある鞘、髄鞘で覆う）。髄鞘化はきわめて重要な過程だ。脂肪物質の筒は、ニューロンの軸索を包んで、インパルスの伝達がすばやく確実に行われるようにする必要がある。脳が発達するあいだ、嗅内皮質内の細胞がいちばん最後に髄鞘化されるのは興味深い。その部分と海馬の一部では、前頭皮質よりずっとあとになってから細胞が髄鞘化される。しかし、アルツハイマー病の餌食となるのはいちばん早い。鏡のように正反対の過程だ。ハイコとエヴァ・ブラークがかつて述べたように、それは〝偶然では片づけられない[5]〟。

この奇妙な正反対の関係性から、アルツハイマー病はまさに進化の歴史に関わる病気だという仮説が現れた。よく知られているとおり、ニューロンが絶縁体で包まれる過程は、人間で完成するずっと前にチンパンジーで完成していた。そしておそらく注目すべきなのは、人間以外の霊長類はどれだけ長生きしてもアルツハイマー病にならないということだ。つけ加えておくが、それを知ったからといって、病気の治療にどう役立つのかははっきりしない。

さらに、タングルが最初に現れる嗅内皮質と、病気の初期にプラークが沈着する脳のデフォルト領域（第8章で言及）のあいだに興味深い関係があることが、いくつかの研究で示唆されている。二〇一四年四月に発表された研究では、正常範囲で記憶力が衰えている高齢者は海馬の接続が鈍くなっていたのに加え、大脳皮質のデフォルトネットワークにプラーク〔ママ〕があった場合、嗅内皮質（効率的に記憶するのに必要とされる部分）の活動も衰えていた[6]。これは、大脳皮質のデフォルトネットワーク内のプラークと、脳内の比較的遠くにある嗅内皮質でのアルツハイマー病の始まりに、なんらかの直接の関係があることを示した最初の指標のひとつだ＊。

嗅内皮質のニューロンの壊滅的な喪失は、不幸なことに、カスケード過程のほんの始まりにすぎない。病に冒されたその部位のニューロンは、完全に破壊されるまで、他のニューロンと接触し続ける。中でも最も重要なニューロンは、記憶過程にとって不可欠な部位、海馬にある。ふつうならここに新しい重要な情報が最初に記録されてから、未知の領域へ伝えられ、いわば永続的に刻みつけられる。病気は、海馬をむしばんで記憶力を衰えさせるだけではない。それはニューロンからニューロンへと広がり、ほどなく前頭葉に達する。そこから脳の残りの部位へ進み、運動と視覚の領域を最後に残す。いったんその過程が始まれば、アルツハイマー病の広がりは止めようがない。

病気の進行を遅らせたり、妨げたり、止めたりすることは困難に思えるが、その機会を探る方法はあるかもしれない。病気の広がりは、厳密にはどのように始まるのか？　それは、となり合った細胞がそれぞれ自然発生的に壊れ始める不運な偶然――あらかじめ組み込まれた全般的な環境の激変のせいなのか？　あるいは重大な病気の要因、プラークとタングルの前駆物質（そのほかなんであれ）が細胞から細胞へと動き、破壊の足跡を残していくのか？　もし後者のほうなら（この仮説を支持する証拠は増えてきている）、確かに治療の機会は存在する。交通があるところには、封鎖の機会があるものだ。

最近では、アルツハイマー病の広がりを、プリオン病に似たものと見なす人がますます増えている。おもな疾患に、いわゆる狂牛病や、認知症を特徴とするヒトのクロイツフェルト－ヤコブ病などがある。これらは感染症なのでアルツハイマー病とは異なる種類だが、進行の形は似ているのかもしれない。

プリオン病の感染病原体は、脳細胞に由来する異常構造のタンパク質だ。健康な脳に取り込まれると、その異常構造――正確には誤った折り畳み構造――のプリオンタンパク質が、どういうわけか正常なタンパク質まで誤った折り畳み構造にしてしまう。止めどない増殖過程があとに続き、正常なタンパク質の多くを破壊して、脳が抵抗できなくなるまで誤った構造を増やしていく。誤った折り畳み構造のタンパク質は、さまざまな方法で脳にアクセスする。プリオン病のいくつかは、正常なタンパク質の突発的な折り畳み構造の異常によって引き起こされるらしい。同様の原因で起こると考えられる散発性クロイツフェルト－ヤコブ病では、世界じゅうで年間百万人にひとりが亡くなっている。一方、一九八〇年代の狂牛病の流行は、突発的なものとはまったく違っていた。この病気が蔓延したのは、狂牛病で死んだ牛の肉骨粉を生きている牛に飼料として与え、うかつにも病因となるプリオンを摂取させてしまったせいだ。そういう給餌が禁じられてようやく、流行は収まった。

先にも述べたように、これらは伝染病だが、アルツハイマー病とのつながりは、広がる際のメカニズムにあると考えられる。誤った折り畳み構造のプリオンが、どのように正常なタンパク質をいわば複製に変えるのかはまだはっきりしないが、なんらかの物理的な接触が起こっているのは確かだ。それは脳のニューロン内部で起こるが、そのあとに第二段階が必要となる。誤った折り畳み構造のタンパク質が、ひとつのニューロンから次のニューロンへ、さらに次から次へと運ばれるはずだ。プラークとタングル両方についてのいくつかの洗練された実験では、まさに同じことが起こっ

＊　最近の研究で、プラークが蓄積した脳は、記憶に関わる仕事を行うのに余分な働きを必要とすることが示された。おそらく、プラークの悪影響を克服するためだろう。J・A・エルマンほか「アミロイドβが沈着した高齢者の脳における神経の補正」《ネイチャー・ニューロサイエンス》十七号（二〇一四年）ページ1316－18参照。

ているのがわかった。

実験では、遺伝子改変マウスが重要な役割を果たしている。マウスは理想的な実験動物（小さくて、きわめて繁殖力が強く、管理が簡単）だが、人間の病気を調べるためのよいモデルにするには、人間の遺伝子を組み込む必要がある。たとえば、マウス（老いるとプラークが発生するよう人間の遺伝子を組み込まれたマウス）にアルツハイマー病で死亡した人の脳から取った物質を注入すると、通常より大量に、ずっと早くプラークが現れ始めた。またプラークは、注入された最初の部位から脳の半球全体へと広がった。病気の伝染のように見えるが、明らかにこれはきわめて特殊な例だ。実験用マウスはどちらにしても、老いるとアルツハイマー病を発病するよう操作されているからだ。注入は単に避けがたい事態を――数カ月ほど――早めただけかもしれない(7)。

しかしほどなく、その実験は驚くべき形で改良された。こちらの方法では、マウスはプラークが発生しやすく操作されていない人間の遺伝子を組み込まれた。言い換えれば、マウスは通常どおり健康に長生きし、病気に冒されない脳を保つだろう。しかし、アルツハイマー病で死亡した九十歳の女性の脳から取った物質を注入すると、約一年半後、マウスの脳にはプラークが大量に発生していた。初期段階のプラークは、それよりずっと早くから現れ始めるようだった。またプラークは、注入された場所から離れたいくつかの部位で見つかった(8)。

これらの実験では完全に発達したプラークを使ったが、科学者たちは、プラークの主成分、精製したアミロイドベータでも同様の増殖とその後の広がりが生じることを示した。プリオン研究の第一人者であるスタン・プルシナーと同僚たちは、病気のマウスの脳から取ったアミロイドベータを、健康なマウスの脳の右半球に注入した。注入を受けたマウスは、どこにタンパク質が集まっても発光するよう遺伝子操作されていたので、アミロイドタンパク質の広がりが観察できた。アミロイドベータは、マウスの脳の右半球から左半球へと広がった(9)。

この実験はすばらしい試みだと他の研究者たちに賞賛されたが、プルシナーにとってはそれでじゅうぶんとはいえず、少しばかり宣伝活動をせずにはいられなかった。一九八二年、プルシナーは〝プリオン〟という用語をつくるとともに、それがアルツハイマー病のようなプリオンが原因ではない多くの病気の謎を解明する鍵にもなると論じた。プリオンは感染病原体で、プラークはそうではないが、近年発表した論文中でもアルツハイマー病のプラークを〝プリオン〟と呼び、自分がつくった用語の支配力を維持、または拡大する決意でいるようだった。しかしその後間もなく、《ニューイングランド・ジャーナル・オヴ・メディシン》は、〝プリオン〟という用語は明らかに感染性という意味を含むので、アルツハイマー病に適用すべきではないと社説で論じた。編集局は、この用語がもたらす〝危険な弊害〟について警告した(10)。プルシナーが応じるかどうかは、まだわからない。

というわけで、プラーク（あるいはそれをつくる物質）が脳内で広がることはじゅうぶんに立証されているようだ。しかし、正確にはどのような形で広がるのか？　ここで、分子神経科学の魔法が効果を発揮する。疑問が具体的になればなるほど、実験システムは抽象的になっていく。そこで、プラークやタングルの前駆物質が正確にはどのような形でひとつのニューロンから別のニューロンへ向かうのかを解明するには、脳からニューロンを取り出して、細胞培養を行うのが役立つ。この種のある実験では、プラークの前駆物質、アミロイドベータの短い断片が、膜状の小球に包まれて、ひとつのニューロンを離れ、すぐとなりのニューロンに取り込まれることで、直接ひとつのニューロンから別のニューロンへ移動できるらしいことが示された[11]。この移動が行われた直後に、受け入れた側のニューロンに損傷の徴候が現れ始めた。この実験ではプラークの前駆物質が使われたが、著者らはこの過程が、タングルのタンパク質であるタウの細胞から細胞への同様の移動にも当てはまるかもしれないと推測している。

もし一貫して当てはまるのなら、タウが脳内の病気の広がりと同時に存在するのに対して、プラークはそうではないという謎めいた事実に説明がつくかもしれない。広がりを実行しているのは〝プレプラーク〟かもしれない。何が起こっているのかについて基礎的な理解を得るには、ここまで微細な現象を突き止める必要がある。しかし、それは治療法の開発に役立つのだろうか？　なんともいえない。少なくとも脳全体の中で、そこまで小さな分子を追うのはきわめてむずかしく、捕まえたときにはすでに脳に損傷を与えているかもしれない。とはいえ、顕微鏡による観察で、アルツハイマー病に冒された人々の行動に符合する分子現象が明らかになってきた。たとえば、海馬に対する初期の損傷は、何年も前のできごとではなく、直前に起こったことを思い出せなくなるという形で現れる。ほかにも、分子現象と行動を対比する方法がいくつかある。ある意外な方法では、嗅覚を利用する。

本章の執筆中に発表されたある研究では、アルツハイマー病のごく初期段階で、ピーナッツバターのにおいを嗅ぎ取る能力がかなり衰えることが示された。これはさほど目新しい情報ではない。多くの研究で、アルツハイマー病の徴候がわずかに現れ始めたころに、嗅覚が鈍ってくることが示されている。しかし、最新の研究は、その簡単さで目を引いた[12]。

アルツハイマー病か、その前段階（軽度認知障害）、その他の認知症のいずれかを患っている患者たちは、目と口と片方の鼻孔をふさがれ、十四グラム（テーブルスプーン一杯ほど）のピーナッツバターを開いたほうの鼻孔の前に差し出された。それから、においが嗅ぎ取れるか、なんのにおいかわかるかと尋ねられた。わからない場合、ピーナッツバターは一センチずつ、わかるまで近づけられた。結果はかなり明白だった。アルツハイマー病患者は、平均で十センチ、ほかの患者よりもピーナッツバターを近づける必要があった。

もうひとつこの研究で特筆すべきなのは、患者の左側の鼻孔が右側より大幅に嗅覚が鈍っていたことだ。これは、初期段階での病気の重症度が、右側よりも左側で高いことと一致している。においを感知する中枢は、最初に病気に冒される部位として知られている領域にある。しかし、何が原因でこのように嗅覚が失われるのかはまだわかっていない。マウスでは、アミロイドベータとタウの両方が原因と指摘されてきた。人間についてはそういう詳細な情報がないので、もっと踏み込んだ調査をする必要がある。とはいえこの研究は、初期のアルツハイマー病の可能性を判断する簡単でローテクな方法を提供している。病気の進行を遅らせる効果的な方法がいろいろある中で、ますます役立つようになっていくだろう。

本章で挙げた証拠をすべてまとめてみると、状況は明らかだ。アルツハイマー病の長期間にわたる進行を簡単に言い表すと、病的物質のゆっくりとした、局所的な、細胞から細胞への広がりということになる。その期間は一年単位ではなく、十年単位で測るべきもののようだ。修道女の研究で取り上げた作文が、本当に連鎖の最初の輪を表しているのかどうかはわからない。しかし、それが確かに示しているのは、シスター・メアリーのような例は別にしても、若いころに確立された何かが、病気の発症を遅らせる可能性があるということだ——それについては次章で見てみよう。

第11章

反撃する脳

シスター・メアリーは、脳がアルツハイマー病の病変に冒されていたにもかかわらず、正常な認知機能を保ったまま亡くなった人として最も有名だが、決して初めての例ではない。一九八八年、ロバート・カッツマン率いるチームは、プラークとタングルが、アルツハイマー病に冒されていない人の脳にもかなり頻繁に見られることを明らかにした（ロバート・カッツマンとは、十二年前《アーカイヴズ・オヴ・ニューロロジー》誌の力強い論説で、アルツハイマー病が正常な老いに伴うものではなく病気であることをはっきりさせたあの人物だ）。

チームは養護施設の入居者百三十七人（平均年齢八十五・五歳）の脳を解剖した。[1] そのうちのおよそ半数がアルツハイマー病と診断されたが、最も興味を引いたのはその人たちではなかった。心理検査で最上位の成績を収めた十人の脳には、軽度のアルツハイマー病と診断されてもおかしくない量のプラークがあることがわかったのだ――完全に病気に冒されている人たちの量の八〇パーセントに達する例もあった。それでも、認知機能は正常に保たれていた。プラークとタングルとアルツハイマー病の単純なつながりに裂け目を見つけたのは、これらの研究や、シスター・メアリーのような人物だった。こうして、〝予備力〟という考えが生まれた。選ばれし人はどういうわけか、ちょっとした才能、プラークとタングルに抵抗できる能力のようなものを持っていた。

予備力という考えは、ここ二十年で絶大な信頼性を獲得した。それが偶然見つかった数少ない症例ではなく、実際に起こっている現象だという報告が、次から次へと寄せられているからだ。とはいっても、その用語の意味ははっきり定義されていない。一般的な合意によると、脳予備力と認知予備力の二種類がある。脳予備力は、比較的単純な、身体的な能力で、大きくてニューロンが多いので損傷に負けずに耐えられる丈夫な脳に観察される。認知予備力は、教育や訓練や仕事のような無数の活動によって身につく損傷への抵抗力のことを指す。当然ながら、最終的にはそういう活動が、おそらくニューロンのネットワークを広げたり、多様な回路を増やしたりすることで、脳の構造にも効果を及ぼしているはずだ。しかし現時点では、その効果がどういうものか、正確にはわかっていない。

一見したところ、脳予備力のほうが強い抵抗力を与えそうに思える。ニューロンが多く大きい脳は、病気の過程でニューロンが失われても機能できるはずだ（しかし注目すべきなのは、シスター・メアリーの脳はたったの八百七十グラムで、小柄だったことを考慮に入れたとしても――死亡時三十二キロ――どの基準からしても小さい脳だったことだ）。脳の大きさとニューロンの数が実際に保護効果を発揮することはじゅうぶんに実証されており、たとえ計測があまり精確でなくても、その利点ははっきり示せる。

一九九〇年代後半に発表されたある研究では、七百人近くの頭囲が計測され、アルツハイマー病らしいと診断された人（全体のうち七十五人）の頭が比較的小さめであることが確認された[2]。大きさについては、確かにひとつの傾向があった。小さめの頭を持つ二〇パーセントの人は、大きめの頭を持つ八〇パーセントの人より病気になる危険性が二倍以上高く、男性より女性のほうが危険性が大きかった。しかし、それだけではない。アルツハイマー病を患った人に限って分析を行ったところ、大きめの頭を持つ人は、認知機能検査で比較的よい成績を収めていた。研究者たちは、その所見の意味について独断的にはならなかった。なんらかの環境的な影響が、頭蓋骨を小さく保つと同時に、アルツハイマー病にかかりやすくするのかもしれないと彼らは考えた。その可能性もあるが、単純に脳予備力の実例が示されたのかもしれない。

脳の大きさの代わりに頭囲を測ることの妥当性に疑問がわくのももっともだ（あるいは、物議を醸しているフィリップ・ラシュトンが、人種と進化についての自分の主張を裏づけるのに、巻き尺で測った学生の頭の大きさを利用したことを思い出すかもしれない)。もちろん、脳と頭の外周は同じではないが、その違いは興味深いものだ。人間の脳は十代のころ最大に達し、そのあとは年を取るごとに、わずかずつではあるが縮んでいく。しかし頭蓋骨は同じ速度では縮まない。頭蓋の骨盤は硬いからだ。つまり、たとえば五十歳で頭囲を測るなら、実際には個人的な考古学を探究していることになる。現在のではなく、かつての脳の大きさを測っているのだから。

けれども、現在の脳の大きさを測れるようになったおかげで、洗練されたいくつかの実験が新たに行われ始めた。例を挙げよう。スコットランドの研究者グループは、一九四七年にスコットランドの学童の一群が十一歳のときと、同じ一群が七十三歳になったときに集めた知能検査のデータを使って、四方向の比較を行った(3)。また、MRIを使って実際の脳組織(現在)と頭蓋骨の体積(過去)を計測し、現在と過去の脳の体積を測定した。驚くまでもないが、子どものころと大人になってからの知能には強い相関関係があった。現在の脳の体積と知能にも関連があった――これも驚くまでもない――が、判断がつかなかったのは、青年期の脳の最大サイズと現在の知能の小さな結びつきだった。何十年もの時を経た結びつきに、研究者は興味を引かれた。彼らはこれを脳予備力の証拠と指摘している。

脳の体積を量る最も洗練された方法の決定に興味が持てない人にとって、いくつかの実験の試みは少し現実離れして見えるかもしれない。たとえば一九六一年には、単純に頭囲を測ることと、頭蓋骨の体積を測定すること、脳そのものの体積を量ることを区別する試みが行われた(4)。人類学者たちは、死体の頭囲を測ったあと、その後頭部を耳まで水に沈めて、あふれた水の量を計測し、次に取り出したばかりの脳を使って同じ工程を繰り返した。百五体の死体（大量の髪による混乱を避けるため、おもに男性）を使って三方向の比較を行ったところ、頭蓋骨の外周を測るよりも頭を沈める方法のほうが、誤差が少なく優れているという満足のいく結果が出た。もちろん、どちらの計測法も、実際の脳のサイズを考慮に入れてはいない。ＭＲＩの登場で、注意深く設計されたこれらの技術はすべて、完全に不必要なものになった。あまり費用をかけずに、できるだけ早く大ざっぱなデータを集めたい場合を除いて。

ここまでの議論はかなり単純に思える。脳の体積が大きければ、脳細胞をたくさん失ってもだいじょうぶというわけだ。しかし、どんな場合でも同じだが、判断には慎重を要する。ひとつには、脳が大きいからといって、ニューロンも多いとは限らない。文献にはあまり目立った形で登場しないものの、ニューロンの代わりとして増殖できるさまざまな種類の細胞がある。脳予備力のある人の脳には、大きなニューロンが多い場合もありうる。実際、ロバート・カッツマンの研究（本章の始めで言及）では、アルツハイマー病の病変がありながら認知機能が正常だった人の脳に、並外れて大きなニューロンが通常より密集して存在した。その人たちの脳は、平均よりも重かった。

総合すれば、これらのデータは〝脳予備力〟という考えを裏づけている――ニューロンの多い大きな脳は、認知症に対する防護手段を持つらしい。どんな環境的・遺伝的影響の組み合わせが大きな脳をつくるのかははっきりしない。悲しいことに、その有益な効果に気づくころには、わたしたちの脳はすでに縮み始めている。つまり、そういう知識の有用性は、少なくともアルツハイマー病の進行を遅らせたり止めたりするという点では限定的だ。

しかし〝認知予備力〟は違う。それはもっと多様な一連の要因から成り、治療的な利点もあると考えられる。少なくともその一部は、生涯にわたって影響を及ぼす可能性がある。特に際立っているのが教育だ。もし教育がアルツハイマー病の発症を遅らせることはなかったという研究結果があるとしても、これまでわたしは見たことがない。実際に何十もの研究が、高度な学校教育を受けるほど、アルツハイマー病のリスクが低くなることを裏づけている。受けた教育が八学年以下の人は、高校を卒業した人に比べて二倍危険性が高く、高校を卒業した人も大学を卒業した人に比べれば危険性が高く、その先も同様に続いていく。人口趨勢には勇気づけられる。現在ではアメリカ人の八三パーセントが高校を卒業している。一九一〇年にはたった一三パーセントだった。この上昇傾向は、二十世紀初期から中期にかけてに限られたことではない。カナダでは一九九八年から二〇〇八年のあいだに、高等教育を受けない成人の割合が二一パーセントから一三パーセントに減少し、高校を卒業した二十五歳から三十四歳の成人の割合は九二パーセントにまで増加した。[5]

上海《シャンハイ》における一九九〇年の調査では、アルツハイマー病になる女性の数が、男性の数を大幅に上回っていることがわかった。めずらしい所見ではないが、この場合、差は歴然としていた。女性の多くが正規の教育をまったく受けていなかったからだ。[6] もうひとつ例を挙げよう。最近の評論で、著者のヤーコヴ・スターンは、六十歳以上の五百九十三人を対象にした研究に触れている。八年末満の教育しか受けていない人は、それ以上の教育を受けた人より二・二倍認知症を発症する危険性が高かった。しかしこの評論の中で著者は、教育からさらに先へ進んで、職業の選択やさまざまな余暇活動などにも注目した。(7)

職業は、〝到達点〟が低い（未熟練、半熟練、小売業、事務職を含む）か、高い（経営者、実業家、専門職、技術職）かで評価された。到達点の低い職業に分類された人たちは、二・二五倍アルツハイマー病になりやすかった。余暇活動についても同様の結果が見られた。調査対象に関するかぎり、六種類以上の活動に参加していた人は、認知症になる危険性が三八パーセント低かった。活動は、編み物から音楽鑑賞、運動、ウォーキング、映画鑑賞、礼拝参加まで多岐にわたった。すべてがとりわけ知的な能力を試されるものではなく、体力を必要とするものでもなさそうだった。ただし、それぞれの利点を合わせたよりも、参加の度合いのほうが結果を大きく左右した。同様の活動と教育を調べた他のさまざまな研究では、認知予備力を高める要素をすべてまとめれば、人はアルツハイマー病の危険性を五〇パーセント近く下げられるという結論に達している。

評論の一環として、スターンはさらにいくつかの研究を参照して、見かたによってはやや気が滅入るような主張をしている。引用されているのは、認知予備力が高い人（よい教育を受け、精神的・肉体的に活気に満ちた生活を送り、やりがいのある仕事に就いている人）であっても、シスター・メアリーと同様、年齢とともにプラークとタングルを蓄積していくという考えを裏づける証拠だ。シスター・メアリーとは違って、たいていの人は予備力を死ぬ前に使い果たし、アルツハイマー病の症状を示し始めるだろう。それが起こると、彼らの衰えは予備力を持たない人よりずっと急速に進む。なぜか？　症状を示すころには、すでに大量の病変が蓄積しているからだ。皮肉なことに、おそらく彼らの衰えは、予備力を持たずに何年もかけて徐々に衰えてきた人とほぼ同じ年齢で、同程度の認知症となって現れるだろう。

急速な衰えは待ち望むべきものではないが、症状の出ない長い人生は確かに望ましい。さて、どちらがいいだろう？　わたしには、長く症状のない人生と、奈落への急降下を与えてもらいたい。

ここまで、予備力をめぐる大まかな流れをまとめたが、当然ながらこと細かな情報は無数にあり、ひとつひとつの研究に触れる必要はないとはいえ、意外なものや、ここで述べたことに重要な支持や裏づけを与えるものもいくつかある。予想外のものをひとつ挙げよう。二言語駆使能力は、アルツハイマー病の予防に役立つ。カナダでは二〇パーセント、世界の他の国々では五〇パーセントの人が、二言語を話す。いくつかの研究がこの結論を支持しており、効果はかなり大きい。アルツハイマー病の〝可能性がある人〟を対象にしたある研究では、二言語を話す患者たちは、一言語だけを話す人より、アルツハイマー病と診断されるのが四年以上遅かった。別の研究では、アルツハイマー病を患った二言語を話す人々は、一定の認知能力の衰えに対して、より多くの脳組織を喪失していた。(8)

二言語駆使能力の利点のひとつは、多くの人が個人的な境遇によって、たいてい若いころから別の言語を学ぶよう強いられることだ。したがって、多くの場合に存在するあいまいさのリスクがほとんどない。つまり、その活動を避けたせいでアルツハイマー病になったのか、それともすでにアルツハイマー病だったからその活動を行わないことにしたのか、という疑問だ。この研究では、じつのところ、一言語だけを話す患者群のほうが高い教育を受け、地位の高い職業に就いていたが、アルツハイマー病を患う時期は早かった。ひとつ注意すべき点がある。中途半端なレベルの二言語駆使能力では、めざましい保護効果は得られないようだ。つまり、わたしがアラバマ大学の科学ロシア語課程で収めた〝優秀な〟成績は、少なくとも認知症については役に立たない（しかしそれは、一九七二年、モスクワから届いたカナダ対ソ連のアイスホッケー・サミット・シリーズの取材記事に書かれたキリル文字を読むのには、大いに役立った）。

なぜ二言語を話すことが認知症の予防になるのかははっきりしないが、心理研究では、二言語を話す人はさまざまな脳の領域を効率よく使い、たとえば、次々に切り替わるものの形や色をできるだけ早く答える課題などでまさっている[9]。その差は、若い人についてはあまり顕著ではない。しかし加齢とともに、一言語だけ話す人は同じ課題をこなすのにより多くの脳領域を使うようになり、それでも成績が劣る。つまり、第二言語が重要というより、いわゆる実行機能が強化されることが予防になるのだろう。

もうひとつの、影響を及ぼす意外なものは、誠実さだ。そのとおり。きちんと目標を定め、その目標を達成しようと決意を固め、能率と秩序、周到さ、自己訓練、信頼性を身につけるほど、より誠実さを示すことになる。心理検査で簡単に判断できる特質だ。少なくとも、修道会の研究の一環として千人近くの人を十二年間調べた結果によると、そういう検査で上位一〇パーセントの得点を取れば、下位一〇パーセントの得点を取った人たちよりアルツハイマー病の危険性が八九パーセント低くなる。[10]

誠実さをアルツハイマー病の発症に結びつけるのは奇妙に思えるが、それは教育的な達成と同時に現れるうえに、立ち直る力とも関連している。その両方が、アルツハイマー病を予防する役割を果たすと考えられる。その一方で、フィンランドの最近の研究では、皮肉屋は認知症になりやすいと論じている。[11] 六百二十二人のうち四十六人が、研究の過程で認知症になり、病気に関連する要素の中で突出して数が多かったのが〝皮肉な疑い深さ〟だった。これを脳の衰えと結びつけて考えられるだろうか。

一見そうは見えなくても、相関関係にある影響には注意することがきわめて重要だ。たとえば、やりがいのある仕事はたいてい、よい教育を受けた人が獲得するので、そのふたつは切り離せない。また、やりがいのある仕事は知力を鍛えるが、熟練を要しない仕事は、健康に悪い職場、それ自体が影響を与える環境に人を引きずり込むかもしれない。ある研究は、父親の職業が熟練を要するか要しないか、そして家族が七人以上かどうかが、子どものアルツハイマー病の危険性に影響を及ぼす可能性があるとさえ示唆している。[12] 父親の職業は明らかに間接的な要因だが、著者らはそれが所得や栄養状態、適切な医療にも影響を与えると推測した。家族の大きさがアルツハイマー病になる危険性に影響を与えるとは少し驚きだが、大家族は、若い脳を何年ものちに認知症になりやすくさせる感染症の危険性を高めるらしい。しかしこの研究は、学術雑誌の同じ号で批評されていた。それによると、おそらく偏った症例の選択による不備があり（対象とならなかった人が、無作為に抽出された標本ではない可能性がある）、調査方法が限定的である（社会経済的な要因は子ども時代だけでなく生涯にわたって働く）ようだった。とはいえこの研究は、研究者たちが影響を与える要因をどこまでも探そうと努力していることをよく表していた。

さまざまな余暇活動は、興味深い影響要因といえる。クロスワードパズル（よい）からテレビ（あまりよくない）まで、幅広い精神的な刺激が含まれているからだ。何年もテレビ局で働いていた者の義務として、テレビ鑑賞の影響についての特に手きびしい調査を明るみに出すことにしよう(13)。この研究の対象者は七十代から八十代で、すでにアルツハイマー病を患っていたが、四十代から五十代だったころの余暇活動のリストが、友人や家族から集められた。活動は広範囲にわたるカテゴリーに分類された。社会的活動（教会に行く、電話で話す）、知的活動（楽器を演奏する、ボードゲームをする）、身体活動（スケート、ウォーキング、水泳）。アルツハイマー病患者は、対照群より長くテレビを観ていた——日々の余暇活動時間のうち二七パーセント、病気にならなかった人の場合は一八パーセントだった。対照群は患者群より毎日三十分多く、社会的および知的活動をして過ごしていた。テレビを観る時間が一日に一時間増えるごとに、はっきりとアルツハイマー病のリスクが上昇した。知的活動が一時間増えるごとに、リスクは低下した。この研究が二〇〇四年に完了し、対象者の多くが生まれて三十年ほどはテレビがない時代を過ごしたことを考えると、二〇〇三五年に完了予定の同種の研究はとても興味深い内容になるだろう。テレビがない時代を経験したことのない人々で構成されるはずだからだ（もしその時代までテレビがあればだが！）。

テレビの研究から導き出された結論は、有益な余暇活動と、そうでない余暇活動があるということだ。クロスワードはテレビよりもよい。とはいえ、そういう結論を出すには注意が必要だ。先に述べたように、いくつかの研究では、重要なのは余暇活動の種類ではなく頻度であることが示されている。さらに、少なくともある研究は、〝情報処理〟を含む好ましい活動としてテレビを挙げ、認知予備力にとってプラスになると示唆している(14)。

また、注意してほしいのは、多くの余暇活動が人づき合いを伴っていること、そして活発な社会的ネットワークを持つことが長期的に認知能力を高めると、多くの研究で示されていることだ。その意味で、テレビを――みんなで集まって――観ることは有益かもしれない。ひとりで観るより、そのほうがいいだろう。

データを混乱させる可能性として、研究者たちができるだけ考慮している状況がひとつある。認知症の初期段階に入ったばかりで、まだ診断すらされていない人は、知的な能力を試される活動を避けるかもしれない。その結果、誤って、そういう活動を避けたから最終的にアルツハイマー病を発症した人のグループに入れられてしまうかもしれない。予測とは逆のことが起こっていたかもしれないのだ。ある余暇活動と別の活動を比べたときの価値の違いは、アルツハイマー病の発生率が上がり始める六十代間近の人たちにとっての中心的な話題だ。若いころ教育を受け、知的活動に加わるのが重要だといわれるが、そういう活動を中年期以降に始めて効果が得られたという証拠はあまりない。とはいえ、最近のふたつの研究によると、確かにいくつになっても知的分野で活発なのはよいことだと考えられる。一方の研究では、活発な知力によって認知機能が低下し始める時期が遅くなることが示された。もう一方の研究では、知力を鍛えることで、アミロイドベータの蓄積も減らせるらしいことが示された。どちらもかなり説得力がある。(15)

わたしはどの研究について触れるかを自分の判断で選んできたが、ほかにも多くの研究が、さらに細かいニュアンスや複雑さを持ち込むことは想像できるだろう。利用される検査の種類、被験者グループの構成、データの信頼性——とりわけ証拠——そして統計学的関係の堅牢性《けんろうせい》をすべて考え合わせると、揺るぎない結論を出すのがむずかしくなる。しかしどうやら肝心なのは、特に若いころが望ましいがおそらく生涯を通じて知的な刺激を受ける活動を行えば、アルツハイマー病の予防になるということだ。

しかし、どうやって？　そういう活動が、具体的にはどんな効果を脳にもたらすのだろう？　人間の脳には柔軟性がある——つまり、新しい樹状突起や、新しい回路と神経連絡をつくり出せる。ほんの二十年ほど前まで、人間の脳は成長し切ると新しいニューロンをつくれなくなり、既存のニューロンは分裂能力を失うと推測されていた。分裂しているという証拠が見つからず、脳が機能するには格別に安定していなくてはならないという考えに基づいていたので、可能性に対する偏見もあった。新しい神経連絡はつくれても、ひと揃いの新しいニューロンはつくれない、と。しかし、安定しすぎたネットワークは新たな情報を取り入れるのがむずかしい。そして今日では、成人した人間の脳が〝ニューロン新生〟によってまったく新しいニューロンをつくれることがわかっている。この能力についての最もすばらしい証拠は、この上なく風変わりで気の利いた科学研究から得られた。

一九四五年から一九六三年まで、ソビエト連邦と、アメリカ合衆国、フランス、イギリスは大気圏内核実験を行っていた。しかし、一九六三年にフランスを除く三国が調印した部分的核実験禁止条約で、大気圏内でのさらなる実験が禁止された。一方で、地下で実験を続けることは許された。中国も条約に調印しなかったが、一九八〇年には中国もフランスも大気圏内での実験を中止した。実験による降下物の成分のひとつに、炭素同位体^{14}C、すなわち炭素14があった。

ここで肝心なのは、植物が光合成で二酸化炭素を吸収し、最終的には炭素が草食動物から肉食動物、そして人間の体内へ入っていくことだ。大気圏内核実験を行っていた年月のあいだ、爆発によって増えた^{14}Cが人間の体内に入って、細胞に、染色体のＤＮＡにまで取り込まれた。その細胞が分裂すればＤＮＡが複製され、ＤＮＡ内のいくらかの^{14}Cが新しくつくられたニューロンのＤＮＡに取り込まれる。つまり、今日のわたしたちの脳細胞には少なくともいくらかの^{14}Cがまだ存在するということだ。

そこで二十一世紀の最初の十年に、[16]国際的な科学者のグループは、十九歳から九十二歳までのさまざまな年齢で死亡した人の脳から海馬の組織を採取し、分析した（これに先立つ研究で、海馬は新しいニューロンが見つかりやすい場所であることが示された）。一九五〇年代以前に生まれた人の脳には、その人たちが若かったころ大気中に存在した^{14}Cが有意に多数見出された。対象者が若いころから、海馬の細胞の一部が複製の過程で^{14}Cを取り込んできた証拠だ。これは、いくつかの結論を導き出せるすばらしい研究だった。まず、最年長の対象者の脳では、五十代になっても新しいニューロンが増殖しているようだった。第二に、増殖速度は時とともに目立って遅くなるわけではないらしかった。さらに、データを詳しく調べたところ、海馬のニューロンのすべてが置き換わるわけではないことがわかった。活発な領域もあれば、そうでない領域もあった。〝歯状回《しじょうかい》〟と呼ばれる海馬の一部位は、数十年のあいだに猛烈な勢いでニューロンを置き換える。なんと一日に約七百個のペースで新しいニューロンをつくっているのだ。これだけの生産力があっても、長い年月で海馬の体積が徐々に減るのを防げはしないが、確実に喪失を抑えてはいる。

　歯状回が、新しいニューロンを（比較的）活発に生み出す中枢であることには興味をそそられる。その構造が、一種の神経の関門となっているからだ。重要な新しい情報は歯状回を通らなければならず、結果として適合性が高まるのかもしれない。また歯状回は〝パターン分離〟に重要な役割を果たしているらしい（たとえば、今日と昨日と一昨日の昼食を区別する――いわば、似通ったできごとの小さな差異を区別し、符号化するようなものだ）。

　もしニューロン新生が、脳の変化とアルツハイマー病の遅延や予防に重要な役割を果たすと考えられるなら、新しいニューロンが実際に脳の働きに関わっていることを明らかにする必要がある。

マウスでは、それが現実に起こっているらしい。遺伝学的に同一の（とはいえ探検の習慣や縄張り行動が異なる）マウスでも、成長してからのニューロン新生のレベルが異なることが示されたからだ。[17]

この関連性を人間で実証するのははるかにむずかしいが、ある昔ながらの例が、脳の働きと新しいニューロン発生のつながりを裏づけるものと解釈できるかもしれない。

ロンドンのタクシーに乗ったことがある人なら誰でも、あの街の迷路のような通りをすいすいと走るのが途方もなくむずかしいことがわかる。あまりにもたいへんな労力を要するので、ロンドンのタクシー運転手になってGPSなしで街を走る技能を習得することに正式な名称がついている。道路交通知識《ザ・ナレッジ》だ。街全体の移動のしかたを習得するには、三年以上かかるといわれる。それだけの期間、熱心に学べば、脳に——とりわけ海馬に——その痕跡が残る。脳のこの部位は、新しい記憶を蓄え、周囲の空間についての知識を管理する働きを専門にしているので、そういう課題にうってつけだ。二〇〇〇年、イギリスの科学者の一団は、経験豊かなロンドンのタクシー運転手は対照群の運転手より大きな海馬を持っていることを示した。[18] 特に、海馬の右後部が著しく大きかった。率直な結論は、ロンドンの地理に関するタクシー運転手の特殊化された幅広い知識が、脳のその部位を増大させたというものだった。ところが、その変化は海馬の前部を犠牲にして起こっていた。そちら側は、対照群の脳より小さくなっていたのだ。

研究では、サイズの変化は、右側の海馬が大きい人がタクシー運転手になりたがったからではないことも示された（著者は〝それはそれで興味深いかもしれない〟と述べていたが）。右後部の海馬のサイズは経験の年数と相関しているので、海馬が初めから大きかったわけではないと研究者たちは結論づけた。それは時とともに成長していた。

研究では、サイズの変化は新しいニューロンが発生したせいか、それとも神経回路の密度が増したせいかという疑問を取り上げていない。いずれにしても研究は、課せられた要求に物理的に対応する脳の能力を鮮やかに例証してみせた。結果は、年を取ってからの認知機能の維持について触れてはいないが、教育と知的意欲をかき立てる仕事が、脳の別の部位に同じ効果を及ぼすかもしれないと示唆している。当然ながら、海馬が特殊である可能性もある。現時点では、まだわからない。

このように、老化した脳に対する見かたは、ここ数年で劇的に変わった。現在ではそれが活発であること――精神的であれ身体的であれ、さまざまな経験によって変化することがわかっている。そういう経験すべてがどのように作用すれば、たとえ脳にアルツハイマー病の徴候があっても、確実に正常な認知機能と健康を保ちながら老年期を送れるのかについては、少しずつ解明され始めている。その所見は、認知症と将来に関するわたしたちの不安を和らげてくれそうな最近の調査と、つながりがあるのかもしれない。それが次章の主題だ。

第12章 流行は静まりつつあるのか

この新しい展開には細心の注意を払って取り組むのが賢明だが、小規模な学術誌で発表され始めた報告では、一部の国の一定の患者集団において、アルツハイマー病、もしくはもっと広い意味の認知症が減少していることが示されている。流行病のごとく蔓延してはいない。本書の序章で述べたような〝二十一世紀の疫病〟になる徴候は見せていない。逆に静まりつつあるという。

数少ない研究ではあるが、この大きな変化が確かな傾向を表しているとすれば、きわめて重要な発見になるのは明らかだ。

認知症の減少を示す最も驚くべき調査は、二〇一三年に医学雑誌《ランセット》の記事の中で詳述された[1]。認知症の将来について、もっとよく知りたいという要求に応じて行われたものだ。介護費用が大幅に増えているのなら、介護者から保健・福祉に関わる省庁、製薬会社までの誰もが知りたがるはずだった。この研究の著者らは、とりわけさまざまな年齢層での将来的な認知症の有病率を示す研究が不足していると感じていた。自分たちが初めてではないと認めたうえで、これまでの研究（後述）は、標本抽出や診断、対象者が受けた医療の格差に不整合があるなど、方法論のばらつきのせいで、やや解釈しづらく、まとめるのがむずかしかったと論じている。彼らの見解によれば、それらの研究から確固とした結論を引き出すのは不可能だった。

一九八九年から一九九四年にかけて、研究者たちはイギリスの六地域で六十五歳の人たちを対象に、ほぼ同一の調査方法を使って、面接と試験を行った。次にその中から三地域を選び――ケンブリッジシャー、ニューカッスル、ノッティンガム――二〇〇八年から二〇一一年にかけて同様に調査した。つまり、二十年の時を挟んで抽出された六十五歳のふたつの集団があった。それぞれの時期で、およそ七千七百人が調査された。初期の標本の人数から外挿法で推定すると、一般住民の中で認知症を患っている人数は六十六万四千人と概算された。単純にその人たちの老化を考慮に入れると、二〇〇八年～二〇一一年の調査ではおよそ八十八万四千人になると予測されていた。しかし、そうはならなかった。六十七万人という数は、二十年前とほぼ同じだった――予測より二十一万四千人も少ない。

これは認知症についてで、アルツハイマー病に特定されていないことに注意しなければならないが、この点についてはのちほどさらに検討する。また、研究チームは欠点になりうるいくつかの問題をすぐに見つけた。たとえば、(理由ははっきりしないが)二度めの調査には参加したがらない人がかなり多かった。一度めのときは八〇パーセントだった回答率は五六パーセントに下がったが、そのせいで何かデータに漏れがあるかどうかは判断しにくかった。なぜ人々は回答を断り、その無関与が結果をどう歪めたか? また、正確な診断に必要な要素をめぐって論争が続く中、どういう症状を認知症と判断するかもむずかしかった。

先ほど述べたように、この研究は、方法はさまざまだが、同様の結論に達したいくつかの研究にならって行われた。国民長期介護調査(NLTCS)に登録された人々についてのあるアメリカの研究では、一九八二年から一九九九年までに大幅な減少が見られた。一九八二年には五・七パーセントだった有病率が、一九九九年には二・九パーセントになった[2](これは、イギリスの《ランセット》の研究と同じ方針で行われた数少ないアメリカの研究中、おそらく最も断定的なものだった)。イギリスの研究と同様、この研究はすべての認知症を含んでいたとはいえ、アルツハイマー病に関して特に朗報というわけではなかった。有病率の減少のほぼすべてが、いわゆる〝混合型〟認知症——アルツハイマー病と脳の血管障害を併発した認知症——だったらしいからだ。脳卒中の発生率が徐々に減り、より効果的な治療法が現れていることを考え合わせれば、減少のほとんどに説明がつくと思われた。したがって、この論文だけでは、調査期間中アルツハイマー病が増加したか減少したかについて何かを語ることは不可能だ。

十年（一九九〇年〜二〇〇〇年）にわたるロッテルダムでの同様の研究では、現実に起こっていることとして研究者たちを満足させるだけの減少傾向が示された。[3] 研究では優位な差こそ示せなかったが、ひとつには十年のあいだに脳の萎縮と微小血管障害の減少がＭＲＩ画像で明白となったこともあり、研究者たちは自信を見せた。しかし、一九九〇年の集団の死亡率は比較的高いので、対象者のうち数人は認知症になる前に死亡したと考えられる。これによって、集団内の認知症の表面上の有病率が下がり、減少をいっそう劇的に見せる効果があったのかもしれない（もしあと十年生きていれば、そのころに認知症と診断される可能性があり、二〇〇〇年の集団の有病率が上がって、いくらか減少傾向が鈍る）。また研究者たちは、認知症への意識が高く報告が詳細なせいで、あとになるほど人数が人為的に押し上げられているかもしれないと指摘している。こういう研究には強い関心が向けられているので、統計的に有意でない数にも合理的な説明が求められる。じゅうぶんとはいえない結果ではあるが、ロッテルダムの研究の著者らは、認知症の減少にはふたつの原因があるようだと論じた。血管障害のリスクの低下、そして――脳予備力説の鍵である――教育だ。

主として一九九〇年〜二〇〇五年の期間に七十五歳の人々を対象に行われたスウェーデンの研究も、ほぼ同様の結果を示した。認知症の有病率は、研究の開始時と終了時の両方で一八パーセントをやや下回った。結果を見るとたいしたことは起こっていないように思えるが、二〇〇五年には認知症を患った人が以前より長生きするようになったので、認知症の症例は多く記録されている。長生きする人が増えたことと数字に変化がないことを考え合わせると、年月とともに認知症の新たな症例が減ったことになる。またここでも、後半になるほど、認知症への意識が高まるので診断の機会が増えた可能性がある。さらに、対象者の健康に影響を与えた複数の要素――よいものと悪いもの――も確認された。喫煙の節制、体力の向上、コレステロール値と血圧の低下は相乗効果で危険性を減らすようだが、肥満と糖尿病の数値が上がると効果は消えてしまうらしい。

少しのあいだ、《ランセット》の研究に戻ろう。後半の集団における認知症の有病率は予想よりおよそ二四パーセント低かった。教育と、全般的な健康と医療の向上が、この結果につながったと見なされた。ふたつの患者群はおよそ二十年の時を隔てて集められ、最少年齢が六十五歳だとすると、学校教育を受けていたのは一九二〇～三〇年代と一九四〇～五〇年代となる。二十年のあいだにイギリスの教育環境に生じた特別な変化が調べられたかどうかはわからないが（認知症有病率の最終的な減少の一因となったかもしれない）、これは興味深い結びつきといえる。もしかすると、人は学校に長くとどまるようになったのかもしれない。

IQは、こういう研究では脳予備力の指標としてよく使われる。IQ得点がここ数十年で着実に上昇していることはじゅうぶんに立証されており、その現象は〝フリン効果〟と呼ばれている（知能研究者ジェームズ・フリンは、そんな新語はつくっていないと抗議しているが[4]）。IQは脳予備力を表す数字のひとつとして学術論文でよく引用される。IQの上昇が、認知症有病率の減少に一役買っている可能性はあるだろうか？　フリン自身の発言によると、IQ得点で知能のいくつかの要素が測定でき、その領域のすべてではないが一部が向上しているので、得点が上がっているという。要するに、今日の世界では、以前とは異なる種類の知能が要求され、そのいくつかが得点を跳ね上げている。しかし、わたしたちは両親よりそれほど賢くなったわけではなく、子どもたちが優秀なわけでも、ましてや祖父母の頭が鈍かったわけでもない。試験が最新版だとすれば、わたしたちと子どもたちのほうがよい得点を取るのも理にかなっているだろう。フリンが挙げた例によると、わたしたちは分析に熟達しているが、先祖たちは機械的記憶に優れていた。別の解釈もある。今日の核家族化によって、家で大人同士が会話することが多くなり、子どもがその種の情報を吸収する機会が増えたのだという。重要なのは、知能テストで試験された領域のいずれかが、際立って認知症の予防に役立つことがあるのか、ということだ。わたしの知るかぎり、まだその可能性について調べようとした研究者はいない。

しかし、これらの研究すべてがアルツハイマー病に限定せず、認知症を対象としていることにはどのような意味があるのだろう？　それは、生まれたはずの楽観主義の小さな輝きを鈍らせる。アルツハイマー病は全体のごく一部にすぎないからだ。〝アルツハイマー病〟と診断された人々の集団の中でさえ、状況は複雑だ。当然ながら、プラークとタングルが蓄積した脳もあるが、小さな梗塞、血液供給の不足で決定的な損傷をいくつかの部位に負った脳もある。微小血管の破裂——血液の流れをさえぎる血栓——が梗塞を起こすのだ。これらがたくさん見られる脳もあれば、梗塞とともにプラークとタングルが見られる脳もある。さらに、レヴィー小体や、〝アルファーシヌクレイン〟と呼ばれる誤った折り畳み構造のタンパク質から成るプラーク状の集合体も存在する。もちろん、レヴィー小体だけが見られる脳もあり、レヴィー小体とプラークとタングルと……小さな梗塞までが見られる脳もある。血管障害とニューロン周辺のプラークには、直接の関係すらあるのかもしれない。二〇一四年前半に発表された研究では、血管の硬化（あるいは柔軟性の低下）が最も深刻だった患者の脳にはプラークが最も多く、その後二年間で他の患者よりアミロイドの沈着が多いことが示された。[5] 血管障害のせいで血液の流れがさえぎられ、通常なら洗い流されるプラークがたまってしまうのだろうと考える研究者もいる。それほど単純な話ならいいのだが。

つまり、《ランセット》を含むあらゆる研究は、アルツハイマー病を他の型の認知症とひとまとめにしていた。この種の病気を広範囲にわたって調査するためだ。認知症を分類してその割合を正確に見積もるのは不可能ではないにしてもきわめてむずかしいが、おおよその数字は以下のとおりだ。アルツハイマー病が六五パーセント、梗塞が二〇～二五パーセント、レヴィー小体型認知症が一〇～一五パーセント。しかし、こういう数字はあまり正確とはいえない。たとえば、梗塞と関連の血管障害の有病率を数値で表すのはむずかしい。簡単に目で確認できるものから顕微鏡でしか見えないものまで、あまりにも幅広い種類の損傷があるのが、ひとつの理由だ。ラッシュ大学の記憶と老化プロジェクトの一環として行われた研究結果を見てみよう。実態がどれほど複雑かがわかる。[6]

主として死亡時八十代後半で、認知症と分類されていた百七十九例の脳が検査された。そのうち百五十七例には実際にアルツハイマー病の病変があったが、五十四例には肉眼で見える梗塞もあり、十九例にはレヴィー小体病の徴候、八例にはその三つすべてがあった。最終的には、アルツハイマー病と（存命中の検査で）診断された人のうちおよそ半数は、実際には混合型認知症と判明した。〝おそらくアルツハイマー病〟と診断された人のうち、プラークとタングルのみが見られたのは半数以下だった。最も重要なのは、純粋なアルツハイマー病の症例数がすべての症例の半数ほどにすぎなかったことだ。

さまざまな研究で、認知症のかなり多様な種類について、さまざまに異なる推定値が示されてきた。ラッシュ大学の記憶と老化プロジェクトでは、ほかのデータはすべて一貫しているにもかかわらず、研究ごとに割合が変わっていた。その変動性を頭に置いてラッシュ大学の結果をあるがままに見てみると、単純に考えて、認知症有病率の二〇パーセントの減少は、アルツハイマー病の新たな症例数が一〇パーセント減少したことを意味するともいえる。これだけでも明るい知らせなのは間違いない。しかし、もうひとつ広く合意に至っているのは、この減少につながっている最も重要な影響は、血管の健康状態の改善にあるということだ。喫煙の減少や体力の向上、高血圧や高コレステロール治療の向上の結果だろう。では、心臓血管の健康状態の改善がいちばん大きな影響を与えるのはどこか？　プラークとタングルではなく、梗塞によって引き起こされた認知症だ。つまり、二〇パーセントの減少は、実際には血管性認知症が一五パーセント、アルツハイマー病が五パーセント減ったことを意味するのかもしれない。

新たなアルツハイマー病の症例が二十年間で五パーセント減少したという当て推量の値は低すぎ

るかもしれないが、たとえ五パーセントでも、これは驚くべき数字だ。呆然とするほどの急上昇に見えたものが、逆行している。保健・福祉にもたらされる影響はきわめて大きい。年間の新しい患者数が減少すれば、長期的に大きな蓄積効果があるだろう。しかし、医療業界に楽観主義を持ち込むのはむずかしく、こういう研究が正解と見られることはめったにない。これらは単なる始まりにすぎない。死後の脳をさらに長期にわたって詳しく調べる研究が、もっと行われる必要がある。

とはいえ、これらの結果は現在でも重要な意味を持つ。アルツハイマー病と診断された患者群が、予測よりずっと多様な集団だとわかったおかげで、状況の不確かさにひとつ要素が加わることになる。もちろん、プラークとタングルは百年前から、一般に認められた診断指標として位置づけられている。しかし、本書ですでに概説したとおり、それぞれの役割についてはたくさんの疑問がある。プラークは病気の広がりに符合せず、タングルは符合している。ところが、タングルも明らかな原因とはいえない。どちらも病気の始まりではなく、疾患過程の終わりを意味しているのかもしれない。

かなりの割合の認知症が心臓血管の治療の向上によって防がれているらしいという新事実は、脳への血液供給の役割にふたたび光を当てた。二十世紀の大半を通して、血液供給の不足が認知症の原因と考えられてきたことを憶えているだろうか。それから、アルツハイマー病が優勢になり、血管の問題は退けられた。ところが、それは根強く残り、認知症症例の相当数の原因と考えられるようになった。アルツハイマー病と呼ばれている全症例の三〇パーセントに、血管障害が見られると推定する人もいる。

この不確かさは、医学ではめずらしくないものの、抗アルツハイマー病薬の設計と開発に深刻な疑問を呼び起こした。現在まで治療薬は、ほぼすべてとはいわないが、主としてプラークを標的にしてきた――形成を防いだり、沈着後に破壊したり除去したり。プラークの重要性に確信がない状態で、資金の大部分をそこに注ぎ込むことが正当かどうかについては、疑問があるところだ。

否定的な意見を持つ人はほかにもいる。とりわけ突出しているのが故マーク・スミスで、この人の文章と主張は多くの注目を集めた。「コペルニクス再訪――アルツハイマー病におけるアミロイドベータ」と題する論文の筆頭著者ともなれば、医学界を仰天させるのも当然だろう。その二〇〇一年の報告書で、共著者らとともに論じたところによれば、アルツハイマー病研究は、地球が太陽系の中心にあると考えられていたコペルニクス以前の天文学研究と同様の状態にある。つまり、地球がアミロイドというわけだ。いわゆるおとり広告として、論文の中身と関係なく表題にだけひねりを利かせたのではない。スミスらは、その着想をもてあそび楽しんでいる。

この評論を提出したのは、いわばルターの試みのように、聖アミロイド教会の門に〝既存のものに代わる論題を貼り出し〟、老化こそがこの病気において最も勢力を振るう要素であって、アミロイドベータは単なる惑星のひとつにすぎないという考えを広めるためである。(7)

記事の別の箇所でスミスと同僚らは、すべての問題が浮世離れした学界の中で起こっているのなら現実の世界に影響はほとんどないだろうが、これはそういう事例とはほど遠いと指摘した。アミロイドの研究には何百万ドルも注ぎ込まれているにもかかわらず、生体の脳へのプラークの沈着と蓄積や、死亡前の診断、有効な治療法などについてはほとんど調査されてこなかったと彼らは論じる。彼らのおもな主張によれば、アルツハイマー病で中心的な役割を果たしているのはアミロイドよりも老化そのものと考えられ、おそらくアミロイドは単にひとつの要因であって、アルツハイマー病の宇宙の中心ではない。

彼らは、アルツハイマー病に関わっているらしきいくつかの非アミロイドの過程、たとえば酸化ストレスや長期に及ぶ損傷や炎症を検討して、主張を補強した。しかし、スミスはそこでやめはしなかった。二〇〇九年の記事で、スミス（と共著者ら）は、プラークのふたつのよく知られた変則性（脳内の認知症の広がりとあまり相関しないこと、脳内にあっても認知能力の低下を伴わない人がたくさんいること）を使って、いかにも異端の説を唱えた。プラークは、抗アルツハイマー病薬の最良の標的どころか、真に有害な小さい前駆体分子を閉じ込めるために脳によって生成されるというのだ。[8]その有毒物質は、プラークの中に集まる傾向がある。スミスのグループは例として、集合体が保護の役目を果たし、最も有毒な種類の分子を循環から取り除くような他の生物学的状況を挙げた。それから、アミロイドについても同じことがいえるかどうかを考察した。その場合、プラークを破壊したり、形成を妨げたりするのはまったくの逆効果となりうる。

公平にいえば、プラークが保護的な役割を演じているという考えを持つのはスミスだけではない。デニス・セルコーでさえ、それが事実かもしれないと示唆した。セルコーは、主流の筋書きである〝アミロイド・カスケード〟仮説（アミロイドの蓄積がプラークとタングルの形成、シナプスの破壊、細胞の死を招き、ついには脳を圧倒するという考え）の著名な支持者だ。それでも、プラークが、短いプレプラークの集合体をぬぐい取り、損傷を防いでいるという意味で、保護的な役割を負っているのかもしれないと認めている。

この視点によれば、プラーク自体はどんな損傷も与えない。有毒な物質はずっと小さなかたまりで、これが集まってプラークを形成する。そういうかたまりは五、六個のアミロイドベータの分子を持つと考えられる一方、プラークは百万個以上の分子を持つ。しかしどちらにしても、プラークの存在は危険を招きかねない。かたまりをつかまえておくとしても、うまくとらえる場合もあれば、逃す場合もあり、その漏れが有害となるからだ。

アミロイドが重視されすぎてきたというスミスの主張は、おおぜいの注目を集めた――賛成派から、たとえば漏れなどについて反論する反対派に至るまで。アミロイドをおもな要因とする証拠はほかにもある。最上のもののいくつかは、アウグステ・Dのように、早期発症型アルツハイマー病に冒された人の遺伝子研究から得られたものだ。この分野のほとんどの研究者が主張するところによれば、はるかにありふれた遅発型も同じ病気か、少なくともきわめて密接な関係があるのだから、早期発症型に見られるプラークについての研究を続行するのは理にかなっている。しかし、もしかするとふたつの病気にはそれほど密接な関係はなく、早期発症型に当てはまることが遅発型には当てはまらないかもしれない。その線に沿って、おそらくアルツハイマー病は、糖尿病と同じく、一型と二型が共通の特性を持ちながら異なるメカニズムで誘発される病気だろうと主張する人もいる。

反証をすべて集めれば、正常な老化の過程とアルツハイマー病を区別する正当性はないという見解にさえ達するかもしれない。やや反体制的だが、尊敬されている優れたアルツハイマー病研究家、ピーター・ホワイトハウスはこう記している。〝ある意味で、わたしたちはじゅうぶんに長生きすれば全員アルツハイマー病になるだろう(9)〟

ホワイトハウスの主張によると、アルツハイマー病と診断することは、少なくともほかの病気の診断に比べて曖昧な部分が多いので、有害無益になりかねない。そこで、新たな方法が必要ではないかと呼びかけているのだ。診断がもたらす打撃と治療の選択肢の不足を比べてみても、この意見に反論するのはむずかしい。その一方で、研究者の大部分は、一九七六年のロバート・カッツマンによる有名な言葉に忠実であり続けている。〝……老年期と初老期のアルツハイマー病は同一の病気であり、原因を特定して進行を食い止めなくてはならない病気、そして最終的には予防しなければならない病気である(10)〟確かに、少なくとも今のところ、可能な治療法として適切な候補という観点からすると、アミロイドベータのプラークを標的にする以外に有効な選択肢はない。しかし、この種の研究に多大な努力を傾ける価値があったのかどうかは、時がたって初めてわかるだろう。

というわけで、密接につながっているふたつの主題、遺伝学と治療法を考察する舞台が整えられた。このふたつを切り離すことはできない。アミロイドを治療の第一の標的とする根拠を与えているのが遺伝学だからだ。そして当然、治療はたいていの人がいずれは興味を持つ話題だ。人々は、次のような疑問の答えを求めている。〝わたしもこの病気になるのだろうか？〟〝もしなるなら、どんな助けが得られるのか？〟残念なことに、最先端の医学にはありがちだが、今日得られる答えは満足のいくものではない。アルツハイマー病の原因に関わる遺伝学はほんの一部しか解明されておらず、ひどく複雑なうえに、今日の治療法はほとんど効果が上がっていない――少なくとも、今のところは。しかし、最も刺激的な活動が行われているのが、研究開発の場だ。初めての、本当に優れた抗アルツハイマー病薬が現れるのはどこからか、そしていつなのか？

現在のアミロイドへの集中は、リスクの大きい事業だ――のしかかるような政治的、経済的圧力を感じながら、科学の綱渡りをしている。少なくとも一部の人が見るところでは、それはまだきちんと証明されていない別の考えかたの探究を妨げるものだ。マーク・スミスほど、それをはっきり述べている人はほかにいない。〝現実的にいえば、科学的研究法の曲解と、広がりつつある破滅的な不治の病に苦しめられ追い詰められた人々の操作が、二十一世紀のアルツハイマー病研究と治療の特徴となっている(11)〟

確かにきびしい言葉だ。ほとんどの研究者にとってはきびしすぎるかもしれない。しかし、スミスは多くの人が感じている疑念に形を与えた。そして問題は、使われた言葉よりずっと大きい。新たな治療法を開発するなら、その治療法の標的を正確に特定しなければならないからだ。

第13章 わたしはアルツハイマー病になるのか？なるとしたら、いつ？

ときには、最も単純だが最も重要な質問が、いちばん答えづらい。その結果、科学界は多くの場合、人々が切望している確かさを与えられない。アルツハイマー病について現在できる最善策は、最も重要な質問に対して、究極の答えに代わる、一時的でたいていは物足りない見解を述べることだ。

章題の問いが求めているのは、今の時点で得られる最も深い知識だが、この質問に答えられる科学分野があるとすれば、それは遺伝学だろう。しかしそれは、異種交配させた羊や、なぜ自分の目は青いのに弟のは茶色なのかという遺伝学ではなく、分子遺伝学の話だ。ＤＮＡはどのように影響を与え、その過程で間違いが起こるとすればそれは何か。認知症、とりわけアルツハイマー病について理解したいのなら、頼りとすべきなのはこの分野だろう。

　アロイス・アルツハイマーの時代には、遺伝学――家族歴――が認知症に何かの役割を果たしているという認識はほとんどなかった。先に述べたように、遺伝子の存在についてさえ、意見の一致は見られなかったのだ。アルツハイマー病を理解するうえでの遺伝学の中心的な役割は、予想外の方向からやってきた。ダウン症患者研究だ。

　一八〇〇年代後半、ダウン症患者の平均寿命は十二～十五歳だった。ただし数十年生きる患者もいて、医者たちは彼らが認知症の症状を示していることに気づき始めた。しかし、ダウン症とアルツハイマー病の関係がはっきりしたのは、一九四〇年代後半になってからだった。ジョージ・ジャーヴィスが、三十代後半と四十代前半のダウン症患者三人の脳を解剖した結果を報告し、アルツハイマー病の病変として特徴的な〝ニューロンの変性、多数の老人斑とアルツハイマー神経原線維変化〟を伴う〝精神機能低下〟について述べたときのことだ[1]。

　ジャーヴィスの指摘によると、早期に発症したことを除けば、三例はあらゆる点で典型的な老人性認知症の症例に見えた。一九四八年には、認知症は病気ではなく老化に付いて回るものと一般に認識されていたことを考えると、この類似性がものめずらしさ以外の何かを呼び起こしたかどうかはよくわからない。しかし、じつのところ、ダウン症とアルツハイマー病の関係は、その両方に対する新しい考えかたに門戸を開くことになった。

ジャーヴィスの十年後の一九五八年、フランスの遺伝学者ジェローム・ルジュヌは、ダウン症が二十一番染色体を余分に、つまり二本でなく三本持っているせいで起こることを見い出した。〝21トリソミー〟と呼ばれる状態だ。染色体一本が余分な場合もあれば、断片だけ余分な場合もある。ルジュヌはさらに、ダウン症患者に特徴的な指紋と手のひらのしわについて調べた。それらが胎児の段階で確立されることがわかっていたルジュヌは、ダウン症が子宮の中ですでに発症している遺伝性疾患ではないかと推測した。そのほんの二年前、科学者たちは人間の細胞には染色体が四十六本あることを証明していた（何十年も四十八本あると誤解されていたあとで）。ルジュヌは、ダウン症患者には染色体が四十七本あることを写真で示した。

ひとつちょっとした問題があった。ルジュヌは自分で研究をしたのではなかった。それは完全な剽窃《ひょうせつ》の事例だった。実際の経緯は次のとおりだ。ルジュヌの上司、レイモンド・ターピンは何年も前に、ダウン症の原因が染色体異常である可能性を示唆していた。人間の染色体数が四十八本から四十六本に修正されたのをきっかけに、ターピンは誰も自分の示唆について探究する気はないのかと不平を漏らした。そこで、ハーヴァード大学から戻ったばかりだった若い女性、マルト・ゴーチエがその着想を調査する仕事を引き受けた。まったく不完全な設備での研究ではあったが、ゴーチエはダウン症患者の組織が確かに四十七本の染色体を含んでいることを示した。しかし顕微鏡があまり上等ではなかったので、科学雑誌にふさわしい写真が撮れなかった。そこにルジュヌが登場した。しょっちゅうゴーチエの実験室を訪れていたルジュヌは、顕微鏡用スライドを持って帰って適切な写真を撮ろうと申し出た。ルジュヌは退場した。気がついてみると、一九五八年八月、モントリオールの国際人類遺伝学会議で、ダウン症が余分な染色体によって引き起こされることを自分が発見したと発表していたのだ[2]。

ゴーチエは論文の第二著者となったが、発見者としての功績を奪われた。しかし、二〇一四年に議論が再燃した。同年一月三十一日、ボルドーで、ダウン症の原因を発見したゴーチエの栄誉を称える表彰式が中止されたのだ。誰によって？　ジェローム・ルジュヌ財団だった[3]。

余分な染色体とその数百の遺伝子は、正常な発達を多くの面で阻害する。幸いなことに、ダウン症患者は今日では以前よりずっと長く生きられるが、それはアルツハイマー病とのつながりを強調することになった。ある見積もりでは、ダウン症患者で六十五歳まで生きる人は誰でも決まって脳にプラークとタングルが大量に見られ、その四分の三は全面的な認知症の精神障害を発症するという。プラークとタングルと認知症が現れるのはかなり早いが、一般の人々とまったく同じで、ダウン症患者全員がアルツハイマー病になるわけではない。

余分な染色体と、それに伴うプラークとタングル発生の高い危険性が結びついたことで、アルツハイマー病の遺伝学が新たに、いっそう焦点を絞って研究され始めた。じつのところ、遺伝的なつながりは早くから示唆されていた。一九二〇年代や三〇年代にもときおり、家族間で標準的な頻度より多くアルツハイマー病が発生するという報告が見られた。たとえば、一卵性双生児がそろってアルツハイマー病になったという散発的な報告があったが、プラークやタングルや細胞の死を確かめる脳の解剖はほとんど行われなかったので、報告は無視された。

一九七〇年代後半になってようやく、ミネソタ大学のレナード・ヘストンが、ダウン症患者の認知症と第三の二十一番染色体、そしてアルツハイマー病には共通の何かがあると指摘した。ヘストンはアルツハイマー病患者の一群を分析し、彼らの親族の中に異常なほど多くのダウン症患者がいることに気づいた。予測ではひとりのところが、六人にのぼった。ヘストンは、プラークとタングルと余分な染色体の交わりのどこかに、ダウン症の影響だけでなく、アルツハイマー病の遺伝的な基礎に関する手がかりがありそうだと結論づけた[4]。

アルツハイマー病の遺伝的な基礎。遺伝学がどれほど進歩し、その言葉がいずれどんなふうに解釈されるようになるか、ヘストンには想像もつかなかっただろう。アルツハイマー病の基礎となる遺伝学は、ある重要な意味において、アルツハイマー病の科学そのものだ。焦点が絞られるにつれ——認知症患者から彼らの脳とニューロン、そのニューロン内の分子へ——いつの間にか遺伝子の世界、ＤＮＡとＲＮＡとタンパク質——すべて分子——が主役の世界へ入り込むことになる。

二十一番染色体がアルツハイマー病に関係しているかもしれないという考えは、当時は興味を引き、衝撃的でさえあったが、それに関して実際にできることはあまりなかった。分子を使って何をするかだけでなく、それについてどう考えるかに大変革をもたらす怒濤《どとう》のような科学技術の発展は、まだ起こっていなかった。

しかし今、二十一世紀の目で、アルツハイマー病の遺伝学を見てみよう。ダウン症から得られた証拠では、まるで二十一番染色体にはアルツハイマー病の遺伝子――複数かもしれない――があるかのように思える。それは何を意味するのか？

染色体はＤＮＡの容れ物だが、細胞が分裂しかかっているときにのみ、顕微鏡で見ることができる。分裂の合間に、ＤＮＡは〝クロマチン〟と呼ばれる、大きく広がった状態にほぐされる。しかし幸いにも、ＤＮＡは定期的に集合する。おかげで遺伝子の互いの位置関係をマッピングする作業がかなり容易になる（とはいえ、ひとつの重大な発見とその追跡調査のあいだに何年もかかっていた数十年前の当初は、〝容易になる〟が適切な表現とはいいがたかった。染色体のマッピングは二十世紀初頭から積極的に進められていて、科学技術には一度ならず大変革が起こったが、仕事は今なお不完全だ）。

始まりは、ショウジョウバエを研究する遺伝学者たちが、ある種の遺伝子をハエの性染色体に見つけ、それで雄と雌の世代をたどれるのではないかと気づいたことだった。それから六十年がたち、染色体の変化が目視検査されるようになったことで、性染色体以外の染色体の遺伝子を識別して、同じ染色体上の遺伝子が別の遺伝子に近接しているほど、何代にもわたる交配を通して複製に伴う分裂と再配列を生き延び、さらに密接して存在するのを確認できるようになった。さらにごく最近、遺伝子それぞれのサブユニット（ヌクレオチド）の配列が特定できるようになった――無数にあって目では見えないが、化学構造として特定できるのだ。この進歩は直接、ゲノム研究につながった――遺伝子の特定とマッピングが、一世代前の遺伝学者すら唖然とさせるはずのレベルにまで達した。

DNAのサブユニットの配列は、細胞内の機構によって、適切なタンパク質のサブユニット（アミノ酸）の配列に翻訳される。タンパク質は生体細胞のほとんどあらゆる仕事を担っていて、その役割を果たす能力は、一片ごとに正確に組み立てられることを条件としている。DNAからタンパク質への翻訳過程になんらかの混乱があれば、害が生じる可能性がある。

翻訳コードは三対一で成り立っている――DNA内の三つの連続したヌクレオチドのサブユニットが、タンパク質内の決まったひとつのアミノ酸を指定する。ヌクレオチドのひとつが変われば、たいていの場合、変更されたコードが、異なるアミノ酸を要求する。それが連鎖の成長を止めてしまうことさえある。ヌクレオチドが増えたり減ったりすると、全体の読み枠が移動する。たとえば、三文字の言葉に一文字を余計に加えたせいで、あとに続くすべての言葉が変わってしまうのと同じだ。こういう変化と置換が突然変異であり、その影響は、みずからが属するDNAに対してはそれほどでもないが、生成した突然変異のタンパク質に対しては多大となる。(5)*

DNAがどうやってタンパク質をつくっているかを知ったおかげで、二十一番染色体で何が起こっているかがずっとよくわかるようになった。ある遺伝子は、APP（アミロイド前駆タンパク質）と呼ばれるタンパク質を生産する役割を担っている。第8章でも触れたとおり、長くて入り組んだタンパク質で、その機能は完全には解明されていない。さまざまに異なる過程を経て、さまざまに異なる大きさの生成物をつくることが知られている。ニューロンの中では、それが軸索に沿って運ばれ、シナプス、つまり隣り合ったニューロンに情報伝達する構造へと届く。そこで細胞膜に挿入され、くねくねと膜を出たり入ったりする。しかし、長いあいだそのままの状態ではいられない。酵素によって切り刻まれ、それぞれの断片が独自の役割を負う。ひとつひとつをきちんと働かせるために、この酵素によるちょっとした手術は正確な位置で行われなければならない。その位置は、ＡＰＰ上の鏡像の位置に親和性を持つ酵素分子の、一定の起伏や裂け目によって決められる。手に手袋をはめるとか、錠に鍵を差し込むのと似ているが、それよりずっと複雑で動的だ。錠も鍵も震えたりねじれたりしているうえに、周囲に集まった分子が揺さぶるからだ。かなり厄介で、高度の正確性を必要とする。

突然変異、ひとつのアミノ酸から別のアミノ酸への置換、配列に持ち込まれる混乱などはどれも、問題を引き起こす可能性がある。そして実際に引き起こしている。現在までに、ＡＰＰの全長に沿って、三十種類以上の突然変異が発見されている。その多くは、親分子をふたつに切断する酵素

＊　ＤＮＡとタンパク質の関係からあまり話をそらしたくはないが、説明しておくと、ＤＮＡの大半はこういう作業には関わっていない。タンパク質の生産に専念しているのはほんの二パーセントほどだ。残りはその二パーセントを統制したり、膨大なメカニズム全体が適切に稼働するのを助けたりしている。残りの九八パーセントはかつてジャンクＤＮＡと呼ばれていたが、当時からそのジャンクＤＮＡが何もしていないと主張する科学者には会ったことがなかった。ただ、何をしているのか知らなかっただけだ。

の、まさに標的部位に位置する。そのはみ出し者がＡＰＰを不正確に切断させ、それがアミロイドベータの放出を招く。アルツハイマー病の悪役、四十二個のアミノ酸から成る特定の型だ。その型は類似のものと密集する傾向にあり、最後にはプラークとして脳に沈着する。

しかし、厄介ごとを引き起こすのは、ＡＰＰの不正確な切断だけではない。タンパク質のつくりすぎも同じ影響を及ぼす。それが、ダウン症で起こっていることだ。重複したＡＰＰ遺伝子が、余分な二十一番染色体にのっている。

これが、ダウン症患者が長生きすると、決まって脳に大量のプラークが蓄積する理由だ。謎はじゅうぶんに解明されたが、残念ながら、ＡＰＰ遺伝子の発現エラーはアルツハイマー病の遺伝学のほんの一部しか解き明かしていない。たとえば、二十一番染色体は、早期発症型家族性アルツハイマー病におもな役割を果たしている。この型は、家族間で遺伝し、たいてい五十歳から六十歳のあいだ（ときにはさらに若年）の早期に発症する。その場合でさえ、突然変異が原因で起こるのは、家族性の症例の約一〇～一五パーセントのみだ[6]。

そして数字はどんどん小さくなっていく。家族性の症例は早期発症型アルツハイマー病の全症例の約五〇パーセントを占めるにすぎず、早期発症型はアルツハイマー病の全症例のせいぜい五～一〇パーセントを占める程度だ。すべてをまとめてみると、二十一番染色体の異常は、アルツハイマー型認知症の全症例の――多くても――〇・五パーセントほどということになる[7]。それでも、この分野の研究にはきわめて重要な意味があり、注目を集めてしかるべきだ。遺伝子の突然変異がアルツハイマー病を引き起こす可能性があることを実証したのだから……。また、そういう突然変異が多く見られる複合家族の中には、新たな治療法を試験する貴重な機会を与えてくれる人たちもいる——これについては、第14章で詳しく述べる。

さて、〝わたしはアルツハイマー病になるのか？〟という質問に戻ろう。ここまでの研究に基づくと、答えるのはむずかしい。早期発症型家族性アルツハイマー病を引き起こす突然変異の一部は優性で、つまり遺伝子のコピーをたったひとつ受け継ぐだけで確実に病気になる。とはいえ、すべての突然変異がそこまで決定的なわけではないので、遺伝相談を受けるかどうかは、この病気になりやすいと考えられる人がどのくらい不安を感じているかによって決めればよいだろう。治療不可能な、間違いなく不愉快な病気に確実に冒されることを知りたくはないかもしれない。しかし多くの人が、知りたがるもっともな理由を持ち、いくつかの研究によると、最悪の筋書きに驚くほどうまく対応できているという(8)。

APPに関わる最近の発見でとりわけ興味深いのは、老齢のアイスランド人の大集団に焦点を当てたものだ。バイオテクノロジー企業アムジェンの子会社、デコード・ジェネティクスが二〇一二年に報告したところによると、大多数の研究者の意見に反して、APPの突然変異がアルツハイマー病の危険性を減らす場合があることがわかった。突然変異した遺伝子は、八十五歳の人々のあいだで、認知症を患った人より、認知能力が正常な人のほうにずっと多く見られた。実際、その遺伝子を持っていたアイスランド人のほうが、どの年齢でも一貫して知能が高かった(9)。

この発表は、アルツハイマー病の世界に少しばかり喜ばしい驚きをもたらした。健全な知能を持つアイスランドの老人たちの話が聞けてよかったというより、この結果がアミロイド・カスケード仮説に基づく抗プラーク薬を設計している研究者たちの励みになるからだ。この説は一部で手きびしくけなされていて、完璧ともいいがたいが、APPがどう切断されるかに影響する——その結果アミロイドベータを減らす——遺伝子の突然変異が発見されたとすれば、さらなる調査によって治療への道が開けるかもしれない(何年ものあいだ、デコード社は論争の渦中にあった。ゲノム情報のデータベースをつくるため、アイスランド人の個人的な健康記録を入手する必要があり、アイスランド政府はデコード社にその許可を与えたが、プライバシーの侵害が主張されたうえに、芳しくない財務成績があらわになり、多くのアイスランド人が会社に反感をいだいた。結局デコード社は二〇一二年にアメリカの企業アムジェン社に買収され、論争はほぼ静まった)。

APP内で有益な突然変異が起こるというデコード社の発見は世間をあっと言わせたが、少なくとも生化学者にとって同じくらい重要なのは、APP遺伝子のこの部位がいかに重要かを、この発見が強調したことだ。なぜか? すでに科学者たちにとってはおなじみの、まったく同じ部位での異なる突然変異が、アルツハイマー病の危険性を高めるからだ。あるアミノ酸の遺伝暗号を指定すれば、危険性が下がる。しかし、別のアミノ酸の遺伝暗号を指定すれば、危険性は上がってしまう。

APP遺伝子に加え、ほかのふたつの遺伝子も、早期発症型アルツハイマー病で大きな役割を果たしている——〝プレセニリン1〟と〝プレセニリン2〟と呼ばれる遺伝子だ。第2章で説明したように、アロイス・アルツハイマーが作成したアウグステ・データーの脳のスライドの驚くべき再発見によって、その遺伝子のひとつ、プレセニリン1の影響が完璧にとらえられた。アウグステが、初めてアルツハイマーの診察を受けた五十一歳のとき、すでにかなり認知症の症状が進んでいたことを思い出してほしい。つまり彼女は明らかに、早期発症型の病に冒されていた。一九九〇年代にアルツハイマーのスライドが発掘されたあと、アウグステの脳の薄片が遺伝的に分析され、プレセニリン1に突然変異があったことが判明した（これまでのところ、ほかのどの患者にも見つかっていない突然変異で、四百個以上のアミノ酸のうちのたったひとつが変化したもの）。確かにめずらしいが、これまでに発見された他の突然変異ときわめて近い位置にあった。別の標本では、アウグステの突然変異が起こった部位のすぐとなりに、二種類の突然変異が発見されている。つまり、プレセニリン1のこの部位はとても重要で――しかも脆弱ということだ。プレセニリン1は、並外れて突然変異を起こしやすい遺伝子らしい。本書を執筆中にも、百九十七例の突然変異（！）が発見された。[*]

プレセニリン1遺伝子は十四番染色体上にあり、APPの切断に関わる酵素複合体の一部となっている。プレセニリン2は、早期発症型家族性アルツハイマー病に関わっている第三（APPとプレセニリン1に加えて）の遺伝子だ。まったく同じ過程で病気を引き起こすが、APPやプレセニ

＊　ここでも、記しておかなくてはならないのは、その後アウグステのプレセニリン遺伝子を確認する試みは失敗に終わった。

リン1とは正反対の場所に位置する一番染色体上にある。つまり、はっきりとわかったのは、どの染色体にこれらの遺伝子が存在するかよりも、遺伝子が何をするかが重要ということだ。すべては、なんらかの形でＡＰＰの切断に関わっている。しかし、働きと名前は似ていても、プレセニリン1と2はアルツハイマー病を引き起こす度合いがかなり違う。無数の突然変異を生じるプレセニリン1は主要な役割を担い、早期発症型家族性アルツハイマー病のおよそ七五パーセントの原因となっている。プレセニリン2はたいして重要ではないといえるほどで、症例の五〜一〇パーセントを占めるのみだ。

総合して考えると、三つの遺伝子とその突然変異は、早期発症型家族性アルツハイマー病の症例全体の約半数しか占めていない。早期発症型を患う多くの家族は、その三つのどれも持っていないのだ。しかも、早期発症型家族性は、アルツハイマー病全体のごく一部を成すにすぎない——おそらく一パーセントか二パーセントだ。[10] それでも、その重要性は数の少なさにまさる。まず第一に、三つの遺伝子のどれもがＡＰＰの適切な切断に失敗して病気を引き起こす原因となることは、アミロイド・カスケード仮説に重要性と信頼性を与える。多くの人が脳に大量のプラークを持ちながら精神の健康を保っているという観察結果があるにしても、これらの遺伝子は〝過剰なアミロイドベータがアルツハイマー病の発生に重大な役割を果たす〟ことを物語っている。この事実は、治療法開発に向けて新たな可能性の扉を開いた。

しかし、現時点でＡＰＰとふたつのプレセニリン遺伝子の発見と理解という達成がいくつかのすばらしい科学研究を促してきたものの、わたしたちはまだ、アルツハイマー病の包括的な問題の表面を引っかいただけにすぎない。三つの遺伝子（さらに増えると考えられる）は、アルツハイマー病を引き起こすという点で意義深い。しかし、最も重要な遺伝学、少なくとも、もっとおおぜいの人々にとって重大な意味を持つ遺伝学は、アルツハイマー病になりやすくする遺伝子の研究だろう。人を危険にさらす遺伝子。突出しているものがひとつある。それは〝アポリポタンパク質Ｅ〟、たいていは〝ＡＰＯＥ〟（〝アポイー〟と発音する）と呼ばれている。

　ＡＰＯＥは魅力的な遺伝子だ。興味をそそる来歴を持ち、たくさんの働きを担うタンパク質をつくり、三つの型がある（それぞれがアルツハイマー病に異なる影響を及ぼす）。先ほど取り上げた、早期発症型アルツハイマー病を引き起こす三つの遺伝子とは違って、ＡＰＯＥは人を遅発型アルツハイマー病（六十五歳以降、多くの場合八十五歳まで発症しない）になりやすくさせる。しかし、注意すべきなのは、アルツハイマー病の原因として〝ＡＰＯＥは必須でもなければじゅうぶんでもない〟という科学論文で繰り返されている警告だ。[11] 数人の執筆者らが認めるところによると、ＡＰＯＥはアルツハイマー病の危険性と発症年齢の両方について、持っている遺伝子の型しだいで、促すか防ぐかに少しばかり関わっているらしい。

　遺伝子の三つの型とは、ＡＰＯＥ２、ＡＰＯＥ３、ＡＰＯＥ４だ。遺伝で受け継ぐのはふたつだけだが、六つの異なる組み合わせがある。ＡＰＯＥ２は、ふたつはもちろん、現れること自体がめずらしい。持っているのは人口の約七パーセントのみだ。しかし、この集団はとても幸運といえる。

この型のAPOE遺伝子はアルツハイマー病の危険性を下げるからだ――劇的にではないが、かなり大幅に。APOE3は群を抜いて最もありふれた型で、全体の七五パーセントを占め、危険性に与える影響はほとんどないらしい。ところが、APOE4を持っている人は、大幅に、劇的とさえいえるほど危険性が高まる。概算によれば、一コピーを持っているとアルツハイマー病の危険性が三～四倍上がる。二コピーだと十五倍にも及ぶ。とはいえ、この遺伝子が必須でもなければじゅうぶんでもないことを思い出してほしい。APOE4によって危険性が恐ろしいほど高まるとしても、アルツハイマー病患者の全症例の三分の一以上はAPOE4遺伝子をひとつも持っていない。しかも、遺伝子を二コピー持つ人の五〇パーセントほどは八十歳まで生きて、認知症にもならないのだ[12]。

ほかの組み合わせもある。APOE3／4は、APOE4が含まれることから予測できるように、アルツハイマー病になりやすい傾向があるが、危険性が増すのは女性だけだ。APOE3／4を持つ男性は、平均より危険性が高まることはない。つい最近のデータで、女性がその遺伝子の影響を受けやすいという見解がさらに補強された。APOE4を一コピー持っていても、男性にとってはほとんど危険性が高まらないが、女性にとっては大幅に危険性が増すことがわかった[13]。

遅発型アルツハイマー病は、ある程度予防できることを思い出してほしい。食事、運動、教育、知的能力を試される職業、誠実さ、おそらくほかにも数多くの未確認の要因が、APOE遺伝子の影響から守ってくれる脳予備力をつくるのに役立つ。

それでも、現実に、APOE4型の遺伝子を持つことで生まれる不安はある。先に述べたように、ジェームズ・ワトソン（DNA構造の共同発見者）は、自分のゲノムを公にしたとき、その遺伝子の部分を隠した。当時七十九歳だったワトソンは、自分の遺伝子の状態を知りたくなかった。祖母がアルツハイマー病だったのでなおさらだった。しかし、ゲノム研究者たちの指摘によれば、たとえ特定のAPOE遺伝子を塗りつぶしても、隣接する遺伝子の膨大な目録によって、ワトソンの危険性は判断できるはずだという（彼らは可能性を指摘しただけだ――プライバシーを求めるワトソンの望みを侵害してはいない(14)）。

APOE遺伝子は十九番染色体上にあり、無数の形で作用する。感染に対する炎症反応に影響し、コレステロールと深い関係がある（脳だけでなく全身の細胞からコレステロールを出し入れする）。APOE4は、脳の血流不全を引き起こしたり、十代から二十代前半の若者の頭部外傷の快復を遅らせたりすることがある（頭部外傷はアルツハイマー病の素因となる）。APOE4を持つ人は、循環するコレステロールを高レベルで蓄積し、血管疾患だけでなく脳へのアミロイドベータプラークの沈着も起こしやすい。また、APOE4は、どういうわけかアミロイドベータの蓄積を許容する傾向が強い。しかし、すべては少しばかりあいまいだ。具体的には何がAPOEの突然変異を促して、プラークの形成を引き起こすのかはわかっていない。もしそれが発見されたとしても、遺伝学者たちはそこから長く謎めいた道のりを歩むことになるだろう。

これは遺伝学でたびたび耳にする物語の、ありふれた一章にすぎない。一片のDNAの小さな置換が新たな型の遺伝子（この場合は、三つの異なるAPOE遺伝子）をつくり、DNA配列がタンパク質に翻訳されると、劇的な下流への影響が生じる。どういうわけかそれらの変化によって、APOEタンパク質が他の分子と結びつく際の傾向が変わり、結果としてプラークの沈着が増えるか増えないかが決まる。

どうしてこんなことが起こるのだろうか？　そもそも、なぜこれほど破壊的になる遺伝子を持たされるのか？　答えは、APOEの興味深い来歴にある。まず第一に、この遺伝子は他の種にも幅広く存在し、人間に最も近い種のチンパンジーにもある。チンパンジーが持っているその遺伝子は、（人間のように三つの型ではなく）ひとつの型のみで、そのタンパク質内のアミノ酸は異なるが、人間のAPOE4遺伝子ときわめてよく似ている。

南カリフォルニア大学で人間の老化について専門に研究しているケーレブ・フィンチの主張によると、人間の中にAPOE4（先ほど述べたとおり、チンパンジーの型と同一ではない）が増えたのは、チンパンジーとの共通の祖先から分岐した結果だという[15]。進化するにつれ、人間はチンパンジーよりずっと多く肉を食べるようになった。それは今でも変わらない。その食生活の変化が、急速に新たな一連の危険性をつくり出した。狩猟の事故、不適切に調理された肉による細菌性およびウイルス性感染症、人獣共通感染症（動物から人間にうつる病気）。感染症に対する抵抗力が高まれば、それを身につけた者たちの生存と繁殖が有利になったに違いない。おもな抵抗力のひとつは炎症で、それは感染の広がりを遅らせ、そのあと傷の治癒も助ける。APOE4は、一定の環境での炎症を促進する。また、脂肪を運び蓄える役割も、食糧調達が断続的で当てにならなかった時代には役立ったのだろう。フィンチいわく、ＡＰＯＥは〝肉に適応するための遺伝子〟なのだ。

ＡＰＯＥ4遺伝子を持っている人は、狩猟採集時代には有利だったかもしれない。しかし、多くの人が老齢まで生きるようになった今日では、事情が異なる。ＡＰＯＥ4の蓄積作用が逆に悪影響を及ぼしているのだ。フィンチの主張によれば、人間の中でＡＰＯＥの異なる型が徐々に進化した理由が、このことで説明できるかもしれない。ＡＰＯＥ3は、群を抜いて最もありふれた型の遺伝子になりつつある。どうやらこの型は、ほんの二十万年ほど前に現れたらしい。チンパンジーと人間が分岐して何百万年もたったあとだが、現生人類がアフリカから大移動する前のことだ。その遺伝子はＡＰＯＥ4と同じ役割を果たすものの、作用は穏やかだ。感染症に冒されている環境では、ＡＰＯＥ4のほうが有利だが、それを克服して危険な病原菌に対する免疫を獲得したあとは、ＡＰＯＥ4のほうが不利になる。きわめて長期的なよい知らせとしては、二十万年前から今日までに、ＡＰＯＥ3がヒトゲノムの中で比較的急速に増加していることを考えると、最終的にはこの型がＡＰＯＥ2とＡＰＯＥ4を駆逐するかもしれない——現代のわたしたちが死んだずっとあとのことだが。

何年ものあいだ、ＡＰＯＥ4は、遺伝学者が遅発性アルツハイマー病に直接結びつけられる唯一の遺伝子だった。ゲノム全体にわたるいくつかの研究が完了したあとでさえ、アルツハイマー病とのつながりが確実だといえる遺伝子はこれだけだった。しかし現在では、少なくともさらに五つの候補がある。科学産業でも指折りの、すばらしい大変革の直接的な結果だ——この場合、その産業とは、大容量の遺伝子配列解明技術のことだ。上位三つの候補の名前は、ゲノム科学以外ではあまり見かけない。CLU（クラスタリン）、CR1（補体受容体1）、そしてPICALM（ホスファチジルイノシトールで接合されているクラスリンが集合したタンパク質）。

本章ではアルツハイマー病の遺伝学に焦点を当てたが、章題は〝わたしはアルツハイマー病になるのか?〟で、その答えは遺伝子の中だけにあるのではない。もちろん脳予備力も関係しているが、生きるうえでの危険、たとえば頭部の外傷、慢性的な睡眠障害、あるいは一般的な麻酔なども、いくぶんか危険性を高める可能性がある。[16] この短いリストではとても完璧とはいえず、アルツハイマー病の危険性に影響する要因をすべて特定するためには、まだ知るべきことがたくさんある。しかし、遺伝学が治療法研究の中心となっていくのは間違いないだろう。

ヒトゲノムをさらに詳細にわたって徹底的に調べ、アルツハイマー病の存在と結びつけることで、この病気に影響を与える遺伝子がいっそう明らかになるはずだ。おそらくさらにたくさん見つかりそうだが、それぞれの影響はほんのわずかかもしれない。すると、あらわになる実態は、膨大な数の遺伝子のひとつに病気の要因となる可能性があっても、ほかと比べて突出した遺伝子はひとつもないということになる。この多様性が、治療法を開発するための努力をひどく複雑にしている。

第14章 治療法の模索

今のところ、本当の意味で長期にわたって効果のあるアルツハイマー病の治療法はない。将来の破滅的な状況を正しく予測している政治家たちは、二〇二五年あたりをめどにして有効な治療薬の開発が進行中である、とわたしたちを納得させたくてしかたがないようだ。はるか先のことのように思えるが、とりわけアルツハイマー病のような病気に対する新薬開発の観点からすれば、そうでもない。二〇一三年十二月にロンドンで、治療法開発のプロセスを加速させるため、Ｇ８諸国による認知症サミットが開催されたことで、その重要性が強調された（〝病態修飾療法〟を目的とするという宣言を読むと、計画の大きさがなんとなくつかめるだろう）。

今現在できる最善策は、アルツハイマー病患者の状態を一年足らずのあいだ改善する数少ない薬を市場に出すことだ。そのあと（現実には、そのあいだも）、病気の進行は変わらず続く。本章では、それらの薬がどんな作用をし、なぜその有益な効果が本質的に期間限定なのかを概説する。そもそもアルツハイマー病の歴史を通じて、プラークとタングルが病気の証拠として注目されてきたことを考えると皮肉だが、最初に市場に出回った薬は、そのどちらにも対処していなかった。しかしそれ以来、研究の方向性はがらりと変わって、現在ではまさしくプラークとタングル——特にプラーク——が新たに開発された薬のおもな標的になっている。

〝標的〟という表現だと単純なものを意味しているかのようだが、アルツハイマー病治療の探究はとても単純とはいいがたい。まず第一に、すでに指摘したとおり、プラークは一般的に鍵を握る主役と見なされているが、その役割ははっきりしない。認知症を患っていない人の脳にも存在することがある。病気の広がりとは密接に関係していないらしい脳の部位に位置している。プラーク自体が単なる残骸、つまり本当に有毒な存在である前駆物質の〝墓石〟なのかもしれない。同様に、タングルの役割もあいまいだ。大多数の証拠が示すところによれば、タウタンパク質の集合体はプラークの発生後、あるいは少なくともプラークの成分であるアミロイドベータの発生後につくられる。しかしタングルの重要な特徴は、シナプス喪失の広がりやニューロンの死、さらには病気の症状を正確にたどっている点だ。プラークとタングルは今も研究者たちの興味をかき立てているが、アルツハイマー病の進行には、別の生体メカニズムや物質、たとえば炎症やコレステロール、インスリンなども、重大な役割を果たしているらしい。可能性のリストはますます長くなっているが、それでもプラークとタングルが中心にあるのは事実だ。そのふたつに焦点を当てた治療法の追究は、生体の脳の分子レベルで起こっている過程に科学が干渉することの複雑さとむずかしさをはっきりと示している。

当然ながら、脳は複雑で繊細なので、誤ってほかの部位を変化させずに一過程のみに作用する薬をつくるのはとびきり困難な課題だが、それはたいていの人が思い描く以上にむずかしいことだ。まず第一に、脳は入り組んでいる。ニューロンの実際の画像はたいてい一定のものを選別してあるので、細胞が整然と並んでいるような印象を与える。確かに、ニューロンはあの尺度の中では細長く、複合的に接続しているが、個々の細胞のあいだには大きな空間があるように思えるだろう。しかし、空間はない。実際には、細胞同士が物理的に接触し、細胞に別の細胞が巻きつき、あらゆる方向に接続が張り巡らされている。脳には〝脳室〟と呼ばれる液体に満たされた空間があるが、ほとんどの脳の物質は固体だ。顕微鏡レベル、あるいはもっと極端な分子レベルでさえ、その密集具合はゆるまない――しかもそれは、単なる空間的な側面だ。生化学的には、ものごとはそれ以上に入り組んでいる。それぞれの機能部分の生産や変更や結合や除去は、さらなる分子に制御される。ひとつの部位が周囲の集まりから独立してそれだけで働いていると考えるのは、ばかげている。

無教育の人間の目には、脳はすっかり混沌として見える。献身的な生化学者にとっては、その複雑さこそが、脳をここまで魅惑的にしている。アルツハイマー病研究者にとっては、それはとびきり困難な課題となる。治療法を設計するとしても、関心のある唯一の標的だけに作用させるのはほぼ不可能だ。脳の別の部分への副作用は、〝付帯的損害〟と呼ぶほうがふさわしいかもしれない。不測の連鎖反応は、至るところで待ち伏せしている。どの治療策をとろうと、結局は別のシステムが崩壊するだろう。アミロイドベータをつくる酵素が細胞の別の作業も担っているとしたら、どうやってプラークの形成を防げばいいのか？ プラークを抑制しても、ほかに何が起こるかはわからない。遺伝子操作でアミロイドベータの生産をある程度減らすものをつくり出しても、別の何かの生産を増やしてしまうかもしれない。設計中の治療法が、たとえばタングルの形成をはっきり標的にしているかに見えるとしても、考えていなかった別の経路でタングルが形成されてしまうかもしれない。結局、その治療法の結果にはがっかりさせられることになる。それが、研究者たちが参加している十億ドルのゲームだ。

いくつかの最初の抗アルツハイマー病薬――現在でも使われている薬――は、衰えつつある脳を快復させる目的でつくられた。しかし、それはきわめて特殊な方法で行わなくてはならなかった。それらの薬はシナプス、つまりニューロンが連絡し合う場所に働く。神経インパルスが第一のニューロンの末端に到着すると、神経伝達物質の放出が起こり、それが移動して、いくつかが第二のニューロンの表面上にあるあつらえの受容体に着地してつながる。じゅうぶんな伝達物質と受容体の作用が起こると、第二のニューロンの中でインパルスが発火する。

脳には多数の異なる神経伝達物質があるが、アルツハイマー病になると、アセチルコリンが激減してしまう。それは、アルツハイマー病で最初に破壊される部位のひとつが、脳のアセチルコリンの大半がつくられるマイネルト基底核《きていかく》（ジークムント・フロイトの師のひとり、テオドール・マイネルトにちなんだ名称）だからだ。この部位のニューロンは、大脳皮質全域に行き渡るので、死滅するにつれてアセチルコリンのレベルが下がり、シナプスが適切に働かなくなって、人の記憶にそのまま影響する。一九八〇年代初めには、解剖によってここまではわかっていた。また、問題は受容体ではなく伝達物質にあることも明らかになっていた。しかしアセチルコリンの代用となる薬の導入に飛びつく前に、研究者たちは、若く健康な被験者のアセチルコリンの働きを（一時的に）妨げれば、何年ものちのアルツハイマー病と同様の症状を示すはずだと考えた。そこで、次の実験が行われた。

学生たちは、記憶を混乱させる〝スコポラミン〟と呼ばれる薬を一定量投与された。[*] その後、十五桁の数列を思い出すように言われると、成績はひどく悪く、高齢者の集団とほぼ同様だった。道理にかなった結果だ。シナプスのレベルで、スコポラミンは受容体へのアクセスをめぐってアセチルコリンと争う。スコポラミンがシステムの中にあるかぎり、アセチルコリンは同じ数の的を

＊　コロンビアでは、強盗が被害者の飲み物に粉末状のスコポラミンを混入させる事件が多数報告されている。しかしそういう場合、強盗が奪って逃げるのは記憶だけではない。その投与量はしばしば、被害者を何時間も意識不明にさせるほどだ。

とらえられず、記憶が影響を受ける。スコポラミンが取り除かれれば、記憶は戻る。アルツハイマー病では、アセチルコリンの激減が同じ作用を及ぼすので、なんらかの方法でそれを増やさなくてはならない。アセチルコリンの増量はひとつの可能性として有望で、だからこそ、その前駆物質であるレシチンの摂取が、さまざまなウェブサイトで今も推奨されている。問題は、レシチンを使った結果がほぼ一様に期待外れだったことだ。どういうわけか、うまく働かないらしい。

最終的に採用され、現在あるアルツハイマー病治療薬を生んだ手法は、存在するアセチルコリン分子を有効期限を越えて維持するというものだった。通常シナプスでは、アセチルコリンのような伝達物質は、周囲に存在する酵素に分解されるまでにほんの数ミリ秒しか働く時間がない。もしその伝達物質があたりを漂って繰り返し受容体に接続できるとすれば、第二のニューロンは刺激を受けすぎてしまうだろう。そこで酵素が伝達物質を分解し、成分は再利用される。みごとにバランスが取れているが、アルツハイマー病になると伝達物質の量が激減するので、これがうまく作用しない。そこで現在の治療薬（抗コリンエステラーゼ薬）は、酵素によるアセチルコリンの分解を抑制するように設計されている。伝達物質がより長持ちして繰り返し受容体に接続できるようにして、実際にたくさん存在するように錯覚させるわけだ。仮に、通常シナプスが適切に作用するのにアセチルコリン分子を二百個必要とする場合、アルツハイマー病治療薬の保護があれば、分子百個で同じ仕事ができる。

こういう薬の中で最もよく知られているのがドネペジル（商品名アリセプト）だ。似通った薬が三つあり、異なる伝達物質と受容体の組み合わせに働く同類の薬もひとつある。これらの薬は確かに、限られた期間――数カ月――記憶力を改善させるが、その限界は明らかだ。アセチルコリンをつくるニューロンが死滅していくと、既存の伝達物質をさらに活発に働かせて不足を補うのが困難になる。とにかく数が足りないのだ。

そしてこれが、今日のわたしたちが置かれた状況だ。伝達物質の働きを促進させる薬が、アルツハイマー病患者に処方されている。治癒はおろか、長期的な治療用ですらないが、快適に過ごせる数カ月間を人生に加えることができる。

とはいえアルツハイマー病治療業界では、現在流通している薬は、ある意味もう古い。まだ流通していない開発中の薬のほうが、ずっと重要となるかもしれない――というより、なるべきだ。そして驚くなかれ、それらはプラークを攻撃するよう設計されている。病気に対してプラークが具体的に果たしている役割が不確実であるにもかかわらず、アミロイド・カスケード仮説（すべてはアミロイドで始まり、プラーク、タウ、タングルがほぼその順番で続き、最後に死が訪れるという考え）は今も大きな影響力を持っている。その影響力が、アミロイドの過程をなんらかの形で妨げる薬を開発するいくつかの試みにつながった。ワクチンの歴史にならって、アミロイドからアルツハイマー病に至るカスケードを妨げる努力のほとんどは、プラークに対する抗体をつくるのが最善策だという考えに基づいている。抗体は、病気に対する体内の医療設備の中で、指折りの重要な道具だ。伝達物質と受容体がそうであるように、分子同士のぴったりした適合に依存している（この場合は、侵入するウイルスとの適合）。とりわけポリオウイルスのようなウイルスは、構造が一貫していて、抗体にとらえられやすい。もし不活化されたウイルス、あるいは生きているが弱毒化されたウイルスを注入すれば、体の免疫システムがウイルスのタンパク質構造の異質性に警戒態勢を取り、それに対する抗体をつくるだろう。これらは要求に応じてつくられる新しい分子で、侵入者の特有の形と構成を認識してそれに結びつき、除去するためのさまざまな過程を作動させる。もちろん、この防御は自然に起こる。その過程のきめ細かな機構は、何百万年の時をかけて進化した。ワクチンをつくるとは、自然の過程に先回りすることだ。ワクチンによって人工的に、害を及ぼさない形で感染させれば、体が抗体産生細胞をつくり出す。この細胞が、実際に危険な標的、この場合はポリオウイルスが現れたときに反応できるよう準備を整える。

これが〝能動〟免疫だ。抗体を体の外でつくって注入する〝受動〟免疫もある。アルツハイマー病では、次の前提に基づいて、両方が試みられている。時がたつにつれ、脳にはプラークが蓄積する。有害な影響はまったくないかもしれないが、当然ながら、プラークの沈着が止めどない過程になれば、たいていの場合、タングル、シナプスの喪失、ニューロンの死、そして認知症が、複雑だがほぼまっすぐな線を描いて続く。どうしたら、抗体にこの状況が改善できるだろう？　いくつか可能性はあるが、そのひとつは、できるかぎりプラークの形成を妨げるのが最善だという考えに基づいている――つまり、凝集する前のアミロイドベータに結びつく抗体を導入することだ。すると、〝小膠《しょうこう》細胞〟と呼ばれる脳に存在する免疫細胞が、アミロイドベータをのみ込んで破壊する。あるいは、抗体が脳からすべてのアミロイドを取り除く。しかし残念ながら、これらの考えに基づく薬の効果は、希望の兆しを見せはしたものの、全般的に期待外れだった。

そういう薬のひとつは、一九九〇年代後半に始まったマウスによる一連の実験を基礎とした。[1] これらの研究結果は、能動と受動のどちらでも、アミロイドベータに対する免疫反応をつくれば複合的な利益が得られることをはっきり示していた。脳のプラークの量は減って、ほとんど消えた例もあり、認知障害は緩和された。いくつかの研究所がこの発見を補強し、全体として実験は、ある研究者の言葉どおり〝興味をそそる〟ものとなった。その興奮はそのまま、アルツハイマー病患者に対する臨床試験につながった。試験では、最も危険な要因と一般に認められているアミノ酸四十二個のアミロイドベータの合成物質を使って、患者に免疫を与えた。このワクチンは〝AN179２〟と呼ばれた。三百人の被験者のうち、何人かは実際にアミロイドベータに対するかなり高レベルの抗体を獲得した。最も重要なのは、この治療がある程度うまくいったことだ。

抗体反応は当然ながら多様だったが、最強の抗体反応を獲得した人は、脳のプラークが大幅に減少するという有意な傾向があった。二例では、ほとんどプラークが残っていないように見えた。それはすばらしい知らせだった。プラークの前駆物質を標的にした免疫化が、脳からプラークを除去するという目的にかなう成功を収めたのだ。

しかし、悪い知らせがよい知らせを上回った。まず第一に、多くの患者が、脳のプラークについては大幅な減少を見せたものの、症状の改善には至らなかった。結局、認知症の程度は対照群と変わらなかった。さらに悪いことに、十八人（全体の六パーセント）が重篤な脳炎を起こし、臨床試験は中断を余儀なくされた。十八人のうち数人は、永続的な脳損傷をこうむった。臨床試験は中止されたが、被験者たちは追跡調査され、四年後、ふたつの重要だが矛盾した結果が明らかになった。ひとつは、臨床試験で最良の抗体反応を見せた人たちがアミロイドベータに対する抗体をつくり続けていて、対照群よりゆるやかな認知能力の低下を示していたことだ。ところが一方で、脳の萎縮量に緩和は見られなかった。ただし最大の問題は症状なので、試験からいくらかの明るい材料は得られた――この薬は副作用の可能性があるので危険すぎるが、原理（アミロイドベータを攻撃する）は正しいことがじゅうぶんに示されたからだ。

得られた教訓は？　マウスの脳は人間の脳とは違う。あるいは、もっと厳密に言うなら、マウスのプラーク形成に干渉するのと、人間に似通った過程を適用するのは違うということだ。そして、アミロイド・カスケード仮説の頑丈な壁がまた少し崩された。今では、プラークを除去しても症状に影響しない場合があるとわかったのだ。研究者の中には、アミロイド仮説が間違いであることが証明されたと言う者もいるが、その意見はまだ広く受け入れられてはいない。このできごとは、あらゆる新薬の導入をめぐる不確かさを際立たせもした。実際に脳に適用してみるまで、どういう結果になるかわからないのだ。どちらにしても、ＡＮ１７９２はこれで終わりとなった[2]。

ＡＮ１７９２の実験は、能動免疫の一例だった。形の異なる敵を使って、体に戦わせ、抗体をつくらせる方法だ。しかし研究者たちは、体外で抗体を準備して注入する、もう一方の受動免疫についても、マウスでの実験に成功していた。この手法の利点のひとつは、作用する抗体の数をうまく制御できることだ。

ここでも、マウスによる実験で受動免疫が有効らしいことが示されたので、患者に直接注入できる抗体の開発に注意が向けられた。中でもよく知られた、舌を嚙みそうな名前の薬――バピネオズマブ――を使って、いくつかの臨床試験が行われたが、またしても全般的な結果があまりにも期待外れだったので、その薬の使用は断念された。* この受動抗体では、重い副作用があった。治療を受けた人のうち数人の脳に、液体の蓄積（浮腫）が見られた。これが頭痛や混乱や嘔吐を引き起こした。欠陥は、AN1792による脳炎ほど重大ではなかったものの、不安を招くにはじゅうぶんだった。

たいてい副作用はどうにか抑えられるとしても、もっと厄介だったのは実際の結果だ。最初の期待外れの徴候は、突然変異したAPOE4を持つ（したがって最も効果が期待できる）患者たちに、対照群との比較でまったく改善が見られなかったことだった。長期的に見て、恩恵を受けた患者はひとりもいなかった。重要なのは、脳内で薬が及ぼす効果と、アルツハイマー病患者の生活に与える影響を区別することだ。バピネオズマブでは、そのふたつが大きく分かれてしまった。プラークが減少している明確な徴候はあったが、患者の症状や病気の進行に緩和は見られなかったのだ。こ

＊　薬の名称は、国際的な一定の規則によって決められる。この場合、バピネオズマブ（tapineuzumab）（と同類の抗プラーク薬）の最後の三文字は〝モノクローナル抗体（Monoclonal AntiBody）〟を表す。

うして二〇一二年末には、バピネオズマブは候補から外された。

この失敗は、おなじみの疑問を呼び起こした。効果がない――少なくとも病気の症状を緩和する効果がないらしいというのに、ほんとうに何十億ドルもの金を抗プラーク薬の開発に注ぎ込む価値があるのか？　楽観的な人なら、バピネオズマブは小さい前駆物質より完全なプラークとの親和性が高いので、次は、凝集してプラークをつくる短いアミロイドベータタンパク質の鎖を標的にすれば、もっと効果があるはずだと主張するかもしれない。この見解によると、アミロイドを標的にするのが間違っているのではなく、作用するまでに時間がかかりすぎているのだという。

その欠点に対処しているらしき、新たな受動抗体が開発されている。〝ソラネズマブ〟と呼ばれる薬だ。プラークの前駆物質との親和性が高いので、犯行現場への到着が遅すぎるという問題は回避したはずだった。しかし、イーライリリー社が開発したソラネズマブは、残念ながら、ほとんどバピネオズマブと同じくらいの成果しか収めなかった――つまり不じゅうぶんだった。新薬発見という主題に関する著名なブロガー、デレク・ロウ博士はこう述べている。


問題は、ソラネズマブが実際のアルツハイマー病患者の生活を改善する見込みが得られなかったことだ。イーライリリー社独自の臨床試験では、一定の認知機能低下に対して改善の可能性が見られたが、第二の患者集団では、臨床試験の評価項目に特別な修正を加えたにもかかわらず、同様の有望な結果は得られなかった。またどちらの集団でも、機能上の効果はまったく見られなかった。それこそが、ほとんどのアルツハイマー病患者（とその家族）が本当に目にしたいものだと思うのだが[3]。

ロウが言うように、あらゆる抗アルツハイマー病薬の終点は、患者の生活の質を向上させることにあるはずだ。この薬は、脳の分子レベルでは活性化している徴候を見せたものの、生活の質は改善しなかった。しかし、メーカーのイーライリリー社は、その薬への取り組みを続けている。どうやら、初期の臨床試験を受けた人の多くに、あまり顕著なアミロイドの沈着がなかった可能性を根拠としているらしい――患者はプラークが実際にあるという証拠ではなく、症状に基づいて試験に加わったからだ。

したがってこれまでのところ、抗体についてはまだ効果が見られないとしかいえない。そして、暗い景色の中に差し込むかすかな一条の光は、臨床試験をもっと早く、疾患過程が理論上最も変化しやすい時期に始めることへの可能性だけだ。しかし、この方法についていつまでも楽観的でいるのはむずかしい。たとえば最近のある論文は、最先端技術を適用してそれらの薬がアミロイドベータと接したとき何が起こるかを詳細に観察し、見通しが悲観的であることを示した[4]。これらの抗体のうち、実際に人間の組織内のアミロイドベータと物理的に結びついてなんらかの効果を発揮するらしいのはひとつ――バピネオズマブだけだ。ソラネズマブの作用はほとんど検出できず、新しいクレネズマブはまったく働いていないようだった。かなり悲惨な状況だが、一方マウスの組織内ではこれらすべてがいくぶんか効果を現したようで、人間が齧歯類とは違うことがふたたび強調された。

ごく最近の実験に基づく否定的な見解がいくつか発表されたのは、アルツハイマー病研究の画期的な成果とすべく、おおぜいの期待とともに、クレネズマブ（先ほどの研究で最も効果がなかった薬）が採用されたあとのことだった。計画は、コロンビアのバスク系住民の中で、ある親族の大集団を発見したことから始まった。この集団には、三世紀近くにわたって早期発症型アルツハイマー病の遺伝子が存在していた。今日では複合家族の人数が約五千人になり、そのうち千五百人がプレセニリン遺伝子を持っている。つまりその千五百人は、いずれアルツハイマー病を患うたいていの人よりずっと早く病気を発症するはずだ。この不運な人たちが、二〇一四年初めに開始された新たな薬の臨床試験に参加している。なんらかの対応をすべき絶望的な状況だが、正直なところ、この複合家族は新薬開発の立場からすれば魅力的でもある。若く、他の点では健康な脳を持っているので、認知症の具体的な原因をめぐる混乱が少ない。そのうえ、病気がたどる過程を予測するのが容易なので、症状が出る前、早めに薬を投与するのが可能になる。この臨床試験の研究チームは、病気が現れることに確信が持てる。

プレセニリン遺伝子を持つ家族の典型的な前途は、次のとおりだ。四十五歳くらいで物忘れが目立ち始め、五十歳までには認知症がはっきり現れる。数年のちに、死が訪れる。

臨床試験の一環として、クレネズマブが投与されている。(5) この薬が選ばれたのは、不成功に終わった同類の薬とは異なり、付随的な腫脹や炎症を起こさずに、同様の作用機序――プラークとその前駆物質の除去――が得られると見なされたからだ。この特徴からすると、比較的高容量を安全に投与できると考えられる。クレネズマブは、プレセニリン遺伝子を持つ百人が、三十歳になったときから投与され始める。また、同じ遺伝子を持つ別の百人は治療を受けず、さらにその遺伝子を持たない第三の百人の集団も、当然ながら薬の投与を受けない。これまでの研究で、その遺伝子を持つ人は、まだ二十代前半のころから血液と脳脊髄液中に高レベルのアミロイドベータを示し、脳内に構造的な変化を生じることが明らかになった。三十歳ほどでアミロイドが蓄積し始め、九年間で急増して、その後横ばい状態になる。これらの初期変化を追跡するため、現在の被験者たちは脳の画像を撮影され、脳脊髄液の試料を取られ、この先数年間、定期的にそのほかの試験を受ける。(6)

明白な症状が現れるずっと前の、三十歳から治療を始めるというのは、他の臨床試験からひどく逸脱しているように聞こえる。これまでは、軽度から重度のアルツハイマー病をすでに発症している患者に、似通った薬が投与されていた。しかし、わずかな認知機能の変化の数年前からアミロイドの沈着が始まると専門家のあいだで見なされているとすれば（さらに、プレセニリン遺伝子を持つ人の脳画像には二十代後半から異常が記録されるとすれば）、三十歳でクレネズマブを投与し始めることとさえ遅いのではないかと考えられる。そして、もし臨床試験が失敗したら？　これまでの薬が失敗したときより、アミロイド・カスケード仮説への打撃は相当大きくなるだろう。今回ばかりは、疾患過程の初期に薬を投与しているのだから。

あるいはもし、薬に効果があり、治療を受けた人のアルツハイマー病の症状になんらかの軽減が——数カ月の猶予からもっと劇的なものまで——認められたら？　当然、その結果はすさまじい熱意で迎えられるだろうが、そこにはまだ答えが得られていない重要な疑問が残る。たとえば、確かに早期発症型アルツハイマー病はその方法で恩恵を受けるかもしれないが、その発現が正確に予測できないときは（大多数の症例である遅発型など）、いつ投薬を始めればいいのか？　皮肉なことに、この臨床試験の結果を一般の人々に適用するには、早期発症型と遅発型のアルツハイマー病が基本的に同じであるという、二十世紀の大半を通して盛んに反対されてきた考えを認める必要がある。

本章では、アミロイドベータを標的としてアルツハイマー病を治療する試みを中心に見てきた。ここに重点を置くことは、アルツハイマー病が常にアミロイドプラーク（およびタングル）を伴うという見地からも、現在までの主要な新薬臨床試験のほとんどが抗プラーク薬を使ってきたという観点からも、理にかなっている。しかし誤解してほしくないのは、そのあいだもずっと、標的の異なる薬が開発されているという点だ（抗アルツハイマー病薬は究極の目的なのだから）。タウとタングルに照準を合わせているものもあれば、APPを不適切に切断して有害なものをつくる酵素の活動を妨げるか、減らすことを目的するものもある。しかしこれまでのところ、そういう薬の臨床試験で注目すべきものは何も現れていない。

そこで、一歩下がって、現時点で進行中の計画のどれかからいずれ効果的な治療法が生まれるのかを探ってみるのもいいだろう。わたしたちは本当に、アルツハイマー病の全体像を見ているのだろうか？　ここまで説明してきたことはすべて、プラークとタングルの何年にもわたる生成過程と、それが特異な形で引き起こすらしき損傷に基づいている。しかし先ほど、病気の進行中どこかの時点で現れる別のメカニズム――炎症やインスリン抵抗性、コレステロール量など――についても触れた。これらは単純に、プラークとタングルがもたらした壊れていく脳の徴候なのか、それとも病気の原因に関わる別のメカニズムなのか？　全貌が明らかになるまでの道のりは遠いと考えるのは喜ばしくないが、科学の歴史からすれば、その可能性が高い。

研究者たちはただ迫り来る医療保険の大波を避けようとしているだけではなく、早期に診断を下す方法を模索している。本章を書いているあいだに、アルツハイマー病によって乱される化学物質についての発表が行われた。十種類のバイオマーカー、つまりアルツハイマー病が、九〇パーセントの精度で予測できるらしい。(7) もちろん、そういう期待は以前にも高まり、そのあと打ち砕かれているので、この研究がもっと大きな規模で、もっと多様な患者集団を対象に再現されるまでは、せいぜい今のところ有望としかいえない。有効な治療法がないあいだは、〝三年以内に発現するアルツハイマー病〟を予測しても無意味に思える。もし二十年前にわかるのなら、なんらかの生活様式の改善が役立つかもしれないが、有効な治療法がないかぎり三年では短すぎる。だからこそ、急ぐ必要がある。

片づけるべき未決事項がたくさんあることを説明するために、アルツハイマー病の症状緩和にまったく違う方向から対処している技術を紹介して、本章を締めくくろうと思う。それは〝脳深部刺激療法〟と呼ばれている。

この技術は少なくとも二十年にわたって、消耗性てんかん発作や、制御不能な手足の動きに耐えなくてはならないパーキンソン病に苦しむ患者を助けるために利用されてきた。どちらの場合にも、細いワイヤー電極を、問題に関わっている（そしておそらく原因となっている）脳の目標部位に埋め込む。ワイヤーは、心臓のペースメーカーのように前胸部に埋め込んだ刺激発生装置に皮下でつながれる。効果は驚くべきものだ。以前に見たビデオでは、椅子に座って両腕を激しく振り動かしていたパーキンソン病患者たちが、電気刺激を加えられると落ち着きを取り戻し、立ち上がって部屋から出ていった。重度のてんかんで身体機能を奪われていた患者たちは、この治療によってふつうの生活に戻れるようになった。しかし、アルツハイマー病患者は？

この研究の中心にいるのが、トロント大学のアンドレス・ロザーノだ[8]。ロザーノとそのチームは、脳深部への刺激が記憶力を向上させることを偶然発見した。彼らは、ある患者に電極を埋め込んだ。体重制限に何度か失敗した肥満の男性だった。食欲に密接に関わる構造である視床下部に刺激を与えれば、その部位が出している なんらかの不適切な信号を無効にできるかもしれないと考えたからだ。

電気刺激を加えたとたん、意外なことが起こった。男性が、若いころ目にした場面の詳細な記憶を報告し始めたからだ――参加者ではなく観察者として見た場面だが、それ以外は首尾一貫していて、実際にその場にいた人が登場していた。これまでは思いも寄らなかったが、視床下部はなんらかの形で記憶中枢、とりわけ海馬につながっているらしかった。そこでロザーノは、被験者六人の小規模な研究を計画し、視床下部ではなく、海馬やそこに深く関わる隣接の構造を刺激したらどうなるかを観察することにした。六人全員がアルツハイマー病を患い、本章で先に説明した抗コリンエステラーゼ薬を投与されていた。

電気刺激を一年間続けた結果は、複雑ではあるが興味深いものだった。数人の患者は、先ほどの被験者が浸ったのと同じような、鮮やかな記憶――庭いじりしたこと、湖で〝大きな緑と白の魚を釣った〟こと――がよみがえる経験をした。最も鮮やかな記憶がよみがえった患者は、症状の観点からも最良の反応を示した。ふたりの患者は、一年後、予測よりも衰弱の進行がゆるんでいた。他の四人は、それほど恩恵をこうむらなかった。したがって認知機能の維持の観点からすると、この小規模な研究は、有効であるという明白な証拠を示せなかった。

一方で、グルコース代謝には、長く続く著しい変化が起こった。グルコース代謝は、アルツハイマー病において、とりわけ脳のいわゆるデフォルト回路で低下することが知られている。これらの部位は頭が〝怠けている〟状態のとき（たとえば空想にふけっているときなど）に活発になり、プラークが蓄積しやすい場所でもある。通常、病気が進行するにつれ、この部位のグルコース代謝は徐々に落ちるのだが、脳深部刺激はその低下を妨げ、治療中の一年を通してそれが続いた。

誰も、アンドレス・ロザーノでさえ、脳深部刺激がアルツハイマー病の次なる確実な治療法だとほのめかしてはいない。まず第一に、すべてのアルツハイマー病患者に必要な道具を装着させることと自体がむずかしい。しかし、これまでの初期の所見では（さらに大きな臨床試験が進行中）、脳が分子から成ると同時に電気信号から成ることがはっきりしている。確かに、伝達物質の分子はひとつのニューロンから次のニューロンへインパルスを伝えているが、そのニューロン内のインパルスは電気信号だ。至るところでニューロンが死んでいくあいだ、電気を強めることが役立つのは不思議に思えるが、この発見をきっかけに、アルツハイマー病を〝回路障害《サーキットパシー》〟と考える者も現れた。当然、例のごとく、たとえ成功の気配があったとしても、〝脳のどの部分を標的にすべきか？〟という疑問が生じる。脳深部刺激療法が成功しているパーキンソン病では、最も損傷を受ける脳の部位は黒質だが、治療で使われる電極は、それほど大きく損傷していない下流域を標的にする。おそらく同じ分析が、アルツハイマー病にも適用されるだろう。どちらにしても、治療法を模索する現時点での取り組みを考えると、こういう可能性が重要になってくるかもしれない。

本章を書き直している最中、この分野の最前線で、極端なほど急速に事態が進んでいることを示す証拠が現れた(9)。ペンシルヴェニア大学の研究者たちによると、抗うつ薬として市販されているシタロプラムが、マウスを使った実験で、アミロイドベータのレベルを下げるとともに、プラークの成長を抑えた。さらに重要なのは、人間の脳脊髄液内のアミロイドベータのレベルを、四〇パーセント近く下げたことだ。この薬はプロザックと同様、神経伝達物質セロトニンのシナプスへの再取り込みを阻害し、活動を引き延ばす作用がある――抗アルツハイマー病薬の第一世代と似ていなくもない。なんらかの形で（ここでも、脳内のすべてがその他すべてとつながっているという考えが裏づけられている）、セロトニンの活動は、アミロイドベータの絶え間ない沈着に関わっている。これは確かに、ありがたい発見だ――薬がすでに安全と見なされ、市販されているという事実は、思いがけない大きな恵みとなった。しかし、こういう形で脳内のアミロイドを減らすことが認知能力の維持につながるのかどうかはまだはっきりしない。次の段階では、アミロイドベータだけでなくプラークそのものも除去できるかを確かめるため、高齢者に薬を投与して試験する必要がある。

さらに、二〇一四年秋には、少数の患者において実際に記憶障害が改善したと主張するある研究結果が発表された。その治療法は、症例によっては合計二十種類以上のサプリメントの摂取を含む、膨大な数の行動および食事計画から成っていた。これまでのところ、高評価を与えるには患者の人数が少なすぎるが、その研究方法は再検討に値するだろう(10)。

第15章

アルツハイマー病に男女差はあるのか

アメリカに拠点を置くアルツハイマー病協会が発行した『二〇一四年版アルツハイマー病調査報告』には、「女性とアルツハイマー病に関する特別報告」が含まれている[1]。ほとんどは、大多数が女性である介護者が背負う途方もない重荷についての詳細な記述だ。しかし報告は、病気を患う男性と女性にはさまざまな違いがあるとも主張している。病気の一般的な過程がどちらの性でも痛ましく似通って見えるという点で、その違いはとらえにくいが、そういうわずかな違いが新たな発想への扉を開くこともある。

北アメリカのアルツハイマー病患者の三分の二は女性だ。驚くべき数字だが、必ずしも女性のほうがこの病気になりやすいからとは限らない。女性は男性より長生きするので、アルツハイマー病に最も冒されやすい年齢層の人口が多いのだ。七十歳で心臓発作によって死んだ男性も、生きていればこの病気を発症したかもしれない（あるいは、実際にその初期段階にあったが診断されなかったのかもしれない）。この二〇一四年版報告で、アルツハイマー病協会は断言している。〝どの年齢においても、女性のほうが男性より認知症を発症しやすいという証拠はない〞しかしその意見は、満場一致の賛成を得てはいない。少数の研究では、実際に女性のほうが危険性が高いことを示すデータが出ている。ただし結果は不確かで、それは二〇一四年版報告の、先ほどと同じ段落の前半の文章にもおそらく反映されている。〝男性より女性のほうがアルツハイマー病およびその他の認知症になる人が多いという観察結果は、主として［傍点著者］平均すると男性より女性のほうが長生きであり、高齢になるほどアルツハイマー病の危険性が高いという事実によって説明できる[2]〞

男女間の罹患しやすさの違いを示そうとする研究は根拠があいまいだが、男女の脳には化学的にも身体的にも確かに違いが存在する。つまり、それらの違いの一部がどちらかの性をアルツハイマー病になりやすくさせたとしても、さほど衝撃的とはいえないだろう。しかし、男女の脳の違いについて書くことは、いくつかの問題をはらんでいる。あえて男女の脳の大きさや構造の違いから行動を推測しようとする者は誰でも、必ず攻撃を受けることになる。人間性とははっきり定義できるものではなく、行動を、脳の構造が生まれつき違うことに結びつける考えかたには、社会的不平等を正当化し、維持するのに使われてきたという不幸な歴史がある。その反面、脳の違いが文化や社交のほかにもなんらかの影響を与えていないとすれば、きわめて意外なことといえるだろう。

男女の脳の身体的な違いに関するこれまでで最も包括的な分析によると、全体として、男性の脳のほうが八〜一三パーセント大きいことがわかった。[3] 灰白質《かいはくしつ》、白質（髄鞘に収められているニューロンの束）の量、大脳半球の大きさ、脳内の液体で満たされた空間の総数、すべてがそのパーセンテージ範囲に収まる。人間の脳の大きさには幅広い多様性があるので、男女どちらのどのような集団に一〇パーセントの大きさの違いがあってもめずらしくはないことに注意が必要だ。また、脳の大きさだけで知能は予測できない。とはいえ全般的に見て、脳の大きさには男女差がある。もっと興味深いのは、脳の部位によってさまざまな違いがあることだ。

ここに、一貫性はまったく見られない。違いの完全なリストに興味をいだくのは神経科学者だけだろうが、この分析でまとめられた男性被験者たちの脳（零歳から八十歳）は、脳の合計十六の部位で大きいか、細胞の密度が高いかだった。一方、女性の脳は、十四の部位で大きいか密度が高いかだった。だからどうなのか？　男女で違いがある部位のいくつかがアルツハイマー病のおもな標的——たとえば海馬など——だとすれば、またそれらの部位が最終的にニューロンを失って縮むとすれば、そもそもの大きさに関係があったとしてもそれほど不可解ではないだろう。なにしろ、脳予備力という考えは、ひとつの解釈として大きさに基づいていているからだ。

著者らは、大きさの違いを行動の違いに結びつけるわなに陥らないよう気をつけていたが、どちらかの性で優勢な精神障害がこれらの発見と関連する可能性までは論じた。しかしその主張をアルツハイマー病にまで広げはしなかった。

しかし、最近のある研究は、大きさ＝行動のわなに確信を持って踏み込み、結果として瞬く間に悪評を得た。(4) 研究チームは〝拡散テンソル撮影法〟というMRI技術を使って、脳の部位間を接続する、ニューロンのおもな回路を画像にした。この技術は、〝トラクトグラフィー〟と呼ばれることもある。八歳から二十二歳までの九百四十九人の若者の集団に、研究者たちは主要な男女差を見出した。男性では、最も強い接続は大脳半球内部にとどまる傾向があった（つまり、左右の半球内の後部から前部への方向）のに対し、女性では、左右の半球間の接続のほうが強かった。小脳、ニューロンが密集している後方の部位でのみ、その傾向が逆転していた。

ここまでは問題なく、興味深い観察結果でもある。研究者たちがデータを分析したところ、男性のパターンは若いうちにしっかり確立されていたが、女性の脳の接続は、思春期から成人期にかけてもっとゆるやかに発達していることがわかった。データを示したあと、著者らはあえて次のような意見を表明した。〝総合すると、これらの結果は、人間の脳の構造には基本的な男女差があることを明らかにしている〟なるほど、好奇心をそそるおもしろい結果だ。

データの明確さに大胆になったらしく（そしておそらく女性の脳における大脳半球間の接続が、過去の所見と類似していることに励まされたらしく）、研究者たちは結果の解釈をさらに広げ、男性の脳の後部から前部への接続は〝認知から行動へのつながりに影響を及ぼす〟うえに、それは小脳とともに、〝男性の調和の取れた行動にとって効率的なシステム〟を与えている、と述べた。一方、女性の大脳半球間の接続は〝左半球の分析的・連続的な理論モードと、右半球の空間的・直感的な処理を統合するのに役立つ〟そうだ。なるほど、それが女性の直感か！

次に著者らは観察結果を補うものとして、男性は自動車の速度制御や空間処理を得意とするのに対して、女性は社会的認知に優れていることを示す実験を挙げた。自分たちがつくった回路地図を、こういう行動の違いのよりどころとすることを、誰が責められるだろう？

コーデリア・ファインは責めた。メルボルン大学の心理学者で作家でもあり、電子ジャーナル《カンヴァセーション》で執筆しているファインは、[5]この研究を〝立証されていない、型にはまった推測〟として酷評した。ファインによれば、おそらく回路の違いは単に大きめの男性の脳が異なる接続法をとっているだけで、補助的な心理検査では男女差はごくわずかにすぎないことが明らかになっており、著者らは、幼少期から思春期にかけて男女に及ぶ社会的影響の大きな違いが脳の違いを形づくる可能性を無視しているという。実際にそうだとすれば、その違いは組み込むべきではない。ファインは研究の結論を〝ニューロセクシズム〟と呼んだ。

ここでは狭い見かたのほうを採用し、アルツハイマー病の発症に影響するかもしれない男女間の違いに基づいて、その報告を検討することにしよう。たとえば、タングルはひとつのニューロンから最も近いニューロンに飛び移ることが知られている。全体として、病気は回路に沿って広がり、あちこち不規則に現れはしない。しかし、その所見がアルツハイマー病に直接関連しているかどうかを述べるのは時期尚早だろう。つまり総合的に見て、最新の研究で示されたのは、男女の脳には構造的な著しい違いがあるが、それがアルツハイマー病の発生率の高さにつながると示唆するものは何もないということだ。

しかし、たとえ発生率が男女間で変わらないことが実証されたとしても、脳に違いがあることを考えると、病気の進行までまったく同じだとしたらかえって驚きだろう。広がりかたに違いがあるという証拠はいくつも見つかっていて、それは病気の性質に関して重要な手がかりを与えてくれる可能性がある。また、有効な治療法が見つかったとき、男女に異なる治療を施すべきだとわかるかもしれない。どちらも重要な考察だ。

脳細胞の死が大量の灰白質を萎縮させるとすれば、喪失のパターンは男女間で異なってくる。確かに単純な構図ではないが、たとえばいくつかの国の国境が目の前で縮んでいく世界地図を想像してみてほしい。国境が接している国々もあれば、接していない国々もある（もちろん脳内では、接続していないように見える表面上の部位が、表面下ではニューロン間で直接つながっているかもしれないが）。そのあいだにある水域は、脳の表面が縮むにつれてできる空間に相当する。裂け目は広がり、小山は互いから引き離される。この過程が縮んでいく国々の地図を表しているなら、いちばんひどい被害を受ける国は、男性版と女性版で異なるだろう。アルツハイマー病の脳でもそれは同じだ。しかし、そういうパターンの違いがどう患者に影響するのか、そういう違いが実際に男女の治療法の違いにつながるのかどうかははっきりしない。

こういう観察結果の多くは、アルツハイマー病脳画像診断先導的研究（ＡＤＮＩ）から得られた。ここでは、軽度認知障害から完全なアルツハイマー病へ進行していく多数の患者の脳画像が撮影されている。研究者たちは収集された大量のデータ――遺伝的特徴と、認知機能や脳の構造の変化も含む――をより分け、興味深いデータを分析できる。ＡＤＮＩのデータを使ったある研究によると、アルツハイマー病の初期段階では、女性のほうが男性より早く灰白質（ニューロン）を失うが、やがて男性の側の喪失が加速して、追いつくまでになることがわかった(6)。

ＡＤＮＩを利用したこれらの所見と並んで、十五の研究の統計値をまとめたあるメタ分析では、女性のほうがアルツハイマー病の激しい影響を受けやすいことが示された。ハートフォードシャー大学の研究チームがすでに確認していたのは、修道会の研究（第９章参照）で、一定量の病変（プラークとタングル）がある場合、男性より女性のほうに著しい認知機能の低下が見られたことだった。しかし、ひとつの研究ではじゅうぶんではない。チームが選んだ十五の研究は、ひとつにまとめて統計分析するのにふさわしいものだった（適したものが比較的少なかったことに研究者たちは驚いた）(7)。

彼らの分析で確認されたのは、アルツハイマー病の女性は認知機能検査の成績がやや低く、中でもいちばん目立つのは言語能力の程度だった（認知症になる前は、女性はそういう検査で一貫して男性より好成績を示す）。一方、男性は空間視覚作業については生涯にわたって優位を維持していた。教育レベルや年齢は違いに関連していないようだったが、著者らは推測の余地があるとした。

また、分析された研究に遺伝子検査は含まれていなかったものの、よく知られているとおり、女性のほうが悪名高いＡＰＯＥ４遺伝子に影響を受けやすいという事実が、何かの役割を果たしているのかもしれないと論じた。その遺伝子を一コピー持っていると、女性のほうが男性よりも危険性がはるかに高まる（二コピー持っている場合の影響は同等のようだが）。しかし、ＡＰＯＥ４遺伝子が見られるのは人口の約二〇パーセントのみで、その影響は限られている。

さらに、著者らは認知予備力の男女差についても検討しているが、最も興味深い考察は女性ホルモンのエストロゲンを中心とするものだった。エストロゲンのアルツハイマー病とのつながりは、男性と女性とアルツハイマー病をめぐる物語の中でも特に複雑で、興味深く、誤解を招きやすい題材だ。

エストロゲンとアルツハイマー病との関連に対する興味は、何十年も前に生まれていた。女性の場合、五十一歳ごろの閉経期の到来が合図となり、エストロゲンの循環が急激に低下していく（奇妙なことに、女性の平均寿命は十九世紀半ばから着実に延びているにもかかわらず、閉経期の年齢は五十一・八歳と、きわめて安定している）。健康な閉経後の女性にエストロゲンを投与すれば認知機能の向上が見られるかを確かめる調査はすでに始まっていたが、一九八〇年代のある研究は重要な次の一歩を踏み出し、過去に実施されたいくつかの研究の異なる結論をまとめた。エストロゲンは動物の行動に影響を与えうること。卵巣を摘出された雌のラットにエストロゲンを与えると、脳のアセチルコリンの働きが増大すること。そしてアルツハイマー病を患った人間のアセチルコリンの量が大幅に減少すること（最初の抗アルツハイマー病薬の開発に弾みをつけた観察結果だ[8]）。これだけあれば、研究者たちを小さな臨床試験の実施――アルツハイマー病の女性七人に六週間エストロゲンを投与する――に駆り立てるにはじゅうぶんだった。研究者らは、七人中三人に注意力、見当識、社会的相互作用の改善を認めたが、ホルモン補充療法に伴うすでに周知の危険性を考えると、この種の治療法をアルツハイマー病に勧めるのは時期尚早だと警告した。

一九八〇年代の研究では効果と危険性の微妙なバランスから慎重さが求められたが、一九九〇年代にはもっと大きな熱意を持って活動が行われるようになった。九〇年代のいくつかの研究では、更年期障害のためエストロゲンを投与された女性は、対照群よりアルツハイマー病の発症に耐性があるらしいことが示された。まだ結果は雑然としていたが――有意な効果が見られない研究もあった――間違いなく気運は高まっていた。エストロゲン使用とアルツハイマー病発症の関係について、いくつか観察結果を見てみよう（すべて一九九〇年代後半の異なる科学論文からの引用）。〝閉経後の女性へのエストロゲン投与は、アルツハイマー病の発症を遅らせ、危険性を減らす可能性がある〟、〝エストロゲン補充療法はアルツハイマー病の発症を防ぐ、あるいは遅らせるのに役立つかもしれない……〟、〝われわれの所見は、アルツハイマー病に対するエストロゲンの防御作用をさらに裏づける結果となった〟、〝エストロゲンがアルツハイマー病の発生率を低くする、あるいは発症を防ぐ、あるいはその両方を可能にするという証拠もある[9]〟

注意すべき要素のひとつは、これらの研究に決定的なものがないことだった。別の種類の調査が必要とされた。肯定的な結果を補強し、否定的な結果を科学の裏ページに追いやれる、大規模な、前向きの（後ろ向きではない）臨床試験だ。まさにそのとおりのことが実施された。アメリカに拠点を置く〝女性の健康イニシアチブ〟（WHI）は、閉経後の女性に関わる病気と死の原因を調査するため、一九九一年に設立された。[10]当初、WHIは心血管疾患、がん、骨粗鬆症《こつそしょうしょう》に焦点を当てた。しかし、認知症に興味を向けたこの団体は、二種類の異なる臨床試験を計画した。ひとつは、子宮の摘出手術を受けた女性だけにエストロゲンを投与する試験、もうひとつは、健康な子宮を持つ女性にエストロゲンとプロゲスチンを組み合わせて投与する試験だ（エストロゲンとプロゲスチンの組み合わせは、子宮内膜がんの予防を意図していた）。

臨床試験の結果は、エストロゲンが女性のアルツハイマー病という大問題の特効薬になると期待していた人たちを打ちのめした。エストロゲンとプロゲスチンの臨床試験は、二〇〇二年初めに中止された。心臓発作、血栓、脳卒中、とりわけ乳がんの危険性が高まることがわかったからだ（およそ二六パーセント危険性が上昇した）。エストロゲンのみの臨床試験は二〇〇四年まで続けられたが、これもその時点で中止された。効果はほとんど見られず、一部で特に脳卒中の危険性がわずかに高まったからだ。

アルツハイマー病の観点から見て最も重要なのは、エストロゲンのみ、あるいは組み合わせを投与された女性に、アルツハイマー病の危険性の上昇が示されたことだった。結果は科学者たちを驚かせたが、疑う余地はなかった。《米国医師会雑誌》に発表された結論も同様だった。〝六十五歳以上の女性に対する認知症あるいは認知機能低下の予防に、ホルモン療法の使用は勧められない〟[11]一九九〇年代の楽観主義は、ほぼ一夜のうちに消え去った。

しかし例のごとく、明白に思える結果にも、但し書きがつく場合がある。多くの注目を集めるようになったのは、この研究で対象となった女性たちの年齢が六十五歳以上で、閉経後十二年以上経過しているはずなので、ホルモンが効果を生じるには閉経期から遠ざかりすぎた可能性があることだ。研究者たちによれば、その時点では〝取り返しのつかない神経変性〟が生じている可能性がある――エストロゲンには反応しないという意味での神経変性だ。

十年たった今も、結論に議論の余地はない。ホルモン補充療法は、六十代の女性の認知症や他のどのような病気にも有効ではないどころか、危険にさえなりうる。

したがって、その年齢の女性で、継続中のホルモン療法を中止したり、受けるのをやめたりする人は、結果が幅広く公表されたことで恩恵をこうむるだろう。その年齢では、エストロゲンは勧められない。しかし、ＷＨＩの結果をめぐる評判におびえて同じ決断をした、比較的若い女性たちにとっては話が違うかもしれない。比較的若い女性はＷＨＩの研究で対象とならなかったので、高齢の女性たちにとっては明白な結果を、そのまま適用可能と決めつけるべきではないからだ。

では、何をどう考えればいいのか？　筋の通った概説をする前に、知っておいてほしいのは、この種の科学的な不確かさのおもな要素として、研究の実施方法の違いがあるということだ。理想をいえば、研究者は始めから患者を無作為に治療群とプラシーボ群に振り分けられるのが望ましいが、必ずしもそれが可能とは限らない。ＷＨＩの研究の被験者は六十五歳から七十九歳にまで及んだので、プラシーボ群と治療群が同等とは考えにくかったに違いない。

こういう不確かさがなぜ生じるのかを実例で示そう。調査をしてホルモン補充療法の開始を決める女性は、概して高い教育を受け、元気で、すでに健康的な生活を送っている。肥満や高血圧など、あまり健康的でない生活に関わるいくつかの側面は、アルツハイマー病の危険性でもある。つまり、健康的な生活を送りながら治療に参加する女性たちは、すでにアルツハイマー病になる危険性が低いのかもしれない。だとすると、健康的な生活とホルモンのどちらがより重要なのか、見分けられなくなる。

そういう偏りは、研究者が臨床試験の結果をまとめようとするときに重大な問題となる。実験を行う方法はたくさんあり、やりかたが異なればひとつの研究の結果を他の結果と比べるのがむずかしい場合もある。それが無作為化試験で〝無作為化〟することの重要性だ。治療以外の要素――無視したい要素（健康的な生活など）――を治療群とプラシーボ群の両方で等しく振り分ける必要がある。

というわけで、まず一九九〇年代に、エストロゲンがアルツハイマー病を防ぐ、あるいは遅らせるのに有効であることを示す研究があった。それからＷＨＩの研究が、少なくとも六〇代の女性については、まったく逆の結果を示した。容易に推測できる（実際におおぜいがそうした）のは、ＷＨＩの結果が、いつエストロゲン療法を始めたかやどのくらい続けたかにかかわらず、エストロゲンを投与された女性全員に当てはまるのではないかということだ。しかし、こういうきちんと設計された研究も精査を必要とする。たとえば、エストロゲンを投与された六十代の女性がアルツハイマー病になる危険性が高まったというのは、相対危険度のことで、背景率（つまり、すべてが同等の状態で予測されるアルツハイマー病症例の数）と比較してアルツハイマー病の症例が多いということだ。しかし、比較的若い女性における背景率は大幅に低く、たとえエストロゲン関連の危険性の高さがその女性たちに当てはまるとしても、五年間ホルモンを投与された千人の女性の中で、ひとりアルツハイマー病症例が増えるかどうかということになる。しかし、WHIの研究が比較的若い女性に関連するかどうかという疑問が注目されるのには、それ以上の理由があった。

まず、閉経後の女性たちの研究は別として、一九八〇年代と九〇年代の基本的なホルモンの生物学と動物実験では、エストロゲンが有望であることが示された。脳はエストロゲンを受け入れて、細胞膜の外とニューロンの核周囲の膜上の分子のために、受容体を生成する。結果として、エストロゲンは核内のDNAにアクセスし、そこに隠れている遺伝子の発現に影響を与えることができる。またエストロゲンは、ニューロンを保護し（外傷からの脳の快復を助ける）、ニューロンの成長を促すことが知られている。

さらに、動物実験では、エストロゲンを投与するタイミングが重要であることも示された。たとえば、エストロゲンは海馬にあるニューロンの棘突起の成長を制御している。雌のラットの卵巣を摘出すると、エストロゲンが激減して棘突起が衰えてしまう。四日後にエストロゲンを投与し始めると棘突起が快復するが、治療がさらに八日遅れると、快復しない。それは身体的な面だ。卵巣のないラットに記憶作業を課した場合、三カ月後にエストロゲンを与えられると成績がよくなるが、十二カ月後に投与されてもよくはならない[12]。

対立するさまざまな結果から、それをうまく説明できる理論が現れた。〝臨界期〟仮説と呼ばれるものだ。この仮説によると、閉経期の初めに理想的な時があり、そのあいだにエストロゲンの投与を受ければ認知症を未然に防ぐのに役立つかもしれない。しかしその期間は限られていて、ホルモン補充は四年か五年後に終える必要がある。

臨界期仮説が検討されるようになって十年がたち、それはＷＨＩの否定的な所見と過去のいくつかの肯定的な所見の違いをしっかり説明できるものであることがわかってきた。それ以降の研究で示されたところによると、比較的若い年齢でさまざまな理由からホルモン療法を始めた女性たちは、何年ものちの記憶検査でよい成績を収めた。この結果は、早い段階から始めたホルモン療法がアルツハイマー病を防ぐことを証明してはいないが、それを示唆してはいる。最も説得力がある（無作為化されていたので）研究のひとつは、二百六十人以上の女性に、骨粗鬆症を防ぐ目的でエストロゲンを投与したものだ。閉経期から始め、二年から三年後に終えたあと、五年から十五年のどこかの時点で試験を受けた[13]。すると、プラシーボを投与された対照群より、認知障害を起こす危険性がずっと低いことがわかった。しかしこの問題は、まだ決着からはほど遠い。二〇一三年に発表されたある研究では、五十代でエストロゲン投与を開始し終了したあと六十代半ばを迎えた女性に、認知機能の向上は見られなかった。

比較的若い時期にエストロゲンが有効な臨界期があるとすると、アルツハイマー病では、なんらかの徴候が見える前に疾患過程がかなり進行しているという周知の見解にもうまく符合する。もちろん、長年この研究分野には対立する報告が絶えないことを考えれば、もっと多くの、もっと決定的な研究が必要になるだろう。しかし、いずれ大規模な研究で、閉経期に入ったばかりの女性を募り、三年か四年投与してから十年か二十年待ち、有益な効果が明らかになったとしても、驚くには当たらない。〝有益な〟とは、めざましい結果ではないにしても、せめてアルツハイマー病の発症に遅延が見られるということだ。

第16章　本当にアルミニウムが原因だったのか

もしその時代を生きていたなら、憶えているだろう。アルミニウムはアルツハイマー病の原因と言われていた。わたしたちは、アルミニウムの鍋でルバーブなどの酸性食品を煮てはいけないとか、発汗抑制剤のアルミニウムが肌、それから血液に侵入し、血液脳関門をくぐって、いくつかの友好的なニューロンの中に収まるとか、煙草の煙がアルミニウムを肺に運び込むとか教えられた。あの最も罪のない飲み物、お茶までが疑いの目で見られた。懸念は一九七〇年代に始まり、少なくとも一九九〇年代まで続いた。しかし今日でもインターネットを巡っていると、いまだに多くの人がアルツハイマー病を〝引き起こす〟と言ってアルミニウムを避けているのがわかる。

本章を書き始めたときのわたしの目標は、はっきりしていた。アルツハイマー病の一因としてのアルミニウムは科学のレーダーにはほとんど現れておらず、アルミニウムとアルツハイマー病の関係についての報告はごくまれで、不安はすでに消えたようだ、と述べるつもりだった。つまり、どういうことだったのか？　科学はどうしてアルミニウムの脅威に疑いを投げかけたのか？

それがわたしの目標だった。しかし、その目標を捨てるまでに長くはかからなかった。実際にどういうことだったのかが、それほど明白ではないからだ。とはいえ、確かなことがひとつある。たくさんの科学研究が、アルミニウムの疑問に取り組んだ。調査はむしろ、科学的な好奇心に駆られた純粋な動機で始められた。やがて調査の輪が広がるにつれ、弾みがついたが、どこかの時点で、裏づける証拠が考えていたほど確固としてもいなければ、一貫してもいないことがわかり、支持派と不支持派が決着をつけて、闘いは引き分けに終わったらしい。引き分け、つまり異なる方向を示す証拠が混在している状態は、科学者たちを動かすのにじゅうぶんではない。ことの顚末は次のとおりだ。

〝研究の発端は、むしろ偶然に近かった(1)〟この書き出しは、科学論文としてはとてもめずらしく、魅力的で、控えめというだけではなく、アルミニウムとアルツハイマー病の関連をめぐる長く劇的で紆余曲折の多い科学の物語を際立たせていた。かつては、こうして紹介された論文が、アルツハイマー病の主要な原因のひとつを巧みに暴いたかのように見えたが、今日では状況が変わった。

一九六五年のことだった。アルツハイマー病自体が、今日ほど恐ろしい様相を呈していなかったころだ（とはいえ、プラークとタングルがアルツハイマー病に関わっていることはすでによく知られていた）。論文の著者のひとり、イゴール・クラッツォは、〝クールー〟と呼ばれるニューギニアの謎めいた病気と、認知症を伴うクロイツフェルト－ヤコブ病を結びつけた研究者として有名だった。わたしが著書『致命的な欠陥（*Fatal Flaws*）』で説明した、科学的な推理によって為された研究だ。もうひとりの著者ヘンリー・ウィズニェフスキは一九九九年に亡くなるまで、アルツハイマー病研究の中心的存在であり続けた。

しかしこの科学論文は、じつのところアルツハイマー病について書かれたものではなかった。クラッツォの研究グループは、〝リン酸アルミニウム〟と呼ばれるアルミニウム塩の接種によって起こるウサギのてんかんの奇妙な例を調査していた。ウサギのてんかん発作の副産物として脳にねじれたタンパク質の鎖が現れ、研究者たちはすぐさま、少なくとも見かけ上は、アルツハイマー病患者の脳に見られるタングルとそっくりであることに気づいた。

研究は、脳内へのアルミニウムの注入と微細線維の出現のあいだに起こった事象を調査するというかなり単純なものだった。同じ雑誌に発表された次の報告は、調査をさらに押し進めていたが、矛盾する結果を並べるたぐいの結論を出した。つまり、確かにいわゆる神経細線維はいくつかの点でアルツハイマー病のタングルに似ていたが、電子顕微鏡下では大きさや形に明らかな違いがあり、さらに研究を重ねてそのふたつが間違いなく関連しているのかどうか確かめる必要が生じた。また、ウサギのタングルは常にアルミニウムと結びついていたので、おそらくそれが原因と考えられるが、アルミニウムとアルツハイマー病のあいだに既知の関連性はない、と著者らが指摘したことにも注意すべきだ。

二種類のタングルの表面上の違いを考慮に入れたとしても、偶然を無視するにはあまりにも興味深い所見だった。第二著者のウィズニェフスキは、〝この論文が発表されたあと、世界じゅうが、アルツハイマー病の考えられる原因としてアルミニウムのことを話し始めた……〟[2]と述べ、ウサギに見られたタングルとアルツハイマー病の人間に見られたタングルに大きな違いがあることを示すのに、長い年月を要したとつけ加えた。事実が広まる前に、これらの研究が科学の一分野を形成し、一般大衆がアルミニウムの危険におびえ出した。その恐怖は、まだ完全には消えていない。

興味深い初期の結果に注目した人々の中に、カナダの科学者ドナルド・クラッパー・マクラクランがいた。彼はその後、アルミニウムとアルツハイマー病をめぐる歴史の中心人物となる。てんかんのウサギの脳に見られるタングルに、アルツハイマー病に似た性質があることを知り、その課題に取り組む気になったマクラクランは、当然ながら、その類似だけではふたつを結びつけるのにじゅうぶんではないと気づき、視野を広げることにした。

まず、アルツハイマー病を患っていた人と患っていなかった人両方の脳を解剖し、アルミニウム量を確かめることから始めた[3]。脳の異なる部位から小さな断片を取り出して、それぞれのアルミニウム量を測定するのは、少しばかり単調で退屈な仕事だったに違いない。マクラクランは、周囲の環境からアルミニウムが標本に入り込まないようにするため、特別な注意を払う必要があることに気づいた。地球上で最もありふれた元素であることを考えると、重要な問題だった。様々な種類の汚染を避けなければならなかった。石鹸、ペーパータオル、水道水、部屋のほこり、さらには――時代の象徴である――煙草の灰に至るまで。

結果が示唆したところによれば、アルミニウムとの関連は追いかけるに値するようだった。アルツハイマー病患者の脳組織に見られたアルミニウム量の平均値は、アルツハイマー病を患っていなかった人の脳に見られた量の二倍で、最もタングルが多い部位に最も大量に蓄積していた。しかし、プラークの位置には関連が見られなかった。これらの観察結果に加え、脳に同様のアルミニウムの蓄積を示した動物に行動障害が見られたという証拠が揃えば、研究者たちが好奇心をかき立てられ、勢いづくにはじゅうぶんだった。この結果が最初に発表されたのが、広く読まれていた雑誌《サイエンス》となればなおさらだ[4]。

好奇心と勢いはあったかもしれないが、まだ警報ベルは鳴っていなかった。アルミニウムを注入された動物の脳には、アルツハイマー病のタングルと似た――完全に同じではないが――奇妙なかたまりが蓄積していた。また、アルツハイマー病を患った人の脳の小標本にはふつうより高いレベルのアルミニウムが見られ、最もタングルが多い場所に蓄積する傾向があるようだった。まだ決定的証拠とはいえない――興味深いが関連のない観察結果がいくつか集まっただけだ。

しかしその後、事態は熱気を帯び始めた。アメリカのダニエル・パールとアーサー・ブロディーによる研究では、タングルが密集する脳の部位にアルミニウムが多めに存在するだけでなく、内部でタングルが発生していたニューロンの核近くにアルミニウムが蓄積しているように見えた。それは、マクラクランがみずからの実験方式では得られなかった精度を実現していた。[5] 標本の数は少なかったが（アルツハイマー病の脳が三例、正常な脳が三例）、結果は驚くべきものだった。タングルを伴う海馬のニューロンの九〇パーセントにアルミニウムが含まれている一方で、タングルのない隣り合うニューロンにはほとんど含まれていなかったのだ。

パールとブロディーの論文は節度ある模範例だったが、後続の論文はそうではなかった。スティーヴン・レヴィックという名のイェール大学の精神医学実習生は、《ニューイングランド・ジャーナル・オヴ・メディシン》に投書し、台所の調理器具がおおぜいのアメリカ人を徐々に毒で冒しているのかもしれないと示唆した――すべては、パールの研究と、レヴィックが学生時代に買った安いアルミニウムの鍋やフライパンがほんの数年の使用でへこんだりすり減ったりし始めたという観察に基づく見解だった。[6] 徐々に毒に冒されてアルツハイマー病になるという考えは、すぐさま世界じゅうのメディアの注目を集めた。レヴィックは示唆しただけであることに気をつけてほしい。パールとブロディーの研究以外に、自分の主張を裏づけるデータは持っていなかった。それにもかかわらず、アルミニウム論争はすぐに広まった。

しかし、一般大衆はほぼ予想どおりの反応をしていたが――パニックから完全な無関心まであとあらゆる表現で――科学の世界は独自の穏やかなやりかたで、さらなる実験に取り組むことで関心を示していた。一九八六年から一九九一年のあいだに、後続の論文が矢継ぎ早に発表された。

あるイギリスの研究所の報告では、アルミニウムはアルツハイマー病の脳内でタングルと結びついていただけでなく、アミロイドプラークの中心にも存在しているようだった。当然ながら、アルミニウムがプラークとタングルの両方に関わっているという結果は、筋書きにさらに確固とした地盤を与えた。この研究がきっかけで、イギリスの医学雑誌《ランセット》には数通の投書が寄せられた。[7]その一通は、アルミニウムはプラーク形成の後期に入り込んだかのように思えると指摘し、発生には無関係ではないかとほのめかした。他の投書は、アルミニウムが関連していることを示す新たな証拠だと信じるほうに傾いた。こうして、どっちつかずの物語がつくられ、その後数年間消えずに続いた。

《ランセット》は、まだ肩慣らしをしていたにすぎなかった。一九八九年一月、この医学雑誌はイギリスの八十八のカウンティーを舞台にした研究を発表した。それによると、アルミニウムの濃度が飲料水一リットルあたり〇・一一ミリグラム以上の地域では、アルツハイマー病の発生率が一リットルあたりほんの〇・〇一ミリグラムの地域より五〇パーセント高かったという。調査が飲料水を対象にしたのは、そこに含まれるアルミニウム（浄化に使用されたもの）が、他の出所のアルミニウムより効率的に体に吸収されると考えられたからだ。もしわたしがそういう地域に住んでいたら、この報告に不安を覚えたかもしれないが、例のごとく、ここにも注意書きがついていた。〝本調査の結果では、アルミニウムとアルツハイマー病には因果関係があるという証拠が示された。

とはいえ、解釈には注意が必要となる……〟[8]。よくある科学研究上のバランスだ。研究の潜在的な影響力を見逃したように思われてはならないが、同時に、その主張を大げさに語っていると同業者に思われてもいけない。ところが数カ月後、フランス南東部で行われた研究が、ほぼ同じ結果を示した。

ちょうどそのころ、ワシントン州のあるグループが、アルミニウムを含む発汗抑制剤の長期使用とアルツハイマー病の危険性にわずかな関連性が見つかったと報告したが、実際には意見を変えて、みずからの所見を退けた。代理人に質問するデータ収集技術（アルツハイマー病患者が対象の場合しばしば必要となる）から得たデータが、あまりにも不確かだったからだ[9]。

一九九一年、ドナルド・クラッパー・マクラクランは、新たなデータの広がりと量に動かされたのか、《カナディアン・メディカル・アソシエーション・ジャーナル》に率直な意見を発表した。〝アルミニウムの摂取を減らせば、アルツハイマー病の発生率は低下するか？[10]〟マクラクランと同僚らは、個人のアルミニウムの摂取量を減らすことが賢明な公衆衛生対策になるだろうと論じた。彼らの仮説によれば、アルツハイマー病の発生率が低下すると考えられるからだ。そのころは、ウサギにアルミニウムを注入するとてんかんとタングルに似た沈着物を生じるという最初の発見から、およそ二十年が過ぎていた。マクラクランが証拠として追加したのは、動物実験でアルミニウムが認知障害を起こしたこと、アルミニウムがアルツハイマー病の脳内の最も損傷が激しい部位に蓄積していたこと、飲料水が危険性を高めるらしいこと、そして金属の排泄を促す薬デスフェリオキサミンを使って二年間試験したところ、おそらくアルミニウムが体外に出たおかげで、患者集団の認知機能が維持されたと考えられることだった。

マクラクランは次のように結論づけた。〝四つの独立した一連の証拠は、アルミニウムがアルツハイマー病の重要な危険因子であるという結論を支持している〟[11]しかし続けて、絶対に確実といえるものはひとつもないと認めた。たとえば〝危険因子〟という言葉は論争の核心にあった。アルミニウムは病気の原因なのか、それとも病気に冒された部位に蓄積しただけなのか？　その違いは重大であり、最初のデータが出て二十年がたった当時でさえ、疑問への答えは得られていなかった。

その時点で（一九九〇年代前半ごろ）、アルミニウムをアルツハイマー病の明確な危険因子と証明しようとする傾向はゆるみ、その後きびしい批判にさらされ、反証を示す報告によってぐらつき始めた。ふたたび勢いを取り戻すことはなさそうだった。さらには往々にして、何年もの議論と調査のあと、ひとつの研究、ひとつの論文が、事態をひっくり返す。一九九二年後半、オックスフォード大学の研究者たちが《ネイチャー》誌へ送った短い投書への反応からは、そんな印象を受ける[12]。

科学者たちは新しい技術を使って、アルミニウムがアルツハイマー病のプラーク中に存在したという考えに反論した。核顕微鏡では、内部にアルミニウムはまったく見つからなかったが、背景には存在することが明らかになった。つまり、研究員がどれほど注意深くても、アルミニウムによる汚染は避けられないと考えるのが自然だろう。器具や、細胞の特徴を目立たせるための染料など、あらゆる場所にそれはある。彼らの考えでは、かつてアルツハイマー病のプラーク中に発見されたアルミニウムは、単純に汚染だったのだ。

要するにずさんな仕事をしたと言われた科学者たちは、この示唆を快くは思わなかっただろう。しかし、それはもっとずっと幅広い影響を及ぼした。《ニューヨーク・タイムズ》は「新たなアルツハイマー病研究が金属との関連を疑問視」という論文を大きく取り上げたが[13]、ダニエル・パールは、過去にアルミニウムがタンパク、グルイ周囲に見つかった確かな証拠があることを読者に思い出させ、明らかであるはずのことを訴えた。アルミニウムがプラーク中にないとしても事実は変わらないので、問題とは無関係と見なすこともできる、と[14]。

この時点で、関係者たちは少しばかり平静を失っていたようで、それは一九九四年の《カナディアン・メディカル・アソシエーション・ジャーナル》誌上でのちょっとした愉快な論争でも同様だった。すべては、フリーライターのマーヴィン・ロスが、トロントで開催された国際アルツハイマー病会議について書いた記事から始まった[15]。記事はおおむね、ドナルド・クラッパー・マクラクランの研究について肯定的な内容だったが、反応はそうではなかった。当時オンタリオ州ロンドンのウエスタン大学にいたデイヴィッド・ムニョス博士は、〝事実をゆがめた偏った記事〟を載せた雑誌をきびしく非難し、〝クラッパー・マクラクランとその同僚以外の科学者集団は誰も、アルミニウムへの曝露《ばくろ》を減らすよう提唱してはいない〟と主張して、なぜこの雑誌はアルミニウムとアルツハイマー病を関連づける記事を掲載したのかと疑問を呈した。医学文献を調べたところ、アルツハイマー病自体について書かれた三千八百三本の記事のうち、ふたつの関連性についての記事は十五本だけだったという。[16] ムニョスはそれを、〝取り残された〟科学と表現した。

その雑誌の同じ号に、すべてマクラクランを支持する反応が続けさまに掲載された。そこに含まれた本人の論文は、オンタリオ州の飲料水中のアルミニウムを減らせば、何万例ものアルツハイマー病を防げるかもしれないと大胆に主張していた。[17] どうやらおおぜいに攻撃されたらしいと感じたムニョスは、雑誌に対して〝彼［マクラクラン］の見解に大きな支持が集まっているかのような印象を与えている〟とやり返し、《カナディアン・メディカル・アソシエーション・ジャーナル》は〝主流から外れた仮説を支持することで、他の科学雑誌との違いを際立たせている〟とつけ加えた。

こういう傑作を読むと、ときには科学雑誌の資料の中にも、フランシス・クリック（DNAの二重らせん構造の発見者）がうんざりしながら出した結論〝平均的な科学論文ほど理解するのがむずかしく、読んでいて退屈な文章はない[18]〟を裏切るものはあると確信できる。しかし、娯楽としての価値は別にして、アルミニウム仮説の現状について、先ほどの応酬は何を語っていたのだろうか？

それは一九九四年のことだった。アルミニウムを扱った記事は三千八百二本中十五本だけだというムニョスの統計値には説得力があるが、数字だけでは必ずしも調査状況を正確に表しているとはいえない。どちらにしても、二十世紀半ばには、アルツハイマー病自体について書かれた論文がそれほど多くなかったのだ。しかし、懐疑的なのはムニョスだけではなかった（とはいえ、マクラクランとその同僚たちの研究を〝主流から外れた〟科学とまで呼んだ人はほとんどいないだろうが）。アルミニウムが具体的にどのような――もしあるとすれば――役割を果たしているのかはまだはっきりしなかった。

確かに、飲料水と、脳内のタングルと金属の結合を関連づけるデータはあったが、いくつかの研究ではその関連性を裏づけられなかった。じつのところ、一九八九年にイギリスで最初にアルツハイマー病と飲料水の有意な関連性を報告したチームは、一九九七年に立場を覆し、飲料水を関連づけた過去の研究のほとんど（自分たちの研究も含め）は不完全だったと述べた。ひとつには、給水設備中のアルミニウム量が長期的に変化することを考慮に入れなかったから、またひとつには、きわめてありふれた物質である二酸化ケイ素がアルミニウムの体内への取り込みを妨げる可能性を考慮に入れなかったからだ。そこでチームは両方の要素を評価し、その結果アルミニウムに危険はないことを見出した。過去の研究でアルツハイマー病の危険性が高まるといわれた量を摂取しても、危険はないらしい。しかしここにも、あいまいな面は残った。〝アルミニウムの濃度がきわめて高い飲料水とアルツハイマー病との重要な結びつきを排除することはできないが、われわれの所見では、一リットルあたり〇・二ミリグラム以下での関連性は薄いことが示された(19)〟

飲料水との結びつきそのものも、奇妙に思えてきた。ある種の制酸薬を飲んだ人は、飲料水から摂取するより何千倍も多くアルミニウムを摂取していたが、アルツハイマー病と制酸薬との関連性は発見されていなかったからだ。アルミニウムがどのくらい脳に入り込みやすいのか（とりわけ胃から）、なぜ研究によって結果がこれほど多様なのか、アルミニウムが具体的にアルツハイマー病の疾患過程のどこに位置するのかについては疑問があった。そのころ（一九九〇年代半ば）までには、アミロイド・カスケード仮説が確立されていたので、プラークが先に現れ、タングルが続くという考えに基づけば、プラークではなくタングルに関連しているらしいアルミニウムがどうして原因となるのか？

かくて議論は続いたが、どちらの側も、一時的に優位に立つ以外は何も得られなかった。《アーカイヴズ・オヴ・ニューロロジー》誌のささやかな討論のコーナー「神経学の論点」では、先ほど登場したデイヴィッド・ムニョス博士が、アルミニウム仮説への軽蔑を少しも失っていない様子で論争に戻ってきた[20]。ムニョスの小論は、〝主流の科学はずっと昔にアルミニウム仮説を置き去りにした。それは一般に、主流を外れた理論と考えられている〟といった言葉で飾られている。わたしの気に入りは、〝《ランセット》はかつて「アルミニウム仮説は生きている」という表題の記事を掲載した。ある人によれば、エルヴィスも生きているそうだが〟というものだ。うまい冗談はともかく、ムニョスは説得力を持ってアルミニウム説を解体してみせている。しかしもちろん、「神経学の論点」は反対意見を差し出す。今回は、ウィリアム・フォーブズとゲリー・ヒルによるものだ。それは控えめな反論で、〝条件つきの肯定[21]〟だが、長い目で見る必要を訴え、アルミニウム仮説は複雑すぎるので性急な判断はできないと論じている。その変数には、アルツハイマー病の詳細で正確な診断の必要性、アルミニウムのさまざまな形での脳への化学作用と影響、最後にそれらすべての証拠を評価し、幅広い患者集団を分析するのに必要な統計値も含まれる。著者らは解決すべき事項の長いリストを示したが、〝飲料水のアルミニウムは、アルツハイマー病の発病に関わる危険因子のひとつとなりうる〟と結論づけている。

雄弁さではムニョスが勝利したかもしれないが、アルミニウム仮説は、めざましい発見がなく科学的な興味が失われつつあったとはいえ、消えはしなかった。それが生き続けたのは、少なくとも部分的には、入り組んだ証拠のひとつひとつはあまり明確でなくても、進行中の何かが示されているように思えたからだった。そして二〇〇六年、奇妙な症例がイギリスで報告された[22]。それは、コーンウォール在住のある女性に関係していた。大量の――二十トンもの――硫酸アルミニウムが飲料水に混入した地域だ。一九八八年のことだった。二〇〇三年、女性は五十八歳のとき、認知症の症状を現し始めた。言葉を見つけたり、ものの名を挙げたり、簡単な計算をしたりするのがひどくむずかしくなっていた。病状はじわじわと悪化し、残念ながら二〇〇四年に女性は死亡した。解剖で、多様なアミロイドベータの沈着が脳の血管に見つかったが、アミロイドプラークはほとんどなかった。しかし、最も衝撃的なのは、脳内のアルミニウム量が平均の二十倍多かったことだった。

この症例は、まさにアルミニウムとアルツハイマー病の物語の縮小版だ。認知症があり、確かに過剰なアルミニウムがあるが、典型的なアルツハイマー病の診断上の特徴（プラークやタングルなど）はほとんど見られない。また、この女性はＡＰＯＥ４遺伝子を二コピー持っていた。つまり、どちらにしてもアルツハイマー病になる危険があったのだ。さらに、脳内のこれほど大量のアルミニウムを、通常見つかるレベルと比較する現実的な方法が存在しない。混入したアルミニウムにさらされた人は、二万人にものぼった――おそらくこれからさらに多くの症例が現れるだろう。注目すべきなのは、混入後の調査がすぐに開始されず、一部の人が言うには、メディアの大騒ぎと陰謀説と訴訟が入り乱れたせいで、偏見なく研究できる地元の人間を見つけるのが不可能になったことだ。また、報告された症状の多く、たとえば物忘れや疲労は、混入の前から見られたのではないかともいわれている。[23] 当然ながら、直後の調査では、遅発性の影響については何もわからない。ひとつの症例が何かの前兆を示している可能性はあるが、似たような症例が出てくるまでは、たったひとりの観察結果でどうすべきかを判断するのはむずかしい。

では、二十一世紀に入った今、わたしたちはどんな状況に置かれているのか？　アルミニウムとアルツハイマー病との関係についての調査は、どういう形にしても、二十年前にあった勢いをすっかり失ってしまった。あまりに多い対立する結果、未解決なままの示唆、科学界での経歴を築く上でのもっと有望な道筋。これらすべてが影響を及ぼした。論文は現在も発表されている。そのひとつで、著者のルシヤ・トムリエノヴィッチは、飲料水の濁りや有機物を減らすためにアルミニウムを使い始めたのが一八八〇年代後半であり、最初のアルツハイマー病症例が現れたのがその約二十五年後だと指摘している。関連性が見つかった！　トムリエノヴィッチの指摘によると、一九二六年のある記事はアルツハイマー病をまれな疾患と説明しており、もしアルミニウムが長期にわたって慢性的に摂取されたのちにアルツハイマー病を増加させるとすれば、筋が通るのではないかという[24]。しかし第3章で述べたように、二十世紀のどの時点であっても、医学雑誌の参考文献を数えて実際のアルツハイマー病の症例数を概算する試みは、正確にはなりえない。認知症は医学的な問題とは考えられていなかったし、たとえ考えられていたとしても、主として循環系の問題とされていたからだ（トムリエノヴィッチは記事の中で、飲料水へのフッ素添加とワクチン接種も批判している[25]）。

最近日本から届いたふたつの論文によれば、確かに長年の研究の成果として、プラークの中にアルミニウムが存在するという証拠はあり、有名なアミロイド・カスケード仮説にアルミニウムを組み込む方法はいくつもある[26]（わざわざ日本と書いたのは、一九九〇年代当時、それはカナダの物語だったからだ。アルミニウムとアルツハイマー病の関連性については、他の国の研究者よりカナダの科学者のほうがたくさん論文を書いている）。

アルミニウムには危険性があるのか？　その説を信奉することも、完全に退けることもできず、少しばかり気がとがめている。どちらかに賭けなくてはならないとすれば、最終的には、たとえアルミニウムがアルツハイマー病の発症に一役買っていることが示されたとしても、その役割は、これまでに挙げたほかの多くの要素と比べてそれほど重大ではないはずだと言っておこう。たとえば、教育、脳のサイズ、誠実さ、血圧、アテローム性動脈硬化、糖尿病、肥満、身体の健康、精神的な刺激を与える仕事——おそらくほかにもたくさんあるはずだ。

第17章　多くの面を持つ認知症

グーグル検索にそれほど深く分け入らなくても、人間の脳は〝既知の宇宙で最も複雑な物体〟である、などという描写はすぐに見つかる。しかしおそらく、この主張にけちをつける場合にも、あまり深く潜る必要はないはずだ。どちらにしても、わたしはあら探しをするつもりはなく、その描写にこうつけ加えたいだけだ。〝うまく働かなくなる原因が無数にあるとしても、驚くには当たらないだろう〟

本書を通じてわたしは、最も際立った厄介な型の認知症としてのアルツハイマー病に焦点を絞ってきた。間違いなく、この型は最も一般的だ。あらゆる認知症のうち、その有病率は概算で六五から七五パーセントを占める。純粋にその数字が、医療保険制度の観点からきわめて憂慮すべき問題になっている。とはいえ残りの二五パーセントほどの認知症も、本人やまわりの家族にとってだけでなく、全般的な認知症を解明する手がかりを集めるためにも、おろそかにしてはならない。

たとえば、クロイツフェルト－ヤコブ病（ＣＪＤ）を取り上げてみよう。いくつかの遺伝型を除けば、この病気は予測できず、いうまでもなくアルツハイマー病よりずっとまれで、年間の発生率は百万人に一例だ。最初に診断されたのは、アルツハイマーが新しく見出した病気を世界に発表したのとほぼ同じころだが、実際に人々の関心を引いたのは一九九〇年代半ばになって、新型の〝変異型〟ＣＪＤがイギリスに現れてからだった。現在までに、このとりわけ痛ましい認知症は、おもにイギリスで二百例以上報告されている。一九八〇年代に流行した狂牛病の感染性因子、プリオンを摂取したことが原因とされる。

朗報は、そもそもの狂牛病の流行を勢いづかせた感染経路を断ち切った結果、変異型ＣＪＤがほぼ終息したことだ。しかし家族性ＣＪＤは現在も報告され、その発生率は過去数十年のあいだほぼ変わらず、なんらかの感染性因子が関わっている証拠は見つかっていない。クロイツフェルト－ヤコブ病は、アルツハイマー病より進行がずっと早く、ほとんどの患者が診断から数カ月で死亡する。しかしそこには、単にどちらの病気も認知機能の異常を伴うという事実を越えた類似性がいくつかある。

ある研究の結論によると、アルツハイマー病と診断された症例の一三パーセントもが、実際にはＣＪＤだったことが判明したという（この数字はありえないほど高く思えるが）[1]。さらに重要なのは、ふたつの病気が脳で広がる様子に類似性があることだ。ＣＪＤのようなプリオン病は、脳でつくられた異常な折り畳み構造のタンパク質が、正常型の折り畳み構造まで変えることで増殖し、それとともに勢いづく。ついには、これらの異常が脳の機能を奪ってしまう。誤った折り畳み構造、増殖、伝播《でんぱ》という概念は、アルツハイマー病にも共通する。いくつもの実験ではっきり示されているとおり、たとえば死亡したアルツハイマー病患者のアミロイドに富む物質を、遺伝子改変マウスの脳に植えつけると、マウスにプラークの増殖と伝播が引き起こされる。

その過程は〝病原性タンパク質のシーディング〟と呼ばれる。注目すべきなのは、たいていの場合、完全なプラークそのものではなく、ずっと短い前駆物質がその活動を誘発することだ。そしてアルツハイマー病では、きわめてよく似た過程がタングルの形成を促しているように見える。

ただし、この研究に対してはきわめて重要な警告をしておかなくてはならない。アルツハイマー病とＣＪＤ（および他のプリオン病）が細胞または分子レベルでどれほど似ていても、そこには重大な違いがある。プリオン病は感染するが、一般に知られているかぎり、アルツハイマー病は感染しない。ところが、二年ほど前、にわかに興味と恐怖をかき立てるできごとがあった。テキサス大学から、所属の研究者たちが輸血によってマウスからマウスへプラークを伝染させたという報告が伝わってきたのだ。わたしはちょうどプリオン研究者の集団と部屋にいたのだが、その発表は大きな驚きをもたらした。

その発表は、医学雑誌に掲載されてもいなかったことを考えると時期尚早のようだったが、少なくとも間接的に、二〇一二年十一月に開催されたエディンバラのロスリン研究所での会合につながった。その場所で専門家たちは、いくつかの異なる方向からその問題に取り組み、アルツハイマー病に感染性があると示唆するデータがわずかでも見つかるかどうか調べた。そのような証拠は見つからなかった。ペンシルヴェニア大学のチームがその直後に発表した研究でも同じだった。対象者は例外的な集団といえる人たちで、死亡したばかりの人の下垂体から精製したヒト成長ホルモンを投与されていた（自身のホルモン不足を補うため）[2]。

感染の可能性を心配するのにはわけがある。一九七〇年代から八〇年代に、二百人以上が、下垂体の感染性プリオンでうつったクロイツフェルト－ヤコブ病で死亡したからだ（イギリスのプリオン研究者アラン・ディキンソンは、ある晩、ヒト成長ホルモンについて恐ろしい考えが浮かんだときのことを語っている。もし下垂体のひとつがＣＪＤで死亡した患者のものだとしたら、多くの幼い子どもたちがその病気に冒される危険性がある）[3]。計算が行われ、ある概算では、千個中一個の下垂体が感染している可能性があるとのことだった。何十万個もの下垂体の分泌物が精製されているとすれば、何百もの感染した分泌物が脳に入り込むことになる。誰も数字を確かめられないが、実際に一部の下垂体は感染していた。汚染されたホルモンを注入された結果、二百人が死亡したからだ。

そこでペンシルヴェニア大学のチームは、フロントエンドとバックエンドの両方からこの問題に取り組んだ。まずは解剖で下垂体を検査して、どのくらいプラークやタングル、他のアルツハイマー病の病変が見られるかをつかもうとした。これがフロントエンドだ。次に、何千人ものアメリカ人の医療記録に当たり、解剖された下垂体由来のヒト成長ホルモンを投与された人を拾い出し、疑わしい死亡例（アルツハイマー病だけではなくパーキンソン病とルー・ゲーリック病も含む）を探して記録を詳しく調べた。合計で約六千人の患者の記録があり、約八百の死亡例があった。これがバックエンドだ。

どの死亡診断書にもアルツハイマー病やパーキンソン病の記述はなかったものの、ルー・ゲーリック病（〝筋萎縮性側索硬化症《きんいしゅくせいそくさくこうかしょう》〟または〝ＡＬＳ〟とも呼ばれる）らしき症例は二例あった。どちらの症例も、研究者たちによって徹底的に調べられたが、それはあまり重要ではなかった。二例では有意性を示せないからだ。

ところがのちに、やはりＡＬＳを患っていた若い男性のもう一症例が、その時点で初めて見つかった。その症例を合計に加えると、状況が変わった。二例から三例に増えたとなれば、警鐘を鳴らすべきだろう。耳をつんざくようなベルの音ではないが、注意を引くメロディーで。問題なのはアルツハイマー病ではなくＡＬＳであるとはいえ、感染性の証拠がひとつ出れば、必然的に別の感染性に対する懸念が生まれる。この思いがけない第三の症例は、注意を引いた。この男性は、成長ホルモンを投与されたおよそ十二年後、十八歳のときにＡＬＳで死亡していた。それは直接的な相関関係を示唆しているようにも思える。とはいえ、脊髄組織の一部をオマキザルの脳に直接植えつけたところ、悪影響は見られず、猿はその後十一年生きた。感染性がないと証明されたわけではないが、明白な示唆といえる。

しかし、アルツハイマー病自体はどうなのだろうか？　研究者たちは、まだ未知のものがたくさんあると警告した。明らかな症例が見つかっていないからといって、この先も安全とは限らない。潜伏期、つまり感染から実際の症状が現れるまでの時間が問題になる。成長ホルモンを通じて感染したクロイツフェルト－ヤコブ病の場合、潜伏期は五年から四十二年の幅があった。したがって最近行われたこの研究では、まだ症状が現れていない症例があるのかどうか、誰にも予測できない。また研究者たちは、解剖した組織を分析してアルツハイマー病の初期段階の徴候を探す技術は持っていなかったことを認めた。これらふたつの理由から、アルツハイマー病の発生率はゼロパーセントに見えるものの、実際にはそれより高いかもしれない。

アルツハイマー病の感染性について完璧な研究を行うには、何十年にもわたって、アルツハイマー病患者と密に接触している人とそうでない人を追跡調査する必要がある。また、その人たちが持つ別の危険性も、ほぼ同等になるよう気をつけなくてはならない。そのためには、遺伝子や環境の影響、脳予備力や教育など、結果を混乱させるすべての要素を統計学的に制御することも必要だ。今日では、対照群、つまりその病気とまったく接触したことのない人たちを見つけるのも容易ではないだろう。そんな研究は行われそうにないが、今存在する証拠に基づくなら、アルツハイマー病が〝うつる〟心配はまったくないとわたしは考えている。

CJDとアルツハイマー病のこういう類似性は、少なくとも分子レベルでは、前頭側頭型認知症やレヴィー小体型認知症、さらにはパーキンソン病やALSも含む他の認知症や神経変性疾患にも存在する。先に検討した血管性認知症は、同じ原理では作用していない（アルツハイマー病とは相互に影響し合うが）。まだあまりよく研究されていない、かつて〝拳闘家痴呆〟として知られていた慢性外傷性脳症もあり、これは誤った折り畳み構造のタウタンパク質が細胞から細胞へ運ばれることが関連しているらしい。

これらの認知症はすべて認知機能の低下を引き起こし、ほかにも多くの症状を伴う。まだ明らかになっていない類似性が、いずれ研究によって発見されるのは間違いないだろう。そのどれかがアルツハイマー病治療薬の開発競争に拍車をかけるかどうかは、現時点では予測しがたい。しかしいうまでもなく、あらゆる認知症患者にとって、研究が早く進むに越したことはない。

どこまで手を広げるべきなのか？　科学研究の道はとても困難だ。リスクを負って、役に立たないように思えることも調べる必要があるが、同時に実用的なものに限定しなければならない。そしてほんのときおり、まったく異なるいくつもの情報が、突如としてつながりを持つことがある。おそらく何よりもこれをはっきり示している、ひとつの状況を例に挙げよう。それは、認知症が説明のつかない複数の影響を与えうることを強調してもいる。

この逸話の舞台は、南太平洋に浮かぶグアム島だ。他の多くの地域と同じように、何世紀にもわたって次々と征服者が現れたが、現在はアメリカの領土となっている。グアムの総人口は十八万人から十九万人ほどで、そのうち約七万人が先住民のチャモロ人だ。チャモロ人は第二次世界大戦直後、医療関係者の注目を集めた。この民族が、二種類のめずらしい神経変性疾患に悩まされていることが発見されたからだ。ひとつは認知症とパーキンソン病に関連した疾患で、もうひとつはALSの一種だった。チャモロ人におけるALSの発生率は、世界の他の国民と比べて百倍高かった。

これらの疾患は当初グアム特有のものと考えられたが、その後、似通った症候群が見られる狭い地域が、日本とニューギニア島の西端にも発見された。初めから、グアムに現れためずらしい状況は注目に値したが、その後どちらの病気も急速に減少していることがわかり、さらに興味をそそった。なぜ疾患は終息したのか？　それはどこからやってきたのか？　なぜ十キロも離れていないふたつの町を比べても、発生率が大幅に異なったのか？　おまけに、プラークがなくタングルだけの、これまでとはまったく異なるグアム特有のアルツハイマー病が増加しているという観察結果があり、世間の注目はグアムに集中した。

発生率の減少は、好奇心をそそった。病気は増えたり減ったりするものだが、この場合はALSとパーキンソン病という二種類の病気だ。ALSが最初に記録されたのは、大戦直後で、一九六〇年ごろまで発生率は一定だった。パーキンソン病は五〇年代半ばまで見られなかったが、急速に増えてすぐにALSと並ぶほどになった。その後、両方とも減少し始めた。ちょうど人口が爆発的に増えていたころ、ALSとパーキンソン病の数は池に投げ込んだ石のように下降していった。ほんの十年のあいだに、どちらの病気についても毎年の症例数は半数以下になった。今日では、この型のＡＬＳがグアムで見られることはまれだ。一九五一年以降の生まれで、この病気に冒された人はひとりもいない[4]。

ここまで急速に減少しているとすれば、原因は遺伝的な欠陥ではなく環境上の何かである可能性が高い。この場合、最初に示唆された環境因子は何か？　アルミニウムだ。アルミニウムとアルツハイマー病の論争で活躍したあのダニエル・パールが、グアムの住民の脳を調べたところ、患者がＡＬＳかパーキンソン病かには関係なく、ニューロンに異常なほど高レベルのアルミニウムが見つかった[5]。またもや興味をそそる所見だが、アルミニウム仮説の本流とは違って、こちらの支流は涸れてしまった。

その後、物語は少しばかり奇妙な方向へ進んだ。一九六〇年代初め、文化人類学者マージョリー・ホワイティングは、チャモロ人の食生活にとって重要な材料、ソテツの種子が原因ではないかと示唆した[6]。この植物はヤシに似ていて、過去には大繁殖していたので、おそらく本物のジュラシック・パークはこの植物に覆い尽くされていたはずだ。ピンポン玉ほどの大きさの種子には毒があり、そのことをよく知っているチャモロ人は、水に浸したりすすいだりを何度も繰り返してから、ひいて粉にする。それでも粉にはいくらか毒が残るので、ホワイティングや他の研究者は、その奇妙なふたつの神経変性疾患を中毒のせいではないかと考えた。発生率の低下は、この説にうまく符合する。第二次世界大戦と日本による占領中、チャモロ人はほとんど米を手に入れられなかったので、ソテツの粉に頼る必要があった。戦後、ソテツの消費量は着実に減った。病気が発現するまでの年月を考慮に入れると、一九六〇年以降に発生率が低下したことと時期はぴったり一致する。

しかし、チャモロ人が種子の毒性を減らすために特別な処理を行っていることから、関連性は疑わしくなった。中毒になるほど種子を消費するのは不可能と思われた。次の二点についても問題があった。動物たちはかなり大量にソテツの種子を食べているが、神経疾患の徴候は何も見せていなかった。また、この病気が多く見られるほかの二カ所、日本とニューギニアではソテツの種子は食べられていなかった。

風変わりな仮説が第二段階を必要としたところで、伝説的人物オリヴァー・サックスが登場してそれを提供した。この作家兼神経学者は、民族植物学者ポール・コックスとチームを組み、ソテツの毒素を濃縮する方法がひとつあると論じた。〝グアムのチャモロ人たちは、空飛ぶキツネを食べることで、間接的にソテツの毒素を大量に摂取していたと考えられる〟と彼らは述べた。〝空飛ぶキツネ〟とはオオコウモリのことだ。

彼らの仮説は、生物濃縮という考えに基づいていた。ある種の海魚が食用に向かない理由として、食物連鎖の下位のものから取り込んだ分解されにくい化学物質が、とりわけ脂質中に濃縮されていることを指摘する理論と同じだ。化学物質は何百万もの藻類、何千匹もの小型の魚、何百匹もの中型の魚、何匹かの大型の魚を通して、一頭のクジラに行き着くのかもしれない。〝空飛ぶキツネ〟は、二種類のおもなコウモリのうちのかわいいほうだ。北アメリカに棲息する種類より大きく、顔は確かにキツネに似ていて、一時期グアムで繁殖した。やはり北アメリカの仲間とは違って、昆虫ではなく果物や花蜜を主食とする。グアムのオオコウモリはソテツの種子が好物で、果汁を吸って果肉は吐き出す。絶滅寸前まで狩られる（ひとつには戦後に銃が流入したため）までは、オオコウモリの大群が島じゅうのソテツの木をあさっていた。彼らは、体の脂肪に毒性の化学物質をためることでも知られる。

次のパズルのピースはこれだ。チャモロ人は〝空飛ぶキツネ〟を食べる。ココナッツクリームで煮て、毛皮までまるごと食べる。この習慣を最も忠実に守ることで知られていたふたつの村は、最も神経変性疾患が多いふたつの村でもあった。

つまり、ＡＬＳとパーキンソン病の減少についての最初の説明は、米が手に入るようになって食習慣が変わり、人々がソテツを食べなくなったからというものだった。サックスの主張によれば、そうではなく、彼らがソテツの生成物を摂取しなくなったのは、コウモリがごくまれになった（一種は絶滅した）からだ。コウモリがいなければ、生物濃縮された毒素も、病気もなくなる。

サックスの共著者ポール・コックスはさらに一歩踏み込み、ソテツの種子と、カリフォルニア大学バークレー校の脊椎動物博物館に保存されていたグアムのオオコウモリの皮膚三枚の両方について、特定の毒素の量を計測した。コックスとそのチームは、計測した特定の毒素の量が、種子よりコウモリの皮膚で何百倍、何千倍も高いことを見出した。その濃度は、人がこういうコウモリを食べたとすると、処理されたソテツの粉を千キログラム以上消費したのに相当するという(8)。付随の論説では、皮膚に高レベルの神経毒がたまったことで体が弱り、結果として博物館の標本になったのかもしれないと評されていたが、パズルのピースはすべて揃ったかに思えた。

コックスと同僚たちはもうひとつの決定的なつながりとして、ソテツの木の根と共生しているシアノバクテリアが、原因らしき大量の毒素をつくっていることを示した。つまり、バクテリアから毒素、種子、コウモリ、最後に人間という複雑だが途切れのない連鎖があった。興味深い研究だ。思いも寄らない、奇妙にすら感じられる要因が重なって引き起こされた神経変性。しかし、アルミニウム仮説の老練者たちが立証してきたように、真相を手中に収めたと思った瞬間、すべてが崩れ始めることがある。それがコウモリ仮説にも起こった。

まず、ソテツの粉とオオコウモリの両方もしくはどちらかを獲って食べることについて患者群と対照群に一連の質問をしたところ、ソテツの種子を摘み取って粉を食べることだけが、とりわけ男性にとって危険因子であることがわかり、研究に混乱が生じた(9)。コウモリの摂取がALSやパーキンソン病の危険性を上昇させることは、まったくないようだ。戦時中、若い男性が日本軍から隠れるために森の中へ逃げ、じゅうぶんに洗っていないソテツの種子でつくった粉を食べざるをえなかったという逸話は、一定年齢の男性に高い危険性が見られたという結果と符合する。しかし、コウモリとのつながりは失われたようだった。

綿密に調べてみると、ソテツの種子を摘み取って粉を食べることとのつながりも、少し奇妙に思えてくる。危険性は、子どもではまちまち、若者では高い、成人では存在しない、という一貫性のないパターンを示した。原因は、研究者たちが、ときに認知症を患っている高齢者や第三者である介護人から得た回答に頼ったせいかもしれない。

ここ数年、ソテツ仮説——もうオオコウモリの手助けがないことは認めざるをえないが——はひっそりと生き続け、たくさんの批判を受けながらも、いまだにそこかしこで肯定的な証拠を増やしている。実験動物を使って、ソテツ関連の化学物質が神経変性を生じさせることを実証するのはむずかしいとわかった。チャモロ人が食べていた何かが障害を引き起こすほど高い濃度の毒素を含んでいたかどうかは、今もはっきりしない（患者の脳内にあった、最も疑わしい毒素ＢＭＡＡ、ベータ－メチルアミノ－Ｌ－アラニンの推定量はばらつきが大きく、明らかでない状況）。罹患した人の数がしだいに減っていることも、研究の継続をむずかしくしている。

それでも、この仮説はむしろ勢いを増してきた。最初にオリヴァー・サックスと組んだあのポール・コックスは、世界の他の地域で、シアノバクテリアの異常発生がＡＬＳなどの神経変性疾患と関連していないかどうかを調べ始めた。つまり、バクテリアの毒素が、グアムだけではなく世界の他の地域で神経変性疾患を引き起こしているのかという深刻な疑問を投げかけているのだ。どうやらソテツは含まれないようだが、最も疑わしい毒素ＢＭＡＡを生物濃縮する別の方法は間違いなくある。実際二〇一三年末、コックスを含む研究者たちは地中海沿岸のトー湖近くで、ＡＬＳの異常な連続発生が見られたことを報告した。フランスでムラサキガイとカキが最も多く消費される地域のひとつだ。研究者たちは、そこで見つかった症例とそれらの二枚貝に含まれる毒素の濃度を直接結びつけることはできないと認めているが、ともかくその所見を検討課題とすることを求めた[10]。

それが現在、この仮説の置かれた状況だ。前章で説明したアルミニウム仮説が思い出される。どちらも興味はそそるが不確かな結果だらけで、議論の的となり、残念ながら、どちらも確固とした結論でうまくまとめられてはいない。よくあることだ。

グアムでの不思議な状況を追究しても、認知症や神経変性疾患のよりよい治療法の発見にはつながらないかもしれないが、それは時間のむだではない。そういう疾患の要因の多くは不明なのだ（ほんの一例を挙げれば、殺虫剤ＤＤＴへの曝露が将来的なアルツハイマー病の発症に関連しているという仮説もある）[11]。アルツハイマー病の遺伝学にしっかり（適切に）焦点を定めながら、その他の要因を偏見なく受け入れることが重要であり、今後の役にも立つだろう。どこから知識が生まれるかは予測がつかない――それはときに、奇妙な場所から現れる。

第18章　どこに住み、何を食べるか

アルツハイマー病になる可能性を低くすることはできるのだろうか？　ほんの数パーセントなら、できる。いくつかの方法については、すでに触れた。危険性の度合いを減らすには、順不同で、教育、知的能力を試される仕事、誠実さ、標準的な体重、適度な運動（オンタリオ脳研究所が、特に効果的な方法と認めた要因[1]）が役に立つ。ほかに、活発な社会生活と適度な睡眠もある。さらには、望ましい遺伝子を持つことも助けになる。自分でどうにかできるものの中で、いくつかは相互関係にある。教育を受けていれば、知的能力を試される仕事を見つけやすい。標準的な体重は、運動と健康的な食べ物を組み合わせれば維持しやすい。しかしきわめて興味深いつながりのひとつに、食生活と地理がある。最もよく知られている例を紹介しよう。インドの香辛料ウコンと、インドでのアルツハイマー病発生率の関係だ。

総合医学の主唱者アンドリュー・ワイル博士は、ウェブサイトで「ウコンを食べる三つの理由」という記事を呼び物にしている。ワイルが引用した民族植物学者ジェームズ・デューク博士の研究によると、第一の理由はアルツハイマー病が軽減されることだ。デューク博士は、ウコン（あるいはその活発な化学物質クルクミン）とアルツハイマー病の関連性を扱った五十の研究を見つけたそうで、インドでアルツハイマー病の発生率が低いことと、その地でウコンが広く普及していることとを直接結びつけている。[2]

そこにはひとつの逸話があるが、それはデューク博士が示唆するほどはっきりしたものではない。むしろ、アルツハイマー病の予防に役立つ要素をはっきり特定するむずかしさを表している。化学的な面から始めると、確かに、いくつかの信頼できる実験データによって、クルクミンがその病気の治療に有効らしいことが示されている。[3] 実験では、クルクミンはアミロイドベータの蓄積を阻むとともに、すでに形成されたアミロイドベータの細線維を分解し始める。さらに複雑な細胞培養の舞台に移動しても、クルクミンは良好な成績を収めて、さまざまな仕事をこなし、アルツハイマー病に関連するいくつかの化学作用を逆行させたり遅らせたりする。動物実験では、アルツハイマー病になりやすいよう遺伝子改変されたマウスに、比較的低量のクルクミンを含む餌を与えたところ、半年後にはプラークが減り、プラークを形成する物質の量も少なくなった。ただし、いくつもの謎の第一として、クルクミンを大量に与えてもまったく予防効果はなかった。

プラークのレベルを下げても認知症が減るとは限らないという周知の事実を考慮に入れるため、研究者たちは認知機能の問題にも取り組み、アミロイドベータを注入されたがそのあと通常の餌の代わりにクルクミンを含む餌を与えられたラットが、モリス水迷路試験で好成績を収めたことを示した。これは齧歯類の認知機能を調べる昔ながらの試験で、人間にとっては少し冷酷に思える。二メートル幅の水槽のどこかにプラットフォームを沈めておく。ラットをプラットフォームに乗せて、三十秒まわりを見る時間を与える。次にそこから移動させてフードで目隠ししたあと、水の中に戻す。ラットが試されるのは、練習中プラットフォームの上から見た景色を憶えていて、安全な場所をめざしてそこまで泳げるかどうかだ（ラットも、より広く使われるマウスも、水死することはない。プラットフォームを見つけられなければ、水槽から上げられ乾かされる）。この場合、ラットはアミロイドを注入された結果、空間記憶に障害を負っていたが、クルクミンの餌が記憶障害を抑制した(4)。

これらの発見はとても刺激的だったものの、研究が細胞培養から実際の人間へと拡大されるにつれ、決定的な答えは徐々にとらえにくくなってきた。たとえばアーユルヴェーダ医学（ヒンズー教徒の伝統的な医学）の雑誌《アーユ》は、ウコンがアルツハイマー病の症状を和らげる可能性を示す研究結果を発表した。ただし、研究全体が三人の患者で構成されていた(5)。三人の患者の研究では何も達成できないことは、ほとんど明白だ。結論を引き出すには、かなりの数を必要とする。また、患者は全員存命中だったので、アルツハイマー病の診断は予測であり、確実ではなかったはずだ。三人の患者に効果が見られなかったという反論の研究で、ウコンは役に立たないと結論を下せるだろうか？　いや、研究にはもっと数が必要だ。

香港《ホンコン》の三十四人の患者を対象にした六カ月の臨床試験では、副作用がないこと、アミロイドベータの量、血液中のクルクミンの量（経口摂取したものが脳に届くのはごくわずかなので重要）などを組み合わせた有益なデータがいくらか得られた。しかしこの実験では、比較的短い期間中、プラシーボ群に識別できる認知機能の低下は見られなかったので、クルクミンの有効性についてなんらかの結論を下すのは不可能だった(6)。

アメリカで行われた同様の研究では、三十六人を対象とした。一日二〜四グラムが投与されたが、研究者たちは血液中に有意な量のクルクミンを測定できなかった。患者の認知機能検査の成績は、研究期間中わずかに下がった。とはいえ、これほどの大量投与でもおおむね耐容性は良好だったので、同様の研究を数カ月ではなく数年の期間に延長してもよいかもしれない(7)。

さらに、かなりの人数（千人以上）を対象にしたシンガポールの研究によると、ウコンを使ったカレーを食べる人は、めったに食べない人や食べたことがない人より認知機能検査で概してよい成績を収めた(8)。年齢幅はきわめて広く——六十歳から九十三歳——民族的に多様で（中国人、インド人、マレー人）、その時点でまとめて選ばれた。したがって科学者たちは、結果に影響を及ぼしそうなウコン以外のさまざまな要素（心血管の問題、食生活、運動、アルコールの消費、喫煙など）を制御しようと努めたものの、研究期間中には見出されなかった多くの潜在的な要素が、結果に影響を与えていると考えられる。

たとえば、インドのカレーは一般的にマレーシアや中国のものより多くウコンを含んでいるので、インド人はより頻繁に摂取しているだろう。調査で、インド人の認知機能検査の成績に大きな向上が見られるのはそれが理由かもしれない。一方、インドでは心血管系の合併症の発生率が高く、中国人より認知機能検査の成績が悪いのはそれが理由かもしれない。また、これはアルツハイマー病を治療するための介入ではなく、単に認知機能の状態を継続的に測定した研究だ。

この研究は、情報としてどのくらい有益か？　せいぜい、示唆に富んでいて、もっとたくさん完成度の高い調査を行うための後押しになるという程度だろう。そこで、インドでアルツハイマー病の発生率が低いのはウコンを食べるおかげだという主張に戻ることになる。第一に、インドは画一的な社会とはいいがたいので、消費されるウコンの量がどこでも同じとは考えられない。インド亜大陸の人々（異なる遺伝的背景を持つ）の料理は、行く先々で異なる。しかし、数年前に始まったインドとアメリカの研究によると、デリーから約三十キロの農村地域バラブガールでは、アルツハイマー病の発症率が驚くほど低いことがわかった。[9]そこでは、六十五歳以上の人のアルツハイマー病発生率は約一パーセントだったのに対し、比較のため選ばれた北アメリカの地域、ペンシルヴェニア州のモノンガヒラヴァレーでは、数値が少なくとも六倍高かった。信じられないほどの差だ。

しかしインドとアメリカの研究に関わった科学者たちは、ウコンをその差の決定的な要因だと特定はしなかった。たいていのインド人が低脂肪の菜食料理を食べていて、肥満がまれであることを考えると、食物は確かにいくらかの役割を果たしているだろう。しかし他のいくつかの要因も、同じくらい重要だと考えられる。

おそらく一九三〇年代の北アメリカの状況とあまり変わらず、インドでは認知症やアルツハイマー病が老化に伴う避けられないものとして受け止められ、気づかれないままになっている。伝統的な家族構造が維持されていることを考えれば、なおさらだ。つまり、高齢者は認知症になっていようといまいと、家族の一員として尊重され続ける。インドのゴア州で行われたそれ以前の研究でも、同様の結論に達した――医者たちは認知症の人たちをほとんど診ない。医療の介入が必要だとは見なされないからだ。実際、土地の言語であるコンカニ語には、〝認知症〟を意味する言葉がない（同じ研究で、認知障害のある高齢者に対する家族の支えは、家族への忠誠より遺産への期待が強いせいで揺らいでいることが示された[10]）。

インドとアメリカの研究に基づいた多くの報告のうち、真っ先に発表したある著者によれば、平均寿命が短く、認知症を発症すると生存期間が短くなる（医療で病気を改善する努力がほとんど行われない）ので、バラブガールの集団では認知症の人が極端に少なかった――その結果、ペンシルヴェニアの集団とは大きな差がついたのだと考えられる。インドで行われた認知機能検査と診断も、軽度から中等度の症例の多くを見逃している可能性がある。対象者の七五パーセントが読み書きのできない人たちであることを考慮して、既存の検査が修正されたとすればなおさらだ。遺伝子もなんらかの役割を担っていた。バラブガールの集団は、危険を誘発するＡＰＯＥ４遺伝子の発生率がかなり低かったからだ。しかし、その事実すら真に受けることはできない。研究者たちが指摘したように、ＡＰＯＥ４は心臓病の一因にもなるので、その遺伝子を持つ人はアルツハイマー病になる前に心臓病で死亡したのかもしれない。

しかしアルツハイマー病は、将来必ず、インドでもっと大きな問題になるだろう。ヘモグロビン量が少ないと認知症の危険性が生じるという証拠が集まっているうえに、インドの人々はひとつには菜食の習慣、ひとつには寄生虫のせいでヘモグロビンが少ない傾向があるからだ。インドとアメリカの研究に最も深く関わった研究者のひとり、ピッツバーグ大学のメアリー・ガングリー博士は、バラブガールでの発生率の低さについてＥメールでこう書いた。〝とはいえ長期的な意味合いとしては、インドや他の新興経済国の平均寿命が延びるにつれ――世界的な老化現象――それらの国で認知症を含む慢性病患者の数が急速に増えると予測すべきだろう。西欧諸国に比べて割合はまだ低いかもしれないが、分母がずっと大きい中での割合なので、実際の数もはるかに大きくなる〟(11)

つまり現実には、あれやこれやの食べ物の成分がみんなを救ってくれるかどうかより、インドや途上国の全体像についてもっと心配すべきだろう。どう見ても、クルクミンについては、それが重大な役割を果たしているという証拠はかなり乏しい。それに加え、インドの他の地域では、認知症の発生率がバラブガールよりずっと高いが、その人たちもウコンを消費しているのだ。

それでもとりあえず、ウコンの消費を増やしたらどうか？　いいかもしれない。副作用はほとんどないようだし、その香辛料を使った料理は好きだ。しかし、抗アルツハイマー病の特性について期待を寄せはしないだろう。食事に関しては、ほかにもっと信憑性の高い方法があるからだ。もっとも、全般的に見て、どんな状況であれ食事が主要な要因であると結論づける前に、細心の注意を払う必要がある。

二〇〇一年に行われた、ナイジェリアのイバダンに住むヨルバ族とインディアナポリスに住むアフリカ系アメリカ人を比べた研究は、そのよい例だ。[12] 認知症全般およびアルツハイマー病限定の発生率は、どちらもイバダンの集団のほうが有意に低かった。インディアナポリスの集団と比べると、どちらの危険性も半分以下だった。ふたつの集団は遺伝的にそれほど異なってはいないが、アルツハイマー病の素因として知られている健康状態（糖尿病、高い肥満度指数、高血圧）にある人はヨルバ族のほうが少なかった。つまりこの研究は、アメリカ人の西欧化された食生活が、危険性を高める原因だと示唆しているのかもしれない。とはいえヨルバ族の集団は、アメリカ人の集団と遺伝的に似ているが同一ではなかったので（奇妙なことに、ヨルバ族ではＡＰＯＥ４遺伝子とアルツハイマー病の高い危険性のあいだに関連が見られなかった）、食生活はひとつの要因と考えられるが、その重要性が確定したわけではない。

同様の研究では、ハワイに移住した日本人のあいだでアルツハイマー病の危険性が高まっていたことが示され、食生活の変化（脂肪が増え、魚が減った）がなんらかの役割を果たしている可能性が示唆された。しかし、その調査では、個人の直接的な食事のデータは収集されなかった。[13]血管の問題が脂肪によって悪化し、それが認知症の要因となることを考えると理にかなった推測だが、疑わしいとまではいえなくても、やはり決定的ではない。

しかしありがたいことに、もし認知症の危険性を減らしたいなら、何を食べるか――あるいは食べないか――については、いくつか確実なデータがある。最も説得力のある研究のひとつでは、六年間にわたって食生活の詳細な記録とともに認知機能の低下の割合を調査し、野菜――しかし果物は含まれない――の消費が認知症の危険性を減らすことを見出した。[14]六年間の測定で最も認知機能の低下が少なかったのは、平均で一日に二種類以上の野菜料理を食べている人たちだった。その予防効果はかなり大きく、年齢が五歳若い場合と同等だった（アルツハイマー病の危険性を最も高めるのは年齢であることを思い出してほしい）。緑の葉物野菜がいちばん効果的だが、大きな謎は、果物を食べることに関連した効用が見られなかったことだ。著者らは明らかに、この所見に当惑していた（結果は、緑の葉物野菜とアブラナ科の野菜が最も効果的であることを示した以前の研究と一致したが）。野菜が有効なのは、強力な抗酸化物であるビタミンEを最も多く含むからだろうかと彼らは考えた。主要な化学成分の特定はさておき、少なくともこの研究は、認知症の危険性を減らすのに重要な食品群を確認した。

しかし不確かさばかりが目立つ中、ある食物関連の物質が、アルツハイマー病および認知症に関係していることが明白になった。それは糖だ。そのつながりを最もはっきり説明したのは、二〇一三年に発表された研究論文の次の発言だ。〝ブドウ糖レベルの段階的な増加は、すべて［傍点筆者］認知症の危険性の増加と関係している[15]〟

長年のあいだに、アルツハイマー病が存在すると糖の代謝になんらかの障害が起こるという証拠が集まってきた。計測できる最初の徴候のひとつは、わずかな認知機能障害が認められるずっと前に、脳のブドウ糖代謝が混乱の兆しを見せることだ。そして糖とアルツハイマー病のつながりは、インスリンにある。

インスリンの基本的な概要はおわかりだろう。膵臓《すいぞう》でつくられ、血液から受容細胞への糖の取り込みを促進する。糖はすぐに分解されて使われるか、グリコーゲンとして蓄えられる。インスリンと糖のメカニズムが壊れると、糖尿病が引き起こされる。この病気には一型と二型の二種類がある。

一型糖尿病は、体の免疫システムが、膵臓内でインスリンがつくるベータ細胞を誤って攻撃し、破壊してしまう結果起こる。この問題を改善するには、血糖値の計測に従いながら、必要なときにインスリンを注入する。カナダ人のフレデリック・バンティングは、一九二〇年代初めにインスリンを分離、特定し、同僚とともにノーベル賞を受賞した。それ以来多くの医学研究が行われ、自然なホルモンの分泌調整をうまく模した方法で、患者にインスリンを与えるシステムが開発されてきた。

タイプが異なる二型糖尿病は、あらゆる糖尿病の九〇パーセント以上を占める。おもな理由ではないにしても、ひとつには、高脂肪で糖分の多い〝西欧化された〟食生活のせいで、急速に増加し

ても いる。二型でも、インスリンの欠乏は起こるが、それだけではない。血液中に存在するインスリンが、それを必要とする細胞にアクセスできなくなる。これは〝インスリン抵抗性〟と呼ばれる。組織がブドウ糖を取り込めなくなると、血糖値の上昇が起こるとともに、組織のエネルギーが欠乏してしまう。

二型糖尿病の人は、アルツハイマー病を発症する危険性が二倍になる。さらに、病気の初期にはブドウ糖代謝がうまく働かなくなるだけでなく、インスリン受容体は嗅内皮質や海馬などの部位にきわめて豊富に存在する。アルツハイマー病で最初に障害を起こす部位だ。このふたつの要素から、アルツハイマー病研究者たちは、脳の糖とインスリンの関係に注目した。一部の科学者、とりわけブラウン大学のスザンヌ・デラモンテは強烈な主張――革命的な主張――をした。アルツハイマー病を、〝三型の糖尿病〟と考えたのだ。[16] デラモンテ（と他の科学者たち）によれば、二型糖尿病はアルツハイマー病発症の共同因子――つまり危険性を高める――かもしれないが、病気の原因ではない。若いマウスに極端に高脂肪の食事を四カ月与えると二型糖尿病を発症し、脳のブドウ糖の処理にあらゆる種類の混乱を生じるが、プラークやタングルなどのアルツハイマー病の特徴はまったく見られない。結論は次のとおりだ。二型糖尿病はアルツハイマー病の原因とまではいえないが、ふたつが関連していることを示す重複部分はじゅうぶんにある（実際、急速に老化するように遺伝子改変されたマウスを使った最近の実験は、さらに一歩進んで、誘発された二型糖尿病がアミロイドとタウの量を増やすことを明らかにした[17]）

次に挙げるのは、アルツハイマー病が明らかに脳のインスリン機構の障害に関わる病気であることを示すデータだ（新型の糖尿病と呼ぶべきかどうかについては、まだ結論は出ていないが）。死後のアルツハイマー病の脳には、インスリン産生や、ニューロンとインスリン依存のシグナル経路によるインスリン取り込みに、大幅な崩壊が見られる。二型糖尿病の動物は、認知機能障害を示す。正常な動物にインスリン抵抗性を生じる化学物質を投与すると、認知機能が低下するが、そういう認知機能の欠陥は、脳のインスリン機構を刺激することで、少なくとも部分的に改善される(18)。

インスリンで認知機能の低下を治療する方法は、実験動物に限られてはいない。軽度から中等度のアルツハイマー病患者を対象にしたいくつかの臨床試験では、インスリンを吸入すると記憶力が少なくとも短期的に改善することが示されている。とはいえ不思議なことに、効果があるのはアルツハイマー病の危険性が高い遺伝子ＡＰＯＥ４を持っていない人だけだった。その遺伝子を持つ人たちは、むしろ記憶検査の成績が悪くなり、またしても（思い出させる必要があるとすればだが）状況がかなり複雑であることが示された(19)。しかし、一部の人にとってインスリンの吸入が有効であることは、インスリンとおなじみのアルツハイマー病の謎のあいだに関連があるという新たな証拠になった。もうひとつは、インスリンとアミロイドベータの緊密な——だが破壊的な——関係だ。脳内のインスリンの不均衡はすべて、間接的に大量のアミロイドベータを生じる一因となっている。

より高い位置から見れば、要するに、二型糖尿病とその相棒である肥満はアルツハイマー病の危険因子であり、脳内でのインスリン機能の混乱はその疾患過程と並行して初期に現れ、時がたつにつれて悪化するということだ。もし糖と脂肪が多量に含まれる食事が二型糖尿病の重要な危険因子なら、三型にとっても危険因子だと予測しても不思議はないだろう。

明白な糖や脂肪関連以外の食事にも、いろいろな影響を及ぼす要因があるかもしれない。デラモンテ博士の指摘によると、アルツハイマー病と糖尿病の両方に似た状態を引き起こせるという。〝ストレプトゾトシン〟と呼ばれる化学物質をラットの脳に一回注入するだけで、アルツハイマー病と糖尿病の両方に似た状態を引き起こせるという[20]。注入の数週間後、ラットの膵臓と血液中のインスリン濃度は正常だったが、脳は衰弱していた。それぞれの経路と分子がいくつも崩壊し、症状の多くは糖尿病とアルツハイマー病の両方によく見られるものだったが、損傷は脳に限られていて、ある種の糖尿病――この糖尿病――が脳を中心としているという考えが裏づけられた。

ここにも、食べ物とのつながりがある。糖尿病を引き起こした薬、ストレプトゾトシンはニトロソアミンと密接に関わっている。ニトロソアミンはわたしたちの多くが食べる食物、たとえばチーズやホットドッグ、スモークターキー、その他さまざまなものに豊富に含まれている。こういう食物を好む西欧諸国に住む人たちは、長年にわたって低量のニトロソアミンにさらされてきた。注意すべきなのは、現在押し寄せているアルツハイマー病の波に、それが一役買っている直接の証拠はないということだ。しかし実験動物に低量のニトロソアミンを含む食事を与えると、実際に、糖尿病とアルツハイマー病の徴候が現れた。

わたしはここで、なんらかの理由でアルツハイマー病の予防になると考えられる食品の長大なリストを挙げはしなかった。ウコンで見たとおり、そういう食品についてのデータの大半は断片的で、信憑性がない。わたしにできる唯一の助言は、できるだけ多くの情報を集め、それぞれの出所を注意深く調べてから、そういう食べ物を食生活に取り入れるかどうかを決めたほうがいいということだ。

しかしブドウ糖については、話が別になる。アルツハイマー病は三型糖尿病かもしれないという意見は、ブドウ糖がこの病気に果たしているらしい役割を理解する上での、大きな一歩だ。ほとんどつけ足しのようにこの意見を紹介したが、今後どうなるか、誰にわかるだろう？　将来、糖尿病とのつながりが、アルツハイマー病についての古い考えかたの多くに取って代わるかもしれない。それが、今のわたしたちが置かれた状況だ。たくさんの頭脳と資金がこの病気に注ぎ込まれている。失敗もあってしかるべきだ。興味をそそる発想でも、実用的でないことがはっきりすれば確実に切り捨てられる。しかし、いずれ必ず、この病気に分け入るためのじゅうぶんな情報が集まるだろう。

第19章
今後の展開

アルツハイマー病の科学は、ときに困惑するほど複雑だ。しかし、その領域が人間の脳であり、病気が顕在化するのに数十年かかることを考えれば、驚くには当たらないだろう。たとえば、脳内で記憶がどう形成され維持されるのかの全体像がそもそもつかめていないのだから、アルツハイマー病でそれがどう衰えていくのかを理解する試みも簡単には進まない。百年以上前にアルツハイマー自身が研究の道筋をつけたとはいえ、じつのところ、治療と治癒（だがまずは理解！）のための徹底的な探究が行われるようになったのは、一九七〇年代半ばになってからだ。難解な科学研究にとって、決して長い時間とはいえない。

しかし、心強い知らせもある。現代のわたしたちは、一九七〇年代よりはるかに先を行っている。アミロイドベータプラークと、タウから生じたタングルの役割が、かなり明らかになってきた（まだ不明確なところがあるにしても）。アルツハイマー病を含むさまざまな認知症の分類が、ずっと進んだ。そして治療に向けた着想が、以前よりはるかに広い基盤を持つようになった。

しかし、こういう進歩の例でさえ、歯がゆさが際立ってしまう。確かに、プラークとタングルは、アロイス・アルツハイマーがそれらに注目して以来、議論の中心となってきた。しかし、そのふたつには順位があるのか、それとも同等なのか、それとも……？　ほとんどの研究者たちはプラーク、あるいは少なくともアミロイドベータが、根本的な原因になるおもな成分だという考えに傾いているが、アルツハイマー病の専門家たちは決してこの説を満場一致で支持しているわけではない。わたしが思うに、ほかにも興味をそそる仮説がある。たとえば、タングルの蓄積は脳内での病気の広がりと並行しているのに対し、プラークはデフォルトネットワーク（実際に病気が現れる海馬や嗅内皮質からかなり離れているニューロン内）にまず現れる。それに、脳の成長中、最後に髄鞘で覆われる嗅内皮質と海馬のニューロンが、最初に破壊されるのはどうしてなのだろう？

プラークとタングルと両方の前駆物質の関係を理解することは、今日のアルツハイマー病研究における最も重要な目的のひとつだ。とはいえ最後には、たとえばアルツハイマー病を三型糖尿病と見なすような別の研究に、理解の基礎を置く必要が出てくるかもしれない。そういう理解は、研究者たちにとっては大きな満足となるだろう。複雑な理論の結び目がほどけるだけでなく、新たな治療への道がずっとはっきりしてくるからだ。

プラークを軽減あるいは予防する薬にこだわるのは間違いだと考える人もいるが、製薬会社はあくまで全力で推し進め、みずから（と株主）の金を何億ドルも注ぎ込んできた。現在と同様に患者の数が増え続けるなら、その見返り――有効な薬――には当然ながら計り知れない価値がある。多くの人と同じように、わたしはこの探究に個人的な興味をいだいている。発病しやすい年齢になったことを考えると、なるべく早く有効な薬ができてくれればありがたい。

気分のよい日には、自分をアルツハイマー病から守ってくれそうなものを数え上げてみる。よい教育（ウィニペグの街よ、ありがとう）、やりがいのある仕事、太りすぎてはいないこと、比較的安定したまずまずの健康状態、誠実さ、そして中でもたぶん最も重要な、大きな頭《スウェルドヘッド》（のぼせた頭とは違う。それはなんの役にも立たない！）。〔swelled head はうぬぼれ、思い上がりを表す慣用句。〕

しかし、コインの裏面についてはわからない。わたしはＡＰＯＥ４遺伝子をひとつ、あるいはふたつ持っているのだろうか？　なにしろ母は死ぬとき認知症を患っていたのだから、そういう遺伝子をひとつかふたつ持っていた可能性はある（あるいは持っていなかったかもしれない。アルツハイマー病だったのか、別の認知症だったのかはわからないからだ）。父は最期まで認知機能が正常だったので、推測するに（ただの推測にすぎないが）、持っていたＡＰＯＥ４遺伝子は多くてもひとつだろう。しかし、もしわたしがひとつ持っているとしても、男性の場合その遺伝子で危険が高まる確率は女性よりずっと低いと知っていれば、頼みとする保護因子が最後まで助けてくれると思い直せるかもしれない。

それこそが、この病気の特に目を引く部分ではないか？　学校に通い続けたり、適切な食事をとったり、球技や音楽を楽しんだりする行動が、脳になんらかの具体的な効果を及ぼしているはずだ。新しい樹状突起が何本か伸びるとか、一連の神経伝達物質が増加するとか、インスリンの活動やブドウ糖の処理が活発になるとか。言葉や思考など形のないものが隔たりを越えて届き、脳内の物質を変化させ、その多くが予防になる。この現象は、脳を使えば使うほど、新たなシナプス、新たなニューロンさえ発生するらしいという解釈で説明できるが、その当たり障りのない説明では、魅力的なはずの緻密な細部にはたどり着けない。

アルツハイマー病の歴史はとても豊かだ。研究の速度がここ四十年で飛躍的に上がったのだとしても、その始まりは活気に満ちていた。二十世紀への変わり目に、ドイツとチェコの神経学者、病理学者、顕微鏡学者たちから成るこの上なく創造的な集団が、今日もわたしたちを苦しめているさまざまな神経病変の徴候を最初に特定した。アロイス・アルツハイマー（プラークとタングルを可視化したのはビールショースキーとニッスルの染料）、フレデリック・レヴィー（パーキンソン病と認知症に関わるレヴィー小体を発見した）、アーノルド・ピック（プラハ神経病理学研究所所長で、〝ピック体〟として知られるようになった異常な量のタウを発見した）、そしてハンス・ゲルハルト・クロイツフェルトとアルフォンス・マリア・ヤコブのふたり（クロイツフェルト‐ヤコブ病を発見した）。すばらしい創造性と過酷な競争の時代だった。わたしたちは今も、彼らの草分け的な仕事の恩恵を受けている——その最たるものは、一九九〇年代半ば、再発見されたアルツハイマー博士のスライドに基づいて出された結論、アウグステ・データーはプレセニリン1遺伝子の突然変異に誘発された早期発症型アルツハイマー病だったという見解だろう。*

どの科学にもいえることだが、さまざまな理由から、前世紀には個性的な人々がたくさん現れた。アウグステ・データーと、本人がアロイス・アルツハイマーとの面談であらわにした苦悩。ウィリアム・オスラーと、六十五歳以上の人を処分することに関する即興の冗談。ドナルド・クラッパー・マクラクランと、アルミニウムの影響に対する探究。シスター・メアリーと、プフークだらけでも完全に機能していた驚くべき脳。ジョナサン・スウィフト。リタ・ヘイワース。それぞれに異なる職業と地位を持つ人たちだ。

年齢はアルツハイマー病の最大の危険因子なので、治療法と治癒を追い求める科学者たちは、健康的に年を取る秘訣を調査することで、研究の幅を広げていけるだろう。少なくとも、経済先進国では国民が長生きしていて、一八〇〇年代半ばから推定寿命が驚くほどの勢いで着実に延びている。四年ごとに一年の延び——じつに一貫している。(1) これらの統計値は、人間の寿命が有限であり推定寿命だけが変化するという古びた考えにはもはや縛られなくてもよいという主張を後押ししてきた。

＊　現在はやや不確かになっている。

人間の寿命、わたしたちが生きられる最長年齢は、本当に延びているのだろうか？　そしてもし、老化を生じさせる要因（テロメアの短縮など）への理解が深まって、操作が可能になり、さらに寿命が延びるとしたらどうなるだろう？　もちろん、その考えはすぐに跳ね返ってきて、認知症が克服されていないのに寿命が延びるのは望ましいことだろうかという疑問に行き着く。

アルツハイマー病の治療法や治癒の探究でおもな課題となるものの中に、〝脳予備力〟（本章で先に触れた保護因子）と、間接的に認知症の危険性を減らすといわれる全体的な健康の増進がある。ヨーロッパのいくつかの研究で示されている、認知症の発生率が低下しているという初期の結果は、それらが長期的に①事実であり②確実であることを裏づけるため、何度も繰り返し再現されなくてはならない。[2]認知症の有病率が大幅に下がっていることを示したイギリスの研究の著者らは、教育と心血管の健康状態の改善が根源にあると示唆した。その可能性には勇気づけられる。しかし決して確実とはいえない。肥満と糖尿病のますますの増加が、そういう進歩を害する恐れがある。

正常な認知機能を保ちながら長く健康な人生を送るにはどうすればいいのか？　もちろん、与えられた遺伝子についてはどうにもできないが、遅発性アルツハイマー病に関しては、遺伝子を持っているから必ずなるとは限らない。危険性が増したとしても、それは弱められる。もし三十代か四十代でそのことを考え始めたとすれば、子ども時代の栄養や教育など、いくつかのものごとについては手の打ちようがない。とはいえ、オンタリオ脳研究所の主張によれば、リストの筆頭に挙げられるいちばん重要な項目は日々の運動だ。ウォーキングのような運動なら、毎日の生活に組み込めるだろう。太りすぎないことも大切だ。体重の問題は、低脂肪、低糖、高抗酸化の適切な食品を選ぶことで、ある程度対処できる。

あなたはすでに認知症を防ぐためにできることをやっているかもしれないが、科学者たちが、この病気をじゅうぶんに理解して有効な治療法を開発することを目標に、全力で働いているのも確かだ。中心を占める主題が、いくつか出てくるだろう。そのひとつに、アルツハイマー病は症状が現れる何年も、いや何十年も前に始まるという考えがある。今後の臨床試験のほとんどは、その原理に基づくことになりそうだ。治療法は、どちらの方向から現れるのだろうか？　危険な遺伝子を持つコロンビアの複合家族にアミロイドを低減する方法を適用した臨床試験では、実際に効果があるのかどうかが、あと数年のうちに判明するだろう。そして次の段階は、その方法がもっと広く適用できるかどうかを確かめることだ。さらに、数社が病気の初期に作用するよう設計された新しい抗体の開発に取り組んでいる。プラークではなくタングルを標的にする計画もあり、そういう努力の結果、ふたつのどちらが要因であるかにはっきり決着がつくかもしれない。

インスリン産生と脳内の信号伝達の混乱を減らす努力が、第三の方向になりそうだ。間違いなくほかにもあるだろうが、現時点では予測がむずかしすぎる。しかし、残念な事実がひとつある。新しい薬が開発され承認されるまでには、何年にも及ぶ膨大な時間がかかる。現実的になるなら、すでに周知の（前述の）危険因子に対抗する手段を講じることだ。それは賢いというだけでなく、実際にできる唯一のことなのだから。

少しがっかりさせられるが、なにしろ、今のところわたしたちの能力では制御できない、とてつもなく巨大な病気に関わる話だ。一方で、今日の科学の急速な進歩はすばらしい。本書を書いているあいだに、二種類の新たなアルツハイマー病用の血液検査、あるいは少なくともその病気の発症を予測するための検査が発表された。ひとつは血液内の十種類の脂肪分子に基づくもので、もうひとつは十種類のタンパク質に基づくものだ。どちらの場合も、十種類すべての結果の組み合わせから、数年後にアルツハイマー病へ進行するかどうかを八〇から九〇パーセントの正確さで予測できる。当然ながら、疑問が生じる。知りたい人と、むしろ知りたくない人がいるのでは？[3]

治療についていえば、すでにコロンビアでの研究のような臨床試験はいくつも進行中であり、いずれそれが重要な事実を伝えてくれるだろう。しかし、アルツハイマー病研究におけるおもな問題のひとつは、世間をあっと言わせるほどめざましい結果を待つあいだに、いくつのがっかりさせる結果に耐えられるだろうか、ということだ。しかも、たくさんの有望で質の高い研究の中から、病気の治療につながる道を最も遠くまで導いてくれる研究をどうやって選べばいいのか？ 選択したら、とにかく資金を提供しなくてはならない。それが現在起こっていることで、それがたくさんの科学研究の支えとなっている。その一部は、成果を上げるだろう。

長生きして、すべてが解明されるのをこの目で見られたら、わくわくするに違いない。いつの日か、それは実現するだろう。しかし、その日はすぐそこまで来ているわけではないようだ。

謝辞

執筆とは孤独な仕事に見える――そう感じられるのも確かだ――が、本書については、たくさんの人に教え導かれた。

そもそもアルツハイマー病に興味をかき立てられたのは、家族の病気がきっかけだった。何が起こっているのかを知ろうとしなければ、病気と正面から向き合えない。それが医学のむずかしい面だ。わたしたちは病に苦しむ者から学ぶ。

幸いにも、知り合いの中に、直接アルツハイマー病を対象にはしていなくても、その解明を助けてきたプリオン研究者たちが数人いた。ニール・キャッシュマン、ヴァレリー・シム、ステファニー・シュブ、ラリー・ウォーカーは、中でもわたしが最もよく知る人たちだ。さらに、直接アルツハイマー病に取り組んでいる数人の研究者たちは、わたしが送った質問にすばやく丁寧に応じてくれた。エレン・ビアウィストク、メアリー・ガングリー、シェリル・グレイディー、マニュエル・グレーバー、デレク・ロウは、そのすばらしい模範例だ。

科学研究について話をうかがった人たちには、間違いなく、自分で気づいている以上に大きな影響を受けた——トレヴァー・デイ、ジュディー・イレス、ケヴィン・キーオ、クリスティー・ニコルソン、ペニー・パーク、ジョン・レニー、サム・ワイスなどの人たちだ。カルガリーのフットヒルズ病院では、ジェフ・ジョゼフが人間の脳（アルツハイマー病で萎縮したもの）をいくつか解剖するのを興味深く見せてもらった。ロージー・レッドフィールドのブログでは、ルジュヌの剽窃問題のことを気づかされた。さらには、バンフ・サイエンス・コミュニケーションズ・プログラムの百四十人ほどの同窓生たちが、夏の二週間を最高に楽しいものにしてくれた。半月のあいだ科学とコミュニケーションについて語り、ベーコンを食べる——これ以上にすてきなことがあるだろうか（ベーコンがアルツハイマー病の危険性を高める？　ふーむ）。

トロント大学の図書館のオンラインにアクセスすることで、以前よりはるかに容易に綿密な調査ができるようになった。百年前、二百年前の科学論文でさえ——数秒で——ダウンロードできることに、いまだに驚きを覚える。

先ほども言ったように、著者の仕事は決して孤独ではない。わたしも、心強い支援に恵まれている。ジム・ギフォードは、本書が構想から最終製品になるまでずっと見守ってくれた。エージェントのジャッキー・カイザーは、とてつもなく大きな支えだ。かつての謝辞で、彼女がいちばん喜んでいるのは、わたしが本を完成させたことだと書いた。今回も、おそらくそうではないかと思う。

多くの友人たちの辛抱強さにも感謝したい。アルツハイマー病について発見された最新のこの上なく興味深い情報について、わたしがとりとめもなく話しているあいだ、座って耳を傾けてくれた。あいにく、それはすぐには終わりそうにない。話の大半については、レイチェルとアメリアとマックスを解放してあげたのだが、今度は本書を読むように頼むつもりだ。多方面にわたってわたしのパートナーであるメアリー・アン・モーザーも、うんざりするほどわたしの話を聞かされてきたにもかかわらず、常に原稿を読みたいという気持ちを持ち続けてくれた。謹んで本書を献呈する。

訳者あとがき

平均寿命が延びて人口の高齢化が進む中、認知症は世界的な問題となっている。国際アルツハイマー病協会が発表した「世界アルツハイマー報告書2015」によると、二〇一五年現在、世界の認知症患者の数は約四千六百八十万人と推定される。その数は、二〇三〇年には七千万人、二〇五〇年には一億三千万人を超えると予測されている。

もちろん、世界一の長寿国、日本でもその問題は深刻だ。二〇一五年一月の厚生労働省の発表によれば、日本における認知症の患者数は、二〇一二年で四百六十二万人に達し、六十五歳以上の高齢者の約七人にひとりと推計されている。この数は二〇二五年には七百万人を超え、十年あまりで約一・五倍に増えるという試算もある。

今や、認知症もしくはアルツハイマー病（全体の六五～七五パーセントを占める最も一般的な型の認知症）とまったく無関係に日常を送る人はほとんどいないだろう。著者のジェイ・イングラムも、母親を認知症で亡くした。この病気がもし遺伝するのなら、自分もいずれ認知症になるのだろうか？　治療法はまだないといわれているが、そもそもこの病気の原因は？　いくつもの疑問をいだいたことが、本書を執筆するきっかけとなった。

ジェイ・イングラムは、カナダの有名なサイエンス・コメンテーター／ライターで、長年にわたってCBCラジオ1『クワークス＆クウォークス』や、ディスカバリー・チャンネル『デイリー・プラネット』で司会役を務めた。数多くの著作もあり、そのうち三作はカナディアン・サイエンス・ライター賞を受賞。また今年、米国メディカルライター協会から、医療の発展とその概念を一般に広めたことを称えるウォルター・C・アルバレス賞を授与された。

本書は、科学の世界に長年親しんだベテランライターがアルツハイマー病の謎を深く掘り下げ、徹底的に分析した読み応えのある作品となっている。本書を読み通せば、現時点でのアルツハイマー病をめぐる状況はほとんど網羅できると言っても過言ではないほどだ。

〝二十一世紀の疫病〟とまで呼ばれるようになったアルツハイマー病は、近年爆発的に増えているように思える。しかし、本当にそうなのか？　アルツハイマー病が発見されたのは、今から百年余り前、アロイス・アルツハイマーが患者の脳を解剖し、ある種の認知症に特徴的なプラーク（老人斑）とタングル（神経原線維変化）を観察したときのことだった。しかし、それ以前にもこの病気はあったのではないだろうか？　イングラムはまずその疑問に取り組み、昔の人が老いや死をどうとらえていたのかを調べ始める。医学に対する考えかたが現代とは根本的に違っていた過去の文献から、認知症らしき症例を拾い出していく過程はなかなか興味深い。

さらに著者は、老化の生物学をひもといて、ふつうに老化した脳と認知障害を患った脳の違いを探り、そこからアルツハイマー病の原因の探求へと進んでいく。しかし、調査は一筋縄ではいかない。さまざまな研究の結果、単純にプラークとタングルが存在するからアルツハイマー病、とは診断できないことがわかってきた。理由のひとつは、人間の脳がきわめて複雑にできているからだ。脳のしくみが完全には理解されていないうえに、アルツハイマー病は何年も、もしかすると何十年もかけて少しずつ脳の組織が冒されていく病だ。原因を突き詰めていくと、それは脳内のニューロン、細胞の中で働くタンパク質とその分子、さらには遺伝子の作用へと行き着く。治療薬の開発に向けた努力については本書にも詳しく述べられているが、それがどれほどの困難を伴うかは想像に難くないだろう。

十九世紀半ば以降、人間の推定寿命は四年ごとに一年という驚異的な延びを示しているという。このままの勢いで寿命が延び続ければ、いずれ誰もがアルツハイマー病になるのだろうか？　効果的な治療薬がしばらく現れそうにない今の状況では、未来はあまり明るくなさそうに思える。

しかし、希望もある。本書では、認知症が実際には減少しているという研究結果も紹介されている。そこにはさまざまな要因があるが（詳しくは第12章をお読みいただきたい）、ひとつには脳の〝予備力〟が大きく関わっているらしい。よい教育を受けたり、充実した生活を送ったりすることで、アルツハイマー病の危険性が五〇パーセント近く下がるという研究もある。

現代のわたしたちがアルツハイマー病と闘う手段は、まだ限られたものかもしれない。しかしまずは、敵をよく知ることから始めるべきだろう。著者は冒頭でこう述べている。

わたしの願いは、本書を読んだ人が、多くの人の心をひどく悩ませているこの病気について、これまでよりずっと幅広く深い知識を身につけてくれることだ。多くを知れば、何よりもむずかしい務めを果たすときに役立つかもしれない。病の苦痛と闘う人たちを介護するときに。

本書が、アルツハイマー病に苦しむ人たち、患者の介護に悩む人たち、病への不安を抱える人たちにとってなんらかの助けとなれば、訳者としてそれ以上の喜びはない。

最後に、担当編集者の中川原徹氏、編集にご協力くださった萩尾行孝氏に感謝いたします。

二〇一五年十月　桐谷知未

Dementia Incidence Declining? Trends in Dementia Incidence since 1990 in the Rotterdam Study," *Neurology* 78 (May 2012): 1456-63; F.E. Matthews et al., "A Two-Decade Comparison of Prevalence of Dementia in Individuals Aged 65 Years and Older from Three Geographical Areas of England: Results of the Cognitive Function and Ageing Study I and II," *Lancet* 382, no. 9902 (October 26, 2013): 1405-12.

(3) M. Mapstone et al., "Plasma Phospholipids Identify Antecedent Memory Impairment in Older Adults," *Nature Medicine* 20 (2014): 415-18; A. Hye et al., "Plasma Proteins Predict Conversion to Dementia from Prodromal Disease," *Alzheimer's and Dementia* (2014): 1-9.

(9) V. Chandra et al., "Incidence of Alzheimer's Disease in a Rural Community in India," *Neurology* 57 (2001): 985-89.
(10) V. Patel and M. Prince, "Ageing and Mental Health in a Developing Country: Who Cares? Qualitative Studies from Goa, India," *Psychological Medicine* 31 (2001): 29-38.
(11) Dr. Mary Ganguli to author (email), April 22, 2014.
(12) H.C. Hendrie et al., "Incidence of Dementia and Alzheimer Disease in 2 Communities," *Journal of the American Medical Association* 285, no. 6 (February 14, 2001): 739-47.
(13) L. White et al., "Prevalence of Dementia in Older Japanese-American Men in Hawaii," *Journal of the American Medical Association* 276, no. 12 (1996): 955-60.
(14) M.C. Morris et al., "Associations of Vegetable and Fruit Consumption with Age-Related Cognitive Change," *Neurology* 67 (2006): 1370-76.
(15) P.K. Crane et al., "Glucose Levels and Risk of Dementia," *New England Journal of Medicine* 369, no. 6 (August 8, 2013): 540-48.
(16) S. de la Monte, "Brain Insulin Resistance and Deficiency as Therapeutic Targets in Alzheimer's Disease," *Current Alzheimer Research* 9 (2012): 35-66.
(17) J. Mehla et al., "Experimental Induction of Type 2 Diabetes in Aging-Accelerated Mice Triggered Alzheimer-Like Pathology and Memory Deficits," *Journal of Alzheimer's Disease* 39 (2014): 145-62.
(18) S. de la Monte and J.R. Wands, "Alzheimer's Disease Is Type 3 Diabetes: Evidence Reviewed," *Journal of Diabetes Science and Technology* 2, no. 6 (November 2008): 1101-13.
(19) M.A. Reger et al., "Intranasal Insulin Administration Dose-Dependently Modulates Verbal Memory and Plasma Amyloid-ß in Memory-Impaired Older Adults," *Journal of Alzheimer's Disease* 13 (2008): 323-31.
(20) S. de la Monte, "Brain Insulin Resistance," 42.

第19章　今後の展開

(1) J.W. Vaupel and H. Lundström, in *Studies in the Economics of Aging*, ed. D.A. Wise (Chicago: University of Chicago Press, 1994): 79-104.
(2) K.C. Manton et al., "Declining Prevalence of Dementia in the U.S. Elderly Population," *Advances in Gerontology* 16 (2005): 30-37; E.M.C. Schrijvers et al., "Is

(6) M.G. Whiting, "Toxicity of Cycads," *Economic Botany* 17 (1963): 271-302.
(7) P.A. Cox and O.W. Sacks, "Cycad Neurotoxins, Consumption of Flying Foxes and the ALS-PDC Disease of Guam," *Neurology* 58 (2002): 956-59.
(8) S.A. Banack and P.A. Cox, "Biomagnification of Cycad Neurotoxins in Flying Foxes," *Neurology* 61 (2003): 387-89.
(9) A.R. Borenstein et al., "Cycad Exposure and Risk of Dementia, MCI and PDC in the Chamorro Population of Guam," *Neurology* 68 (2007): 1764-71.
(10) E. Masseret et al., "Dietary BMAA Exposure in an Amyotrophic Lateral Sclerosis Cluster from Southern France," *PLoS One* 8, no. 12 (December 2013): e83406.
(11) Jason Richardson et al., "Elevated Serum Pesticide Levels and Risk for Alzheimer Disease," *JAMA Neurology* 71, no. 3 (March 2014): 284-90.

第18章　どこに住み、何を食べるか

(1) http://www.braininstitute.ca/sites/default/files/final_report_obi_pa_alzheimers_february_25_2013.pdf.
(2) J.A. Duke, "Turmeric, the Queen of Cox-2-Inhibitors," *Alternative and Complementary Therapies* (October 2007): 229-34.
(3) F. Yang et al., "Curcumin Inhibits Formation of Amyloid Oligomers and Fibrils, Binds Plaques, and Reduces Amyloid *in Vivo*," *Journal of Biological Chemistry* 280, no. 7 (2005): 5892-5901.
(4) S.A. Frautschy, "Phenolic Anti-inflammatory Antioxidant Reversal of Ab-induced Cognitive Deficits and Neuropathology," *Neurobiology of Aging* 22 (2001): 993-1005.
(5) N. Hishikawa, "Effects of Turmeric on Alzheimer's Disease with Behavioral and Psych-ological Symptoms of Dementia," *Ayu* 33, no. 4 (October-December 2012): 499-504.
(6) L. Baum et al., "Six-Month Randomized, Placebo-Controlled, Double-Blind, Pilot Clinical Trial of Curcumin in Patients with Alzheimer Disease," *Journal of Clinical Psychopharmacology* 28, no. 1 (February 2008): 110-12.
(7) J.M. Ringman et al., "Oral Curcumin for Alzheimer's Disease: Tolerability and Efficacy in a 24-Week Randomized, Double Blind, Placebo-Controlled Study," *Alzheimer's Research and Therapy* 4, no. 43 (2012): 1-8.
(8) T. Ng et al., "Curry Consumption and Cognitive Function in the Elderly," *American Journal of Epidemiology* 164, no. 9 (July 26, 2006): 898-906.

(20) David G. Munoz, "Is Exposure to Aluminum a Risk Factor for the Development of Alzheimer Disease?-No," *Archives of Neurology* 55 (May 1998): 737-39.
(21) W.F. Forbes and G.B. Hill, "Is Exposure to Aluminum a Risk Factor for the Development of Alzheimer Disease?-Yes," *Archives of Neurology* 55 (May 1998): 740-41.
(22) C. Exley and M.M. Esiri, "Severe Cerebral Congophilic Angiopathy Coincident with Increased Brain Aluminium in a Resident of Camelford, Cornwall, UK," *Journal of Neurology, Neurosurgery and Psychiatry* 77 (2006): 877-79.
(23) A. David and S. Wessely, "The Legend of Camelford: Medical Consequences of a Water Pollution Accident," *Journal of Psychosomatic Research* 39, no. 1 (1995): 1-9.
(24) L. Tomljenovic, "Aluminum and Alzheimer's Disease: After a Century of Controversy, Is There a Plausible Link?" *Journal of Alzheimer's Disease* 23 (2011): 567-98.
(25) 同書, 577.
(26) M. Kawahara and M. Kato-Negishi, "Link between Aluminum and the Pathogenesis of Alzheimer's Disease: The Integration of the Aluminum and Amyloid Cascade Hypotheses," *International Journal of Alzheimer's Disease*, Article ID 276393 (2011): 1-17.

第17章　多くの面を持つ認知症

(1) E.E. Manuelidis and L. Manuelidis, "Suggested Links between Different Types of Dementias: Creutzfeldt-Jakob Disease, Alzheimer Disease, and Retroviral CNS Infections," *Alzheimer Disease and Associated Disorders* 3 (1989): 100-09.
(2) D.J. Irwin et al., "Evaluation of Potential Infectivity of Alzheimer and Parkinson Disease Proteins in Recipients of Cadaver-Derived Human Growth Hormone," *JAMA Neurology* 70, no. 4 (April 2013): 462-68.
(3) In Richard Rhodes, *Deadly Feasts* (New York: Simon and Schuster, 1997), 143.
(4) http://www.mvguam.com/local/news/22139-neurologist-neurodegenerative-disease-may-end-on-guam.html#.U9PeEkhFHFw.
(5) D.P. Perl et al., "Calculation of Intracellular Aluminum Concentration in Neurofibrillary Tangle (NFT) Bearing and NFT-Free Hippocampal Neurons of ALS/Parkinsonism-Dementia of Guam Using Laser Microprobe Mass Analysis (LAMMA)," *Journal of Neuropathology and Experimental Neurology* 45 (1986): 379.

(3) D.R. Crapper et al., "Aluminium, Neurofibrillary Degeneration and Alzheimer's Disease," *Brain* 99 (1976): 67-80.

(4) D.R. Crapper et al., "Brain Aluminum Distribution in Alzheimer's Disease and Experimental Neurofibrillary Degeneration," *Science* 180, no. 4085 (1973): 511-13.

(5) D.P. Perl and A.R. Brody, "Alzheimer's Disease: X-ray Spectrographic Evidence of Aluminum Accumulation in Neurofibrillary Tangle-Bearing Neurons," *Science* 208 (1980): 297-99.

(6) S.E. Levick, "Dementia from Aluminum Pots?" *New England Journal of Medicine* 303 (1980): 164.

(7) J.M. Candy et al., "Aluminosilicates and Senile Plaque Formation in Alzheimer's Disease," *Lancet* (February 15, 1986): 354-56.

(8) C.N. Martyn et al., "Geographical Relation between Alzheimer's Disease and Aluminium in Drinking Water," *Lancet* 1 (8629) (January 14, 1989): 59-62.

(9) A.B. Graves et al., "The Association between Aluminum-Containing Products and Alzheimer's Disease," *Journal of Clinical Epidemiology* 43, no. 1 (1990): 35-44.

(10) D.R. Crapper McLachlan et al., "Would Decreased Aluminum Ingestion Reduce the Incidence of Alzheimer's Disease?" *Canadian Medical Association Journal* 145, no. 7 (1991): 793-804.

(11) 同書.

(12) J.P. Landsberg et al., "Absence of Aluminium in Neuritic Plaque Cores in Alzheimer's Disease," *Nature* 360 (November 5, 1992): 65-68.

(13) Gina Kolata, "New Alzheimer's Study Questions Link to Metal," *New York Times*, November 10, 1992.

(14) P. Good and D. Perl, "Aluminium in Alzheimer's?" *Nature* 362 (April 1, 1993): 418.

(15) Marvin Ross, "Many Questions But No Clear Answers on Link between Aluminum, Alzheimer's Disease," *Canadian Medical Association Journal* 150, no. 1 (1994): 68-69.

(16) David G. Munoz, "Aluminum and Alzheimer's Disease," *Canadian Medical Association Journal* 151, no. 3 (1994): 268.

(17) 同書, 269.

(18) Francis Crick, *The Astonishing Hypothesis: The Scientific Search for the Soul* (New York: Touchstone, 1995), xiii.

(19) C.S. Martyn et al., "Aluminum Concentrations in Drinking Water and Risk of Alzheimer's Disease," *Epidemiology* 8 (1997): 281-86.

Neurosexism?" *theconversation.com* (December 4, 2013).
(6) M. Spampinato et al., "Gender Differences in Gray Matter Atrophy Patterns in the Progression from Mild Cognitive Impairment to Alzheimer's Disease" (paper presented at the Radiological Society of North America meeting, McCormick Place, Chicago, November 26, 2012).
(7) K. Irvine et al., "Greater Cognitive Deterioration in Women Than Men with Alzheimer's Disease: A Meta Analysis," *Journal of Clinical and Experimental Neuropsychology* 34, no. 9 (November 2012): 989-98.
(8) H. Fillit et al., "Observations in a Preliminary Open Trial of Estradiol Therapy for Senile Dementia—Alzheimer's Type," *Psychoneuroendocrinology* 11, no. 3 (1986): 337-45.
(9) M. Tang et al., "Effect of Oestrogen during Menopause on Risk and Age at Onset of Alzheimer's Disease," *Lancet* 348 (1996): 429-32; A. Paginini-Hill and V.W. Henderson, "Estrogen Replacement Therapy and Risk of Alzheimer Disease," *Archives of Internal Medicine* 156 (1996): 2213-17; C. Kawas et al., "A Prospective Study of Estrogen Replacement Therapy and the Risk of Developing Alzheimer's Disease," *Neurology* 48 (1997): 1517-21; B. Sherwin, "Can Estrogen Keep You Smart? Evidence from Clinical Studies," *Journal of Psychiatry and Neuroscience* 24, no. 4 (1999): 315-21.
(10) S. Shumaker et al., "Conjugated Equine Estrogens and Incidence of Probable Dementia and Mild Cognitive Impairment in Postmenopausal Women," *Journal of the American Medical Association* 291, no. 24 (2004): 2947-58.
(11) 同書, 2947.
(12) S.M. Resnick and V.W. Henderson, "Hormone Therapy and Risk of Alzheimer Disease: A Critical Time," *Journal of the American Medical Association* 288, no. 17 (2002): 2170-72.
(13) http://www.nih.gov/news/health/jun2013/nia-24.htm.

第16章　本当にアルミニウムが原因だったのか

(1) I. Klatzo et al., "Experimental Production of Neurofibrillary Degeneration," *Journal of Neuropathology and Experimental Neurology* 24, no. 2 (1965): 187-99.
(2) Robert Katzman and Katherine Bick, eds., *Alzheimer Disease: The Changing View* (San Diego: Academic Press, 2000), 133.

Like Pathology in the PDAPP Mouse," *Nature* 400 (July 1999): 173-77.

(2) B. Vellas et al., "Long-Term Follow-Up of Patients Immunized with AN1792: Reduced Functional Decline in Antibody Responders," *Current Alzheimer's Research* 6, no. 2 (April 2009): 144-51.

(3) http://pipeline.corante.com/archives/alzheimers_disease/

(4) A.D. Watt et al., "Do Current Therapeutic Anti-Aß Antibodies for Alzheimer's Disease Engage the Target?" *Acta Neuropathologica* (May 2014) (advance online publication).

(5) "Colombia at the Centre of Preclinical AD Research," *The Lancet Neurology* 11, no. 7 (July 2012): 567.

(6) A.S. Fleisher et al., "Florbetapir PET Analysis of Amyloid-ß Deposition in the Presenilin 1 E280A Autosomal Dominant Alzheimer's Disease Kindred: A Cross-Sectional Study," *Lancet Neurology* 11 (2012): 1057-65.

(7) M. Mapstone et al., "Plasma Phospholipids Identify Antecedent Memory Impairment in Older Adults," *Nature Medicine* (March 9, 2014) (advance online publication).

(8) A. Lozano, "Tuning the Brain," *The Scientist* (October 28, 2013), www.the-scientist.com.

(9) Y. Sheline et al., "An Antidepressant Decreases CSF Aß Production in Healthy Individuals and in Transgenic AD Mice," *Science Translational Medicine* 6 (2014): 236re4.

(10) Dale E. Bredesen, "Reversal of Cognitive Decline: A Novel Therapeutic Program," *Aging* 6, no. 9 (2014): 707-17.

第15章　アルツハイマー病に男女差はあるのか

(1) Alzheimer's Association, 2014 *Alzheimer's Disease Facts and Figures*, 17.

(2) 同書.

(3) A.N.V. Ruigrok et al., "A Meta-Analysis of Sex Differences in Human Brain Structure," *Neuroscience and Biobehavioral Reviews* 39 (February 2014): 34-50.

(4) M. Ingalhalikar et al., "Sex Differences in the Structural Connectome of the Human Brain," *Proceedings of the National Academy of Sciences* (early edition), www.pnas.org/cgi/doi/10.1073/pnas.1316909110.

(5) C. Fine, "New Insights into Gendered Brain Wiring, or a Perfect Case Study in

Associations Suggesting a Genetic Diathesis," *Science* 196 (1977): 322-23.

(5) There's no space here either to expand on the intricate detail underlying the mech-anics of genetics as it is understood today or to follow the twisting, turning, often frustrating scientific pursuit of those details. But geneticist Rudy Tanzi's book *Decoding Darkness*, a personal account of his involvement in the science, gives a good sense of both. See Tanzi and A.B. Parson, *Decoding Darkness* (New York: Basic Books, 2000).

(6) http://www.ncbi.nlm.nih.gov/books/NBK1236/

(7) 同書.

(8) L. Wu et al, "Early-Onset Familial Alzheimer's Disease (EOFAD)," Canadian Journal of *Neurological Sciences* 39 (2012): 436-45.

(9) B. De Strooper and T. Voet, "A Protective Mutation," *Nature News and Views* 488 (August 2, 2012): 38-39.

(10) http://www.ncbi.nlm.nih.gov/books/NBK1236/

(11) L. Bertram and R.E. Tanzi, "The Genetics of Alzheimer's Disease," *Progress in Molecular Biology and Translational Science* 107 (2012): 79-101.

(12) Margaret Lock, *The Alzheimer Conundrum* (Princeton, NJ: Princeton University Press, 2013), 144.

(13) A. Altmann et al., "Sex Modifies the APOE-Related Risk of Developing Alzheimer Disease," *Annals of Neurology* 14 (April 2014) (early view).

(14) D.R. Nyholt et al., "On Jim Watson's APOE Status: Genetic Information Is Hard to Hide," *European Journal of Human Genetics* 17, no. 2 (February 2009): 147-49.

(15) C.E. Finch and C.B. Stanford, "Meat-Adaptive Genes and the Evolution of Slower Aging in Humans," *Quarterly Review of Biology* 79, no. 1 (March 2004): 3-50.

(16) A.B. Graves et al., "The Association between Head Trauma and Alzheimer's Disease," *American Journal of Epidemiology* 131, no. 3 (1990): 491-501; A.P. Spira et al., "Self-Reported Sleep and ß-Amyloid Deposition in Community-Dwelling Older Adults," *JAMA Neurology* 70 (December 1, 2013), 1537-43; F. Sztark et al., "Exposure to General Anaesthesia Could Increase the Risk of Dementia in Elderly: 18AP1-4," *European Journal of Anaesthesiology* 30 (June 2013): 245.

第14章　治療法の模索

(1) Dale Schenk et al., "Immunization with Amyloid-ß Attenuates Alzheimer-Disease-

Individuals Aged 65 Years and Older from Three Geographical Areas of England: Results of the Cognitive Function and Ageing Study I and II," *Lancet* 382, no. 9902 (October 26, 2013): 1405-12.
(2) K.C. Manton et al., "Declining Prevalence of Dementia in the U.S. Elderly Population," *Advances in Gerontology* 16 (2005): 30-37.
(3) E.M.C. Schrijvers et al., "Is Dementia Incidence Declining? Trends in Dementia Incidence since 1990 in the Rotterdam Study," *Neurology* 78 (May 2012): 1456-63.
(4) James Flynn, "Beyond the Flynn Effect: Solution to All Outstanding Problems-Except Enhancing Wisdom" (lecture, University of Cambridge), http://www.psychometrics.cam.ac.uk/about-us/directory/beyond-the-flynn-effect.
(5) T.M. Hughes et al., "Arterial Stiffness and ß-Amyloid Progression in Non-demented Elderly Adults," *JAMA Neurology* 71 (March 31, 2014): 562-68.
(6) A.J. Schneider et al., "The Neuropathology of Probable Alzheimer's Disease and Mild Cognitive Impairment," *Annals of Neurology* 66, no. 2 (August 2009): 200-08.
(7) J. Joseph et al., "Copernicus Revisited: Amyloid Beta in Alzheimer's Disease," *Neurobiology of Aging* 22 (2001): 131-46.
(8) R.J. Castellani, "Reexamining Alzheimer's Disease: Evidence for a Protective Role for Amyloid-ß Protein Precursor and Amyloid-ß," *Journal of Alzheimer's Disease* 18 (2009): 447-52.
(9) Peter J. Whitehouse, *The Myth of Alzheimer's* (New York: St. Martin's Griffin, 2008), 56, 78.
(10) R. Katzman, "The Prevalence and Malignancy of Alzheimer Disease," *Archives of Neurology* 33 (April 1976): 217-18.
(11) Castellani, "Reexamining Alzheimer's Disease," 448.

第13章　わたしはアルツハイマー病になるのか？　なるとしたら、いつ？

(1) G.A. Jervis, "Early Senile Dementia in Mongoloid Idiocy," *American Journal of Psychiatry* 105 (1948): 102-06.
(2) M. Gautier and P.S. Harper, "Fiftieth Anniversary of Trisomy 21: Returning to a Discovery," *Human Genetics* 126 (2009): 317-24.
(3) Barbara Casassus, "Down's Syndrome Discovery Dispute Resurfaces in France," *Nature* (February 11, 2014).
(4) L. Heston, "Alzheimer's Disease, Trisomy 21 and Myeloproliferative Disorders:

(8) T.A. Schweizer et al., "Bilingualism as a Contributor to Cognitive Reserve: Evidence from Brain Atrophy in Alzheimer's Disease," *Cortex* 48 (2012): 991-96.
(9) B.T. Gold et al., "Lifelong Bilingualism Maintains Neural Efficiency for Cognitive Control in Aging," *Journal of Neuroscience* 33, no. 2 (January 2013): 387-96.
(10) R.S. Wilson et al., "Conscientiousness and the Incidence of Alzheimer Disease and Mild Cognitive Impairment," *Archives of General Psychiatry* 64, no. 10 (2007): 1204-12.
(11) E. Neuvonen et al., "Late-Life Cynical Distrust, Risk of Incident Dementia, and Mortality in a Population-Based Cohort," *Neurology*, published online before print, May 28, 2014.
(12) V.M. Moceri et al., "Using Census Data and Birth Certificates to Reconstruct the Early-Life Socioeconomic Environment and the Relation to the Development of Alzheimer's Disease," *Epidemiology* 12, no. 4 (July 2001): 383-89.
(13) H.A. Lindstrom, "The Relationships between Television Viewing in Mid-life and the Development of Alzheimer's Disease in a Case-Control Study," *Brain and Cognition* 58 (2005): 157-65.
(14) R.S. Wilson et al., "Participation in Cognitively Stimulating Activities and Risk of Incident Alzheimer Disease," *Journal of the American Medical Association* 287 (2002): 742-48.
(15) P. Vemuri et al., "Association of Lifetime Intellectual Enrichment with Cognitive Decline in the Older Population," *JAMA Neurology* 71, (June 23, 2014); M. Wirth et al., "Gene-Environment Interactions: Lifetime Cognitive Activity, APOE Genotype, and ß-Amyloid Burden," *Journal of Neuroscience* 34, no. 25 (2014).
(16) G. Kempermann, "What the Bomb Said about the Brain," *Science* 340, no. 1180 (2013).
(17) J. Freund et al., "Emergence of Individuality in Genetically Identical Mice," *Science* 340 (May 2013): 756-59.
(18) E.A. Maguire et al., "Navigation-Related Structural Change in the Hippocampi of Taxi Drivers," *Proceedings of the National Academy of Sciences* 97, no. 8 (February 11, 2000): 4398-4403.

第12章　流行は静まりつつあるのか

(1) F.E. Matthews et al., "A Two-Decade Comparison of Prevalence of Dementia in

among Cognitively Normal Older Adults," *Journal of Neuroscience* 34, no. 15 (April 2014): 5200-10.

(7) M. Meyer-Luehmann et al., "Exogenous Induction of Cerebral Beta-Amyloido-Genesis Is Governed by Agent and Host," *Science* 313 (2006): 1781-84.

(8) R. Morales et al., "*De novo* Induction of Amyloid-B Deposition *in Vivo*," *Molecular Psychiatry* 17 (2012): 1347-53.

(9) J. Stohr et al., "Purified and Synthetic Alzheimer's Amyloid Beta (A ß) Prions," *Proceedings of the National Academy of Sciences* 109, no. 27 (July 3, 2014): 11025-30.

(10) J. Hardy and T. Revesz, "The Spread of Neurodegenerative Disease," *New England Journal of Medicine* 366, no. 22 (May 31, 2012): 2126-28.

(11) S. Nath et al., "Spreading of Neurodegenerative Pathology via Neuron-to-Neuron Transmission of ß-Amyloid," *Journal of Neuroscience* 32, no. 26 (2013): 8767-77.

(12) J.J. Stamps et al., "A Brief Olfactory Test for Alzheimer's Disease," *Journal of the Neurological Sciences* 333 (2013): 19-24.

第11章　反撃する脳

(1) R. Katzman, "Clinical, Pathological and Neurochemical Changes in Dementia: A Subgroup with Preserved Mental Status and Numerous Neocortical Plaques," *Annals of Neurology* 23 (1988): 138-44.

(2) P.W. Schofield et al., "An Association between Circumference and Alzheimer's Disease in a Population-Based Study of Aging and Dementia," *Neurology* 49 (1997): 30-37.

(3) N.A. Royle et al., "Estimated Maximal and Current Brain Volume Predict Cognitive Ability in Old Age," *Neurobiology of Aging* 34 (2013): 2726-33.

(4) J.B. Jorgensen et al., "The Correlation between External Cranial Volume and Brain Volume," *American Journal of Physical Anthropology* 19, no. 4 (December 1961): 317-20.

(5) *Education at a Glance Highlights* (OECD, 2012).

(6) M. Zhang et al., "The Prevalence of Dementia and Alzheimer's Disease in Shanghai, China: Impact of Age, Gender, and Education," *Annals of Neurology* 27 (1990): 428-37.

(7) Yaakov Stern, "Cognitive Reserve in Ageing and Alzheimer's Disease," *Lancet Neurology* 11 (2012): 1006-12.

第９章 「わたしが休むのは夜だけです」

（1） David Snowdon, "Aging and Alzheimer's Disease: Lessons from the Nun Study," *Gerontologist* 37, no. 2 (1997): 150-56.

（2） D. Snowdon et al., "Linguistic Ability in Early Life and Cognitive Function and Alzheimer's Disease in Late Life," *Journal of the American Medical Association* 275, no. 7 (February 21, 1996): 528-32.

（3） S. Kemper et al., "Language Decline across the Life Span," *Psychology and Aging* 16, no. 2 (2001): 227-39.

（4） D.D. Danner et al., "Positive Emotions in Early Life and Longevity: Findings from the Nun Study," *Journal of Personality and Social Psychology* 80, no. 5 (2001): 804-13.

（5） R.S. Wilson et al., "Religious Orders Study: Overview and Change in Cognitive and Motor Speed," *Aging, Neuropsychology, and Cognition* 11, nos. 2 & 3 (2004): 280-303.

（6） D.A. Bennett et al., "Education Modifies the Relation of AD Pathology to Level of Cognitive Function in Older Persons," *Neurology* 60 (2003): 1913.

第10章 死に至る進行

（1） H. Braak and K. Del Tredici, "The Pathological Process Underlying Alzheimer's Disease in Individuals under Thirty," *Acta Neuropathologica* 121 (2011): 171-81.

（2） H. Braak and E. Braak, "Neuropathological Stageing of Alzheimer-Related Changes," *Acta Neuropathologica* 82 (1991): 239-59.

（3） C.R. Jack et al., "Tracking Pathophysiological Processes in Alzheimer's Disease: An Updated Hypothetical Model of Dynamic Biomarkers," *Lancet Neurology* 12 (February 2013): 207-16.

（4） T. Gomez-Isla et al., "Profound Loss of Layer II Entorhinal Cortex Neurons Occurs in Very Mild Alzheimer's Disease," *Journal of Neuroscience* 16, no. 14 (July 15, 1996): 4491-4500.

（5） H. Braak and E. Braak, "Development of Alzheimer-Related Neurofibrillary Changes in the Neocortex Inversely Recapitulates Cortical Myelogenesis," *Acta Neuropathologica* 92 (1996): 197-201.

（6） W. Huijbers et al., "Amyloid Deposition Is Linked to Aberrant Entorhinal Activity

参考文献

第7章　老化する脳

(1) R. Epstein, "Brutal Truths about the Aging Brain," *Discover* 33, no. 8 (2012): 48.

(2) G.A. Miller, "The Magical Number Seven, Plus or Minus Two: Some Limits on Our Capacity for Processing Information," *Psychological Review* 63 (1956): 81-97.

(3) E. Tulving, "Episodic Memory: From Mind to Brain," *Annual Review of Psychology* 53 (2002): 1-25.

(4) S. Corkin, "Lasting Consequences of Bilateral Medial Temporal Lobectomy: Clinical Course and Experimental Findings in H.M.," *Seminars in Neurology* 4, no. 4 (1984): 249-59.

(5) M. St-Laurent et al., "Influence of Aging on the Neural Correlates of Autobiographical, Episodic and Semantic Memory Retrieval," *Journal of Cognitive Neuroscience* 23, no. 12 (2011): 4150-63.

(6) G. Yang et al., "Stably Maintained Dendritic Spines Are Associated with Lifelong Memories," *Nature* 462 (December 2009): 920-25.

第8章　老人斑と神経原線維変化

(1) H.A. Archer et al., "Amyloid Load and Cerebral Atrophy in Alzheimer's Disease: An 11C-PIB Positron Emission Tomography Study," *Annals of Neurology* 60, no. 1 (July 2006): 145-47.

(2) P.V. Arrigata et al., "Neurofibrillary Tangles But Not Senile Plaques Parallel Duration and Severity of Alzheimer's Disease," *Neurology* 42, no. 3 (March 1991): 631-39.

(3) R.L. Buckner et al., "Molecular, Structural, and Functional Characterization of Alzheimer's Evidence for a Relationship between Default Activity, Amyloid, and Memory Disease," *Journal of Neuroscience* 25, no. 34 (2005): 7709-17.

(4) L.M. Ittner and J.L. Gotz, "Amyloid-ß and Tau: A Toxic *Pas de Deux* in Alzheimer's Disease," *Nature Reviews Neuroscience* 12, no. 2 (February 2011): 65-72.

(5) T. Bolmont et al., "Induction of Tau Pathology by Intracerebral Infusion of Amyloid-Beta Containing Brain Extract and by Amyloid-Beta Deposition in APP and Tau Transgenic Mice," *American Journal of Pathology* 171 (2007): 2012-20

tics from Statistics Canada.

(4) O. Burger, A. Baudisch, and J.W. Vaupel, "Human Mortality Improvement in Evolutionary Context," *Proceedings of the National Academy of Sciences of the United States of America* 109, no. 44 (2012): 18210-14.

(5) 同書, 18211.

(6) G.C. Myers and K.G. Manton, "Compression of Mortality: Myth or Reality?" *Gerontologist* 24, no. 4 (1984): 346-53.

(7) L.I. Dublin, *Health and Wealth* (New York: Harper, 1928).

(8) J.F. Fries, "Aging, Natural Death and the Compression of Morbidity," *New England Journal of Medicine* 303, no. 3 (1980): 130-35.

(9) 同書, 130.

(10) J.F. Fries, B. Bruce, and E. Chakravarty, "Compression of Morbidity 1980-2011: A Focused Review of Paradigms and Progress," *Journal of Aging Research*, Article ID 261702, 2011 (2011), http://dx.doi.org/10.4061/2011/261702.

(11) J. Robine et al., "Is There a Limit to the Compression of Mortality?" presented at the Living to 100 and Beyond Symposium, Orlando, FL, January 7-9, 2008.

(12) H. Strulik and S. Vollmer, "Long-Run Trends of Human Aging and Longevity," *Program on the Global Demography of Aging*, Working Paper 73 (August 2011).

(13) K. Christensen et al., "Ageing Populations: The Challenges Ahead," *Lancet* 374 (2009): 1196-1208.

(14) http://www.usda.gov/factbook/chapter2.pdf. See also K.M. Flegal et al., "Prevalence of Obesity and Trends in the Distribution of Body Mass Index among U.S. Adults, 1999-2010," *Journal of the American Medical Association* 307, no. 5 (2012): 491-97.

(15) Flegal et al., "Prevalence of Obesity," 491-97.

(16) L.K. Twells et al., "Current and Predicted Prevalence of Obesity in Canada: A Trend Analysis," *Canadian Medical Association Journal Open* 2, no. 1 (March 3, 2014), E18-E26.

(17) J. Olshansky et al., "A Potential Decline in Life Expectancy in the United States in the 21st Century," *New England Journal of Medicine* 352, no. 11 (March 17, 2005): 1138-45.

(18) K.M. Flegal et al., "Association of All-Cause Mortality with Overweight and Obesity Using Standard Body Mass Index Categories," *Journal of the American Medical Association* 309, no. 1 (January 2, 2013): 71-82.

(2) Lenhoff and Lenhoff, "First Memoir," in *Hydra*, 8.
(3) Anna-Marie Boehm et al., "FoxO Is a Critical Regulator of Stem Cell Maintenance in Immortal Hydra," *Proceedings of the National Academy of Sciences* 109, no. 48 (November 2012): 19697-702.
(4) D. Chen et al., "Germline Signaling Mediates the Synergistically Prolonged Longevity Produced by Double Mutations in daf-2 and rsks-1 in *C. elegans*," *Cell Reports* 5 (December 26, 2013): 1600-10.
(5) D. Dubai et al., "Life Extension Factor Klotho Enhances Cognition," *Cell Reports* 7, no. 4 (May 2014): 1065-76.
(6) C.A. *Stephens, Salvation by Science (Natural Salvation)* (Norway Lake, ME: The Laboratory, 1913), 14.
(7) 同書, 29.
(8) A.H. Ebeling, "Dr. Carrel's Immortal Chicken Heart," *Scientific American* 166 (1942): 22-24.
(9) http://en.wikipedia.org/wiki/List_of_living_supercentenarians.
(10) Aubrey D.N.J. de Grey, "Biogerontologists' Duty to Discuss Timescales Publicly," *Annals of the New York Academy of Sciences* 1019 (2004): 542-45.
(11) A. Olovnikov, "Telomeres, Telomerase and Aging: Origin of the Theory," *Experimental Gerontology* 31, no. 4 (1996): 443-48.
(12) J.A. Mattison et al., "Impact of Caloric Restriction on Health and Survival in Rhesus Monkeys from the NIA Study," *Nature* 489 (2012): 318-21.
(13) Ricki J. Colman et al., "Caloric Restriction Reduces Age-Related and All-Cause Mortality in Rhesus Monkeys," *Nature Communications* 5, article 3557 (April 1, 2014).
(14) Leonard Hayflick, "How and Why We Age," *Experimental Gerontology* 33, no. 7/8 (1998): 639-53.

第6章　自然な命の終わり

(1) Edmond Halley, *An Estimate of the Degrees of the Mortality of Mankind*, http://www.pierre-marteau.com/editions/1693-mortality.html.
(2) Postscript, ibid., 654.
(3) Jake Edmiston, "Dead Men Walking: Under 19th-Century Conditions, Millions of Canadians Would Already Be Dead," *National Post*, October 26, 2013, with statis-

(9) D. Rothschild and M.A. Trainor, "Pathologic Changes in Senile Psychoses and Their Psychobiologic Significance," *American Journal of Psychiatry* 93 (1937): 757-88.
(10) David C. Wilson, "The Pathology of Senility," *American Journal of Psychiatry* 111 (1955): 902-06.
(11) David Stonecypher, "Old Age Need Not Be Old," *New York Times Magazine*, August 18, 1957, 27ff.
(12) Walter Alvarez, "Cerebral Arteriosclerosis with Small, Commonly Unrecognized Apoplexies," *Geriatrics* 1 (1946): 189-216.
(13) Robert Katzman, "The Prevalence and Malignancy of Alzheimer Disease," *Archives of Neurology* 33 (April 1976): 217-18.
(14) Katzman and Bick, *Alzheimer Disease*, 266.
(15) http://blog.alz.org/dear-abby-voice-for-alzheimers/.

第4章　ジョナサン・スウィフトの症例

(1) Jonathan Swift, *Gulliver's Travels*, ed. Colin McKelvie. (Belfast: Appletree Press, 1976), 182-83.
(2) 同書, 185.
(3) 同書.
(4) 同書.
(5) James C. Harris, "Gulliver's Travels: The Struldbruggs," *Archives of General Psychiatry* 62 (March 2005): 243-44.
(6) J. Banks, "The Writ 'de Lunatico Inquirendo' (Swift)," *Dublin Quarterly Journal of Medical Science* 31 (1861).
(7) P. Crichton, "Jonathan Swift and Alzheimer's Disease," *Lancet* 342 (1993): 874.
(8) W.R. Brain, "The Illness of Dean Swift," *Irish Journal of Medical Science* (1952): 320-21, 337-46.
(9) J. Houston, "Phrenological Report on Jonathan Swift's Skull," *Phrenological Journal* 9 (1834/6): 558-60.

第5章　老化の生物学

(1) S.G. Lenhoff and H.M. Lenhoff, *Hydra and the Birth of Experimental Biology*, 1744 (Pacific Grove, CA: Boxwood Press, 1986).

（12） http://www.alz.org/downloads/facts_figures_2012.pdf.

第２章 「わたし、まるで、自分をなくしたみたい」

（1） Konrad Maurer, Stephan Volk, and Hector Gerbaldo, "Auguste D. and Alzheimer's Disease," *Lancet* 349 (1997): 1546-49.
（2） G. Cipriani et al., "Alzheimer and His Disease: A Brief History," *Neurological Science* 32 (2011): 275-79.
（3） R. Dahm, "Alzheimer's Discovery," *Current Biology* 16, no. 21 (2006): R906-R910.
（4） Manuel Graeber, "No Man Alone: The Rediscovery of Alois Alzheimer's Original Cases," *Brain Pathology* 9 (1999): 237-40.
（5） Peter J. Whitehouse, *The Myth of Alzheimer's* (New York: St. Martin's Griffin, 2008), 78.
（6） Manuel Graeber, "Reanalysis of the First Case of Alzheimer's Disease," *European Archives of Psychiatry and Clinical Neurosciences* 249 (1999), supplement 3, III/10-III/13.
（7） A. Alzheimer, "Über eigenartige Krankheitsfälle des späteren," *Alters. Zbl Ges Neurol Psych* 4 (1911): 356-85 (translated by Taggart Wilson, 2014).

第３章 アルツハイマー病は昔からあったのか

（1） G.E. Berrios, "Alzheimer's Disease: A Conceptual History," *International Journal of Geriatric Psychiatry* 5 (1990): 355-65.
（2） "On Old Age," section 7, www.gutenburg.org/files/2808/2808=h/2808=h.htm.
（3） Jean-Etienne Dominique Esquirol, "Idiocy," in *Mental Maladies: A Treatise on Insanity* (Philadelphia: Lee and Blanchard, 1845), 447.
（4） 同書, 418.
（5） 同書.
（6） Thomas Jameson, *Essays on the Changes of the Human Body at Its Different Ages* (London: Longman, Hurst, Rees, Orme, and Brown, 1811), 138-39.
（7） Robert Katzman and Katherine Bick, eds., *Alzheimer Disease: The Changing View* (San Diego: Academic Press, 2000).
（8） J.M.M. Lage, "100 Years of Alzheimer's Disease (1906-2006)," *Journal of Alzheimer's Disease* 9 (2006): 15-26.

参考文献

はじめに

（1） http://report.nih.gov/categorical_spending.aspx.

（2） R.B. Lipton et al., "Exceptional Parental Longevity Associated with Lower Risk of Alzheimer's Disease and Memory Decline," *Journal of the American Geriatrics Society* 58, no. 6 (June 2010): 1043-49.

第１章　老いを受け止めるか、恐れるか

（1） http://penelope.uchicago.edu/Thayer/E/Roman/Texts/Ptolemy/Tetrabiblos/4C*.html#9.

（2） 同書, 207.

（3） www.explorethomascole.org/tour/items/75/series.

（4） Nathanael Emmons, "Shortening of Life" (Sermon VII) in *The Works of Nathanael Emmons; with a Memoir of His Life*, ed. Jacob Ide, vol. 3 (Boston: Crocker & Brewster, 1842), 82.

（5） William A. Alcott, *Laws of Health* (Boston: John P. Jewett, 1857), 9, http://catalog.hathitrust.org/Record/010600732.

（6） George Miller Beard, *Legal Responsibility in Old Age: Based on Researches into the Relation of Age to Work: Read before the Medico-legal Society of the City of New York at the Regular Meeting of the Society, March, 1873 . . .* (New York: Russells' American Steam Printing House, 1874).

（7） 同書, 5.

（8） W. Osler, "Valedictory Address at Johns Hopkins University," *Journal of the American Medical Association* 44 (1905): 705-10.

（9） 同書, 707.

（10） 同書, 708.

（11） Ernest M. Gruenberg, "The Failures of Success," *Milbank Quarterly* 55, no. 1 (March 1977): 3-24.

訳者紹介

桐谷知未（きりや・ともみ）

東京都出身。南イリノイ大学ジャーナリズム学科卒業。翻訳家。

主な訳書に、『食物アレルギーと生きる詩人の物語』（サンドラ・ビーズリー著、国書刊行会、2015年）、『それでも家族を愛してる』（ポー・ブロンソン著、アスペクト、2006年）、『シリコンバレー式で医療費は安くなるのか』（アンディ・ケスラー著、オープンナレッジ、2007年）など、共訳書に『ハイパーインフレの悪夢』（アダム・ファーガソン著、新潮社、2011年）がある。

記憶《きおく》が消《き》えるとき——老《お》いとアルツハイマー病《びょう》の過去《かこ》、現在《げんざい》、未来《みらい》

2015年11月25日　初版第1刷発行

著　者　ジェイ・イングラム
訳　者　桐谷知未
装　幀　真志田桐子
発行者　佐藤今朝夫
発行所　株式会社 国書刊行会
〒174-0056 東京都板橋区志村1-13-15
TEL 03（5970）7421　FAX 03（5970）7427
http://www.kokusho.co.jp

印刷・製本　三松堂株式会社

ISBN 978-4-336-05972-7